YUJIA DE ZHONGJI LILINAG

瑜伽的终极力量

The Ultimate Power of

yoga

著 / 示范 ［印度］娅米妮·穆萨那
Yamini Muthanna

翻 译 阿茶 安澜

四川科学技术出版社

图书在版编目（C I P）数据

瑜伽的终极力量 / (印) 娅米妮·穆萨那著 ; 阿荼,
安澜译. —— 成都 : 四川科学技术出版社, 2017.10
　ISBN 978-7-5364-8504-4

Ⅰ.①瑜… Ⅱ.①娅… ②阿… ③安… Ⅲ.①瑜伽—
基本知识 Ⅳ.①R793.51

中国版本图书馆CIP数据核字(2017)第237842号

原版为英文，由 Om Books International 出版
正文和插图版权 © Om Books International
中文版为 Om Books International 独家授权
图进字 21-2016-28 号
Om Books International
A 12, Sector 64
NOIDA 201 301
Uttar Pradesh
India
Email: editorial@ombooks.com
Website: www.ombooksinternational.com

YUJIA DE ZHONGJI LILIANG

瑜伽的终极力量
The Ultimate Power of yoga

著 / 示范　[印度] 娅米妮·穆萨那
　　　　　　Yamini Muthanna
翻　　译　阿荼 安 澜

出 品 人　钱丹凝
责任编辑　杨璐璐　张 琪
装帧设计　Alpana　杨璐璐
责任校对　缪栋凯　石永革　等
责任出版　欧晓春
出版发行　四川科学技术出版社
　　　　　四川省成都市青羊区槐树街2号　邮政编码：610031
　　　　　官方微博：http://e.weibo.com/sckjcbs
　　　　　官方微信公众号：sckjcbs
成品尺寸　215mm×280mm　1/16
印　　张　17　字数　220千（含插图）
印　　刷　深圳市精彩印联合印务有限公司
版　　次　2018年9月第1版
印　　次　2018年9月第1次印刷
定　　价　98.00元

ISBN 978-7-5364-8504-4

邮购：四川省成都市青羊区槐树街2号　邮政编码：610031
电话：028-87734035　电子邮箱：SCKJCBS@163.com
（本图书如有印刷、装订错误，请直接与承印厂联系调换）

‖ 献 给 我 的 导 师 ‖

　　瑜伽的各个流派对帕坦伽利的《瑜伽经》有各自不同的诠释。本书无意反驳那些理念与技法。身为瑜伽修习者，我们愿意遵照那些在大师们传授给我们的渊博教义中早已绘就的幽邃的研练进径中探寻求索。但随着研习的深入，我们却越加发现大量冗繁的程式，艰涩的理念以及相互矛盾的教义纷至沓来。而当你于彷徨歧路之际，《瑜伽的终极力量》（ *The Ultimate Power of Yoga* ）将成为你的向导，帮助你理解哈他瑜伽（Hatha Yoga）的基本原则与修习方法。

　　瑜伽体式为本书重点。如文中所示，一系列的瑜伽体式图案都是由相生相克（balance and counterbalance）的原则确定的。建立在能量图上的诸多系列是其要点。依据七轮的排布，我们对这些瑜伽体式图案都详加解说，以应对基于当今特定生活方式所产生的诸多问题。书中对这些瑜伽体式都进行了分类，并辅以笔者所演练的示范图例，以便读者更好地理解。本书所有示范图例都来自笔者个人的研习心得。

娅米妮·穆萨那（Yamini Muthanna）

瑜伽学苑（YOGASTHALA）

瑜伽导师（Yoga Acharya）

班加罗尔，卡纳塔克邦（Benga luru, Karnataka）

印度（India）

序

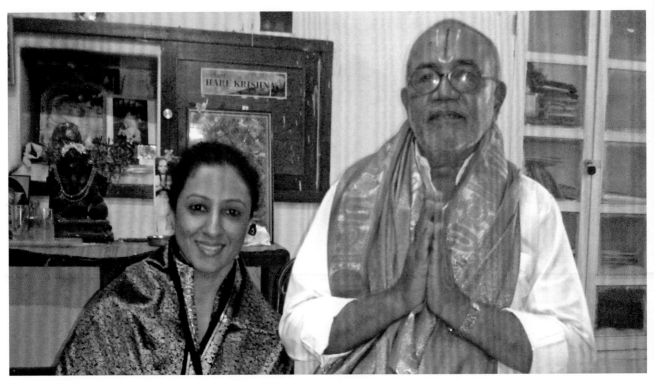

本书作者娅米妮·穆萨那和她的导师——印度大瑜伽士、瑜伽宗师 B.N.S. 艾扬格先生在一起

　　我还记得娅米妮 1988 年来我位于迈索尔邦的瑜伽学院求学的情形。当时，她正值豆蔻年华，热情洋溢。谦恭有礼的她，一心向学，修习每个瑜伽体式都力求精益求精。只练了六个月，她就赢得了 1989 年由国际瑜伽协会在印度举办的瑜伽大赛的冠军。而今，看到她成长为一名优秀的瑜伽修习者和瑜伽教师，指导来自世界各地众多的学生学习瑜伽体式的技能、技巧，我觉得很欣慰。

　　在《瑜伽的终极力量》中，娅米妮提及了瑜伽哲学的某些方面，对于瑜伽修习者来说，理解这些方面是颇为重要的，尤其对于那些认真而专注的瑜伽修习者而言。当然，读者若是试图进一步探索瑜伽更为精微的奥义，本书也不失为一种动力。

　　瑜伽体式在本质上是一种治疗手段。修习时，应准确体会、掌握技巧、细心演练，只有这样才会取得意想不到的效果。时常练习这些体式会全面增强修习者的体质。瑜伽体式并非某种用于减肥或微不足道的体操动作，它是一种令被困扰的身心获得解放，达至平和、镇定状态的技能。

　　娅米妮是一位经验丰富的瑜伽修习者。她写了这本书，我为她感到骄傲。我期望这本书为读者带来成功与希望。

　　我衷心祝福娅米妮以及所有阅读这本书的瑜伽学子，愿他们将我们祖先的丰富遗产发扬光大。

B N·S·Iyengar

Yoga Visharadha B.N.S. IYENGAR (B.A.)

大瑜伽士 B.N.S. 艾扬格

于迈索尔（Mysore）

鸣　谢

我叩谢神与先辈赐予我祝福与勇气，
我叩谢圣哲帕坦伽利写下《瑜伽经》。

佩戴着明丽的念珠与璀璨的宝石，
以他戴着兜帽的千颗头颅将福祉撒向，
秉持曼荼罗的人。
他，这有限者，
向上体为人形，
持着海螺与花盘，
冠以千首眼镜蛇的蛇神之王顶礼，
而我向渊博的圣哲帕坦伽利顶礼！
我礼拜我的导师
我礼拜圣哲帕坦伽利！

我感谢我的导师——大瑜伽士（迈索尔王公赐予的称号）、瑜伽宗师 B.N.S. 艾扬格先生（Yoga Rathnakara Shri B.N.S. Iyengar）以及他最为尊崇的老师——克瑞斯那·玛查雅先生（Shri T. Krishnamacharaya），为了我在瑜伽中迄今所学到的一切，导师们的耐心及对瑜伽的完美坚持，深深地影响了我的研究、学习、修习和教学。在我的瑜伽课堂，我总能感觉到导师引领的手。1988年，我成为导师的弟子，今后，我也将永远是他的弟子。

我挚爱的夫君维努·穆萨那（Vinoo Muthanna），还有我的孩子们立提威克·埃帕（Rithwik Iyappa）和玛尼雅·唐嘎玛（Manya Thangamma），一直以来总是给我以力量和鼓励，支持我追求自己的事业。我的双亲申雅玛德·莫柴阿（Capt. Chendrimada Machaiah）和申德莉·莫柴阿（Sundari Machaiah）以及我的公婆寇特拉·辰哥帕（Kotera Chengappa）和拉妲·辰哥帕（Radha Chengappa），他们无时无刻的爱与祝福令我的征程一帆风顺。我谨向他们献上我的感恩、敬意与爱。

我要感谢我的所有老师，尤其是教授我巴拉那提姆 *（Bharatanatyam）的老师瓦孙达拉·道拉斯瓦米（Vasundhara Doraswamy）博士。她本人也是一位热诚的瑜伽修习者，出自帕塔比·乔伊斯大师（Shri Pattabhi Jois）门下。她以她的优雅、勤奋、严谨、坚韧帮我克服了生活中的很多障碍，激励我踏上瑜伽之旅。起初，是她在瑜伽技巧上训练我，在此基础上，我日后才得以跟随各位大师进一步探索瑜伽。

我要感谢苏迪普·古图（Sudeep Gurtu）——一位出类拔萃的摄影师。尽管他并不修习瑜伽，但为了给我摄影却不得不做好多"流瑜伽"。摄影需要额外的时间、耐心与技巧。我们从早到晚，一刻不停地工作，只为获得您在书中看到的那些美好的效果。阿尔蒂·拉奥·谢蒂（Aarti Rao Shetty），谢谢你，是你介绍我和苏迪普·古图结识，令一向在镜头前局促不安的我变得恬适怡然。

我要感谢我所有的学生，他们强烈的兴趣、定期的练习以及对不同系列动作模式的持之以恒的反馈，促成了这本书的诞生。特别要感谢那些同学，为确保那些瑜伽体式成为完美的直线，他们抽暇陪我拍摄并鼓励我将某个体式时间保持得再长些，直到照片看上去恰到好处为止。谢谢你们，凯拉恩·卡茹那卡拉恩（Kiran Karuna karan）、克里斯蒂娜·哈格（Cristina Hug）、兰伊·查拉伊（Rani Jairaj）、普利提卡·那朗（Preetika Narang）和艾伦·哈特曼（Alan Hartman）。

帕尔瓦蒂·曼恩（Parvati Menon）女士和拉伊特·伽特卡（Rajitha Ghatkar）女士最先对本书做出反馈。谢谢你们的建议和支持，它们帮助我更好地梳理了本书的架构。

斯瓦娜（Swarna）和拉玛克里施那恩 / 拉姆齐 (Ramakrishnan / Ramki) 帮我联系了印度最好的一家出版社——OM 国际图书公司（Om Books Internationa）。将序列和体式说明准确编排到位是项很考验能力的技术活。特别是当我们工作时，斯瓦娜九个月大的儿子 Shiva 还要竭力"参与"。尽管如此，斯瓦娜仍然胜任愉快。斯瓦娜和拉玛克里施那恩 / 拉姆齐还将我引介给阿尔帕娜·卡尔 (Alpana Khare) 和碧克拉姆·格莱瓦尔 (Bikram Grewal)。如果没有他们的鼎力相助，这本书或将永远留在我的笔记本电脑中。我深深地感谢他们。而 Alpana 为本书所做的设计令我们所有的人激赏。

最后，我要感谢 OM 国际图书公司的阿杰伊·马戈先生 (Mr Ajay Mago)、蒂帕·乔杜里女士（Ms Dipa Chaudhuri）和艾普施特·米特拉（Ipshita Mitra）三位为本书付出的辛劳。

娅米妮·穆萨那
于班加罗尔（Benga luru）

---

* 巴拉那提姆 (Bharatanatyam)，一种难度大而优美的印度古典舞蹈。如今仍备受欢迎，起源于公元第三世纪印度泰米尔纳德邦寺庙。

——编者

目 录 Contents

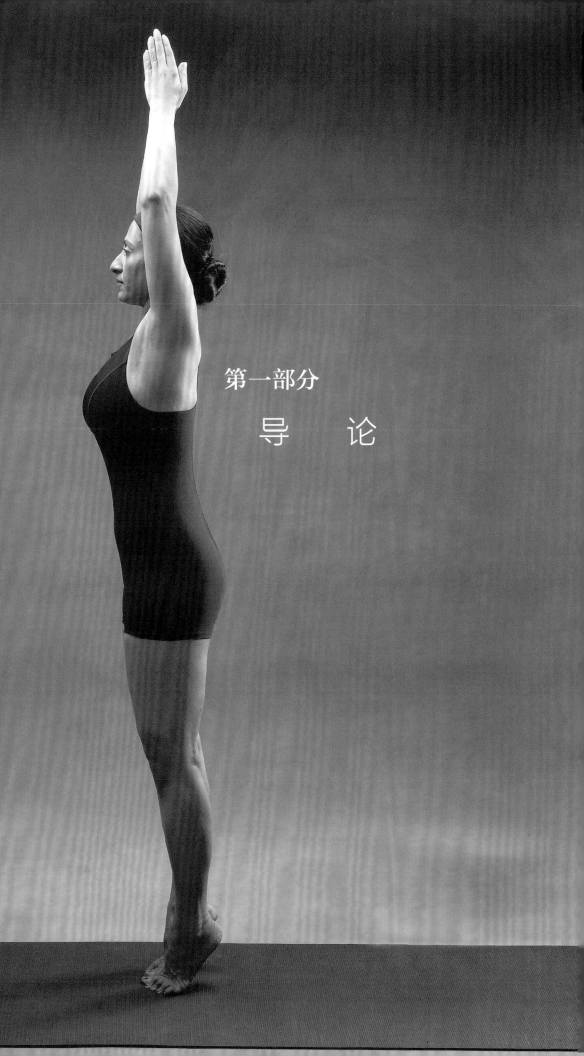

第一部分

导　论

邂逅瑜伽:我的故事

我和瑜伽的第一次邂逅是在 18 岁的时候，记得那时我看到了一张国际瑜伽大赛冠军表演瑜伽睡眠式的照片。凭借少年特有的热情，我对自己说，"我也可以！"就这样，我踏上了瑜伽的旅程，却全然不知一座宝库正在前方等着我。一天清晨，5 点 30 分，我走进位于帕拉卡拉穆特的帕坦伽利瑜伽学院。当我沿着那座庙宇式建筑古旧的木质台阶拾级而上时，我听到一浪接着一浪的呼吸声。当时，想必至少有 50 人在厅堂中修习瑜伽。艾扬格（Shri B.N.S. Iyengar）大师正在矫正一个学生练习轮式。他示意我到女生部——那时他只有四名弟子了！待他加入到我们中间之后，他让我和他一起背诵"我礼拜圣哲帕坦伽利，我礼拜我的导师（Parama Rishibhyo Namaha, Shri Gurubhyo Namaha）"。接着，在以"输落迦"（sloka）诗体唤起"赐予宇宙《瑜伽经》的圣哲帕坦伽利"的祝福后，我开始了自己的第一节瑜伽课。

我出生在维拉杰佩特（Virajpet），位于果达古（Kodagu）一个风景如画的小镇，在距迈索尔（Mysore）40 公里的洪苏尔（Hunsur）小镇长大。我的童年有几分坎坷，这在很多印度中产阶级家庭中是司空见惯的。尚在稚龄，诸多责任就落在了我的肩上。17 岁，当读完秘书课程，我就开始挣钱养家了。对这一决定，我从未后悔过。我一边做着全职工作，一边通过函授课程完成了高等教育学业，获得迈索尔开放大学的英语硕士学位。不过，我那时的生活里还安排满了其他活动：学巴拉那提姆，学古典音乐，当然，还有瑜伽。我的一天从早上 5 点钟瑜伽学院的瑜伽课程开始，舞蹈彩排以及定期的巴拉那提姆表演，每天都一直忙到深夜才能完成学业。今天的少男少女是不是觉得这样很"酷"很有趣，我不得而知，但对我而言，我的生活既充实又富有活力！

当时，家人和朋友都觉得我过于劳累。没有谁，甚至连母亲也不能说准我的活动和日程。如今，回首当日，自己有时也不免奇怪，从事那么多活动，扮演那么多角色，怎么竟无一丝紧张。说实话，我回忆起的也只是那种什么都能胜任的愉悦。我当时之所以这样想这样做，乃是因为我从未曾有意识地去寻求身外或所处环境之外的平和，而是在生活赋予我的诸多事物中，在我充任的女儿、学生、姐妹、朋友、妻子、母亲、舞蹈和瑜伽教师以及舞台艺术家等众多角色中找到了平和。这就是我的人生之旅。

1988 年，我开始在我尊敬的导师艾扬格大师的指导下于迈索尔邦的帕拉卡拉穆特的帕坦伽利瑜伽学院学习阿斯汤加瑜伽。学成后，我开办了一家名为"瑜伽学苑"的瑜伽学习中心，迄今已有多年。作为瑜伽教师，我喜欢将瑜伽修习编入饶有趣味而又颇具挑战的流瑜伽系列中。通过帮助学员理解瑜伽体式对个人的益处，来鼓励他们将瑜伽修习个体化。我强调力量、灵活、协调，注重体式准确、专注、合作与呼吸，以期创造出一种富于挑战性的、充沛的能量流。我坚信，这有助于最为深入地治愈身心、清除体内毒素。同时，我也关注瑜伽理论，帮助有兴趣的同学理解瑜伽深层的哲理意蕴。

身为瑜伽教师，我的信心源于切身的体验，修习瑜伽全方位地丰富了我的生活。我深信，瑜伽这古老的知识体系与现代世界仍有着密切的关联，仍可适用其间。正是这一信念令我钟情瑜伽，矢志不渝。我希冀能尽我所能指导尽可能多的学生，通过瑜伽激发他们所有的潜力，使他们获得心、身、灵的和谐。

我由衷地渴盼与那些期望以瑜伽提升生命质量的人们分享自己的研习心得与修习体验。《瑜伽的终极力量》即是这一渴盼的果实。

娅米妮·穆萨那

于班加罗尔（Benga luru）

第一章
为什么选择瑜伽?

从花样繁多、不断翻新的健身体系中选出一款为己所用,或许会难到令人气馁的程度。尽管这些形形色色的养生法都能满足一般需求,但它们却没有考虑到个人的不同体质或由其生活与工作方式所产生的特殊要求。

受天性、社会环境和职业等的影响,我们每个人都独一无二。而上述这些催化剂又塑造了我们的个性。个性类型不仅决定我们如何对待生活,也会影响我们选择何种保健方式。

无论我们的性格是内向还是外向,是恬静还是敏感,我们都必须明白,越是在烦乱、紧张的生活中,越发有必要致力于身、心的均衡发展。

为应对生活、工作压力导致的不适,修习瑜伽成为理想、切实的选择。瑜伽不仅仅是结合身心的修炼,它还将身、心、灵融为一体。世所公认,这一古老的修习方法力图通过体式与调息法来强健心灵。

本书提供的修习方法使得我们明察不断变化的生活环境。与流俗之见不同,瑜伽并不是只有哲人与瑜伽修行者才能涉足的离奇之途。相反,它确与我们的现代生活息息相关。事实上,瑜伽有助于平复日常生活中或大或小的纷扰。瑜伽与其他健身体系的不同之处恰在于它将身、心、灵冶于一炉。瑜伽能促进腺体功能,加速细胞代谢,改善血液循环,增强灵活性,祛除体内毒素,减缓衰老,使你精力充沛,平心静气,身强体健,有助于你同深层自我沟通交流而无须勉力为之。

你也许会好奇地想知道,这古老的修习之法将如何适用于我们这纷繁忙碌的时代?令人惊奇的是,瑜伽竟足以胜任——它为每个人提供了独有的体式系列,以舒缓他们由于工作、生活而导致的心绪紧张与压力。譬如你正在做一个重要的工作,只需几个瑜伽体式就可令你平复紧张的情绪,全神贯注于完善当下的工作。

修习一系列瑜伽体式与调息法,可导引人的心灵凝注于某一目的,激活由体内能量中心"七轮"掌控的各个神经点。这些能量中心平行于脊柱,并与控制身体反应能力、警心提神的各个辅助能量中心汇成网络。

不必仆仆风尘跋涉于自我加持之旅,亦不啻为修习者的福音。就在当下,凭借本书开始你的求索吧!本书旨在为坚定的瑜伽修习者献上量身定做的健身之法,使其保有乐观的心态、健康的体魄、心旷神怡、身强体健。归根结底,规划完备的瑜伽修习不单关乎身体的强健,更有助于你在现实世界中健康、愉悦、智慧地生活。

关于如何使用本书的问答

本书的目的是什么?

本书旨在帮助修习者体悟有案可稽的成百上千种瑜伽体式间的幽微变化,并使之条理井然,形成系列,以便在有限的时间内,演绎出一组体式。这组体式不仅适合修习者的生活方式,更重要的是:它还能解决修习者期望解决的身体、心灵与情感方面的特定问题。

如何使用本书?

第三部分"系列动作指南"是本书的重点,旨在帮助修习者练习瑜伽体式,以更好地应对不同情势下的生活方式所带来的身心不适。它由15组系列动作,近300个体式组成。它还备有供修习时快速参阅的表格,以确保形成酣畅无阻的"流瑜伽"。

本书其余部分涉及瑜伽的深层底蕴,包括:瑜伽哲学、七轮、手印与坐姿、调息法等,提醒读者注意那些由于修习不当及专业知识匮乏而引起的损伤,帮助他们理解每个体式的益处、禁忌以及笔者针对每个体式的提示。

建议读者先通读第一、第二、第三部分,然后再仔细阅读第三部分的"系列动作指南"。每一部分图下都有详细的解说。

这些系列动作是在什么基础上形成的？

这些系列动作是笔者根据自身多年的瑜伽保健教学经验创编的。众多学员在修习这些系列动作的体式后都取得了良好的疗效。受此鼓舞，本书试图展现这一适合当下生活方式而又令人兴致盎然的瑜伽修习体式。

我能将这些系列动作用于应对具体问题吗？

通过系列动作的体式修习，将此用于应对具体身心问题是本书的主要目标，而明白你要在修习中解决的问题至关重要。这些，你都会在本书中找到具体的答案。

哪些读者可以使用这本书？

瑜伽初学者、爱好者以及严肃认真的修习者都可以使用本书。并建议在良师的监护和指导下修习本书体式。

本书主要是关于瑜伽体式系列的吗？

瑜伽体式系列为本书教学的主体。此外，本书还将引导读者体悟瑜伽的深层意蕴，虽然瑜伽修习者都知道这一意蕴的存在，但并非人人都懂得如何将其内化。

本书是重在学理探讨还是重在教学实践？

本书旨在令浩若烟海的知识尽可能通俗易解，并与每个人的生活切实相关。书中介绍了笔者自身学习瑜伽的经历，讲述了自己理解瑜伽哲学、律法及其裨益的过程。而瑜伽体式系列则主要是重在教学实践，这也使本书成为一本重在践行的书。以下是本书各部分的简要说明。

第一部分　导论

该部分包括笔者自述、第一章和第二章。第一章旨在帮助读者在烦乱、紧张的生活之余选择本书中适宜自己的瑜伽体式系列，让自己保有持续的乐观心态和健康的体魄。另有关于如何使用本书的问答。第二章意在帮助读者体悟瑜伽哲学，体悟瑜伽哲学的精髓"心无外物"以及心灵的五种状态；体悟阿斯汤加瑜伽原则。该部分

意在为读者长久、用心的瑜伽修习奠定下良好的基础。

第二部分　教学导引

该部分包括第三章至第六章。第三章讲授瑜伽体式的自我修习，内容有：制订个人每日修习规划，选择体式，修习体式，调整呼吸，融会体式。第四章讲授体悟系列动作修习，意在帮助读者理解每个瑜伽体式的益处与禁忌，理解体式修习的深层元素——七轮、三脉、手印与坐姿、体式以及十几种调息法。第五章讲授重要体式——日礼。第六章讲授系列动作前的准备活动，热身与调息。

第三部分　系列动作指南

第七章至第十章是本书的核心部分。第七章为15组系列动作详解，用图表和图例讲解系列动作（包括系列动作的热身、站姿、坐姿、镇静的常规动作以及近300个体式*），帮助修习者缓解因紧张工作生活带来的种种不适。笔者在每组系列动作前都归纳了要点和心得，意在帮助读者根据修习要领，透彻地把握好每一体式。第八章为日常修习系列，帮助读者根据自身情况规划每天的瑜伽修习课程。第九章讲授全面放松技巧。第十章讲授108个具有个性化体式的要领、功效及能量流。

第四部分　预防措施

预防身体伤痛是瑜伽修习中一个颇为重要的方面。该部分第十一章讲授常见伤痛及预防措施。在概述了身体肌肉群结构，让读者了解导致每一肌肉群受伤的可能和原因后，讲授了需采取哪些预防措施，规避哪些瑜伽体式使其免于受伤。因本部分有助于理解和监测伤痛的康复过程，令身体警醒、强壮，从而避免日后的伤害，本部分为修习者必读。

附　录

该部分包括本书的部分术语，108个具有个性化体式的梵文、英文、中文名称对照表（按序排列），便于读者查阅。

---

* 关于本书梵文体式名称的说明：

本书作者在印度大瑜伽士 B.N.S. 艾扬格大师的指导下悉心修习瑜伽20余年。书中所有示范图例都来自作者多年的研习心得和教学经验。

我们在对原版图书与中文瑜伽图书进行仔细比对后发现：由于地域和流派的不同，出现了因体式相近而梵文单词中字母不同的情况。为了便于中国读者查阅，我们得到了授权方的许可和译者的同意，对本书中大部分梵文体式名称进行了规范。

——本书编辑

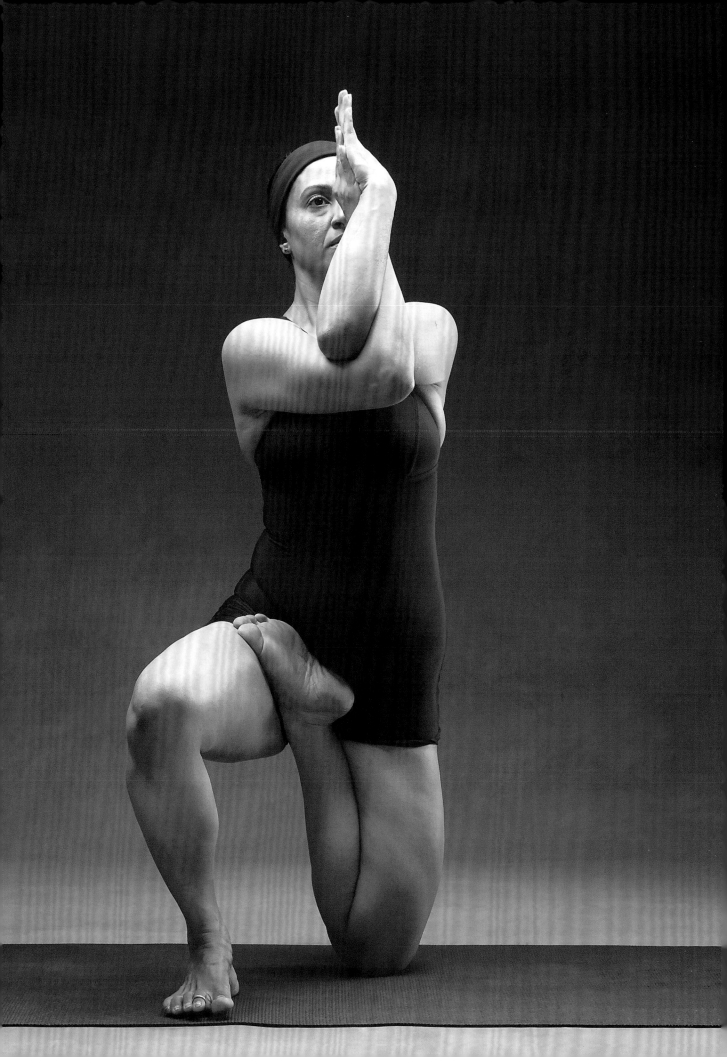

第二章

体 悟 瑜 伽 哲 学

"瑜伽"一词首见于古代印度的智识泉源——《吠陀本集》之三。这些经典文本由简约凝练、独立自足的箴言或经文构成。"经",字面意义为贯穿知识的丝线,其寓意为每个人思想的蓓蕾汇聚在一起,从而串成博大精深的哲学花环。这些箴言隽永、艰深,需要大量的笺注,学习者方得准确领悟。长久以来,这即已成为古代印度的学术传统。

帕坦伽利的《瑜伽经》,勾勒出了瑜伽至高无上的路径。该经文由 195 则箴言构成,集瑜伽各派之大成,共分四章:

第一章 合神品

《瑜伽经》第一章共五十一节经文,论述元神合一的状态,刻画探求者在力图了悟灵魂本质时可能遭遇的不同障碍与要历经的各种心念及其克服方法。

第二章 修行品

《瑜伽经》第二章共五十一节经文,描绘了达至谨严有序、有条不紊的瑜伽修习方法。经文阐明瑜伽以控制心念为圭臬。而且,修习阿斯汤加瑜伽被设定为掌控和约束心、身、五感的有效工具。

第三章 神通品

《瑜伽经》第三章共五十六节经文,谈及修行的种种神通。经文展现了持之以恒修习瑜伽所能达至的诸多成就。备受强调的修习为阿斯汤加瑜伽的最后三部分:执持(凝神专注),静虑(冥想),三摩地(入定)。这些部分在下面的章节中还将有所涉及。

第四章 解脱品

《瑜伽经》第四章共三十四节经文,诠释了无尽的生命轮回留给我们的印记。经文还谈及超脱世俗欲望这一终极目标,并将瑜伽师描绘为摆脱束缚、获得独立、完全解脱的个体。

瑜伽哲学颇为重要,因为钻研、修习瑜伽的基础有赖于修习者对瑜伽哲学的领悟程度。

体悟 "心灵"

从自身的研习中,笔者意识到,瑜伽哲学的精髓为:心外无物。因此,重要的是体悟心灵的本质及其玄妙不可捉摸之处。作用于日常生活的许多外在因素对我们的身、心、灵的健康也有很大影响。摆脱这种困惑是瑜伽哲学的目标所在。这表明修习瑜伽是这样一种过程,即:通过培养内在的镇定与宁静以最终弃绝或超越错误的知识来源。

根据瑜伽思想,心灵状态可分为五类,以下是其特征:

A. 散乱(Kshipta)。在这一状态下,心绪烦乱,缺乏判断力,亢奋,无法忽视外在的刺激。

B. 愚昧(Mugdha)。这一心灵状态的特征是:迟钝、萎靡、懒散、蒙昧。

C. 浮躁(Vikshipta)。在这一状态下,心有旁骛,不能反思。

上述三种心灵状态的起因包括:疾病、力有不逮、疑虑、妄想、疲怠、耽溺、犹疑、缺乏恒心、退步。

D. 专注。

E. 止寂。

专注与止寂须在心灵平静、宁谧、不受干扰时方可达至。这样的心境为瑜伽冥思做好了准备,从而得以彻悟自我的本性。

依据经文,阿斯汤加瑜伽哲学将陶冶心灵、摒弃散乱(kshipta)、愚昧(mugdha)、浮躁(vikshipta),获致专注(ekagra)、止寂(nirudha)为鹄的。

体悟阿斯汤加瑜伽

阿斯汤加瑜伽又名"八支分瑜伽"，系建立于八大原则之上，即：禁制、遵行、体式、调息、制感、执持、静虑、三摩地。这八大原则构成了达至止寂或心灵平衡的八个阶段。

这八个阶段使人摆脱身心的烦忧，令其迈向平和之途。这些经文给予我们的是提点，而非僵硬的戒律。虽然它绘出了框架，但如何应用于我们的生活尚有待我们去发现。阿斯汤加瑜伽并不是一成不变的固定体式，而是构成瑜伽修习基础的原则。

禁制：道德约束

禁制是阿斯汤加瑜伽的第一原则。阐述我们如何与外界互动。在理想状态下，禁制必须通过非暴力 (ahimsa)、不诳语 (satya)、正直 (asteya)、禁欲 (brahmacharya) 及不贪求 (aparigraha) 来践行。

遵行：坚定不移的修习

遵行是阿斯汤加瑜伽的第二原则。通过自律来调控我们与内在世界中的自我互动。帕坦伽利列出了获致遵行的五条进径来实现这一目标，它们分别是：澄思 (soucha)、知足 (santosha)、苦修 (tapas)、自省 (swadhyaya) 与冥想 (ishwarpranidhana)。

体式：姿态

体式是阿斯汤加瑜伽中旨在修身的第三原则。修习体式是为确保身体的每一块肌肉、每一根神经、每一条腺体都健康、强壮，随时处于最佳状态；是为使身体免于疾病与疲惫的困扰。持之以恒地修习瑜伽体式，有助于提升身体的灵活性、增进身体的平衡性、加强个体的耐力与活力。

调息：控制呼吸

调息是阿斯汤加瑜伽的第四原则。涉及如何科学地呼吸。据称，瑜伽修习者的生命不是以日子而是以呼吸来计算的。修习各式各样富于律动感的呼吸模式，可维护呼吸系统的健康。正确、专注的呼吸可熏沐出宁谧的心地与清明的灵境。当心中的欲望与纷扰止息后，内心会变得自由而专注。

制感：为自省而摒弃声色、平心静虑

制感是阿斯汤加瑜伽的第五原则，这一阶段处于自省阶段，是探究自我及各个感官所试图追逐的客体，并弃绝杂念妄为，渐至内心的平和，为冥想阶段的修习做好准备。

执持：修习锲而不舍之心

执持是阿斯汤加的第六原则，即修习全神贯注于某一目标。执持是为入定而平心静虑的阶段。

静虑：沉静的心灵状态

静虑或冥想是阿斯汤加瑜伽的第七原则，对瑜伽修习者而言，这是至关重要的阶段。一旦臻于此境，心灵即可从容地摆脱纷扰，迈向与宇宙意识合一的神秘之境。

三摩地：入定

三摩地为阿斯汤加瑜伽的第八原则。在这一阶段，心灵处于冥想的巅峰，身体与感官完全放松。而智慧却最为警醒，无以言状。人们相信，这一境界盈满不可言喻的喜悦与幽邃玄妙的宁谧。三摩地是追求者或瑜伽修习者求索的终极。

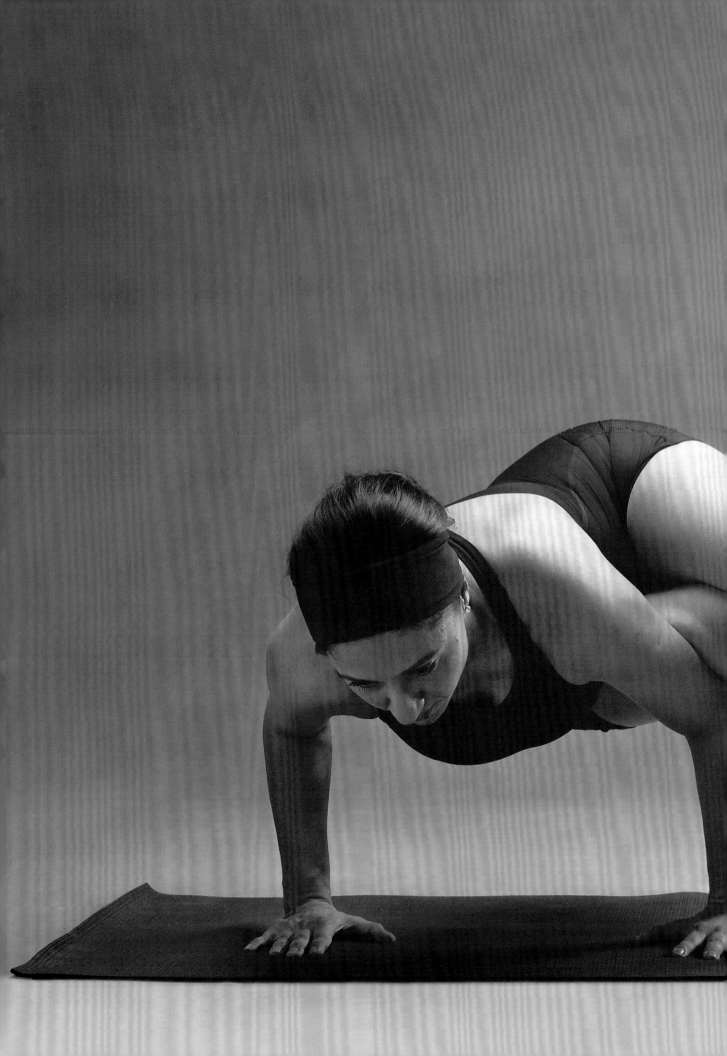

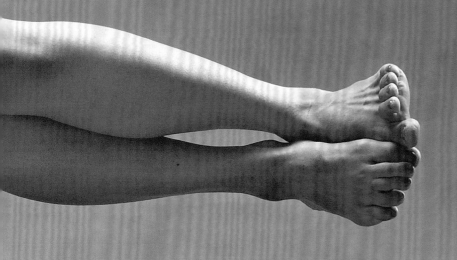

第二部分
教 学 导 引

第三章

瑜 伽 的 自 我 修 习

制订瑜伽的个人修习计划前，务必弄清和确定修习瑜伽的目的与目标。而不同的人会有不同的目标：

一般观念

- 满足对瑜伽的好奇心。
- 训练身体的灵活性。
- 将瑜伽纳入日常锻炼。

具体情形

- 平衡身心。
- 除病去痛。
- 维护脏器功能。

精神方面

- 修习呼吸。
- 臻于自知。
- 进行自省。
- 改变目前的生活方式。

尽管具体目标因人而异，但修习瑜伽的宗旨在于澄思静虑。

制订每日修习规划

体式修习，包罗广泛，旷日持久。理想的做法是创编一些短期的体式修习。但要留心确保：每次修习，身体各部分都能得到锻炼。

制订瑜伽每日修习规划时，应考虑以下各点：

- 选择体式。
- 修习体式。
- 调整呼吸。
- 融会体式

选择体式

选择要修习的体式时，最佳方法是有的放矢——选定针对不同肌肉群的体式种类。肌肉通常不是孤立地而是成组运作。因此，伸展和锻炼某个肌肉群的体式总是与一个消除该肌肉群紧张的相逆体式相反相成。

修习体式

修习体式的两大法门是：

A. 反复。

B. 坚持。

反复是指修习体式时始于起点亦终归于起点。反复被认为是消除肌肉和骨骼紧张的最有效方法。用这一方式，可以驱除身心的重负，即所谓"烦忧"（tamasic guna），也有助于血液循环及将氧输送到全身各处。

体式一经形成，就要保持静止一段时间。在保持这一体式时，要配合有力的呼吸。修习体式有助于排除体内毒素，使人无毒一身轻，同时，纾解身心焦虑（rajasic guna）。

虽然修习者都力图臻于终极体式，但每个人要克服其自身的阻碍，方能达至终极体式。

三 德

古代印度典籍认为，人的作为与"三德"即人的三种性情相关。"三德"可作为指南，用以评定身体状况及饮食：

A. 悦：与人之镇定、宁静、纯洁相关的性情。

B. 变：与力量与活力相关的性情。

C. 惰：与烦忧与暴躁（和"悦"恰成对照）及无知相关的性情。

注　意

只有某些特定体式出于治疗原因方可长时间保持。

修习者可根据自身情况选定一组有的放矢的体式系列作为每天修习的课程。在规划个体修习系列时，选定与之相反相成的体式，颇为重要。

调整呼吸

将正确呼吸方法汇入体式修习之前，了解、理解自己通常的呼吸习惯颇为重要。当修习体式时，必须了解修习体式时如何呼吸以及如何矫正不良呼吸习惯。对有不良呼吸习惯的人来说，修习体式前期，呼吸会很艰难，因此，应研读调息法（见第二部分第四章）。

正确的呼吸方法是平复日常压力的关键。它会促进氧和血液在身体内的循环，还可增强神经元。呼吸控制能快速、有效地消除焦虑、愤怒与沮丧。最重要的是：在修习体式时，它有助于我们全神贯注于身、心。并且，正确的呼吸方法更易于将体式做到位。胸部和横膈膜正确的翕张对脊柱的强健、柔韧与滑润大有裨益，进而令整个身体灵动舒展。

修习瑜伽旨在通过唤醒"鞘"（koshas）即那些微妙的层面来影响我们的方方面面。体式可以强身健体，调息则凭借控制呼吸来调节生命力，有助于修习者在冥想中获致平和的心境，从而最终利于在自省与反思中形成内在知识。瑜伽浑然一体，可发展与整合人的各个部分。由此，瑜伽令生命体验更优雅、更醇厚、更兴致盎然。

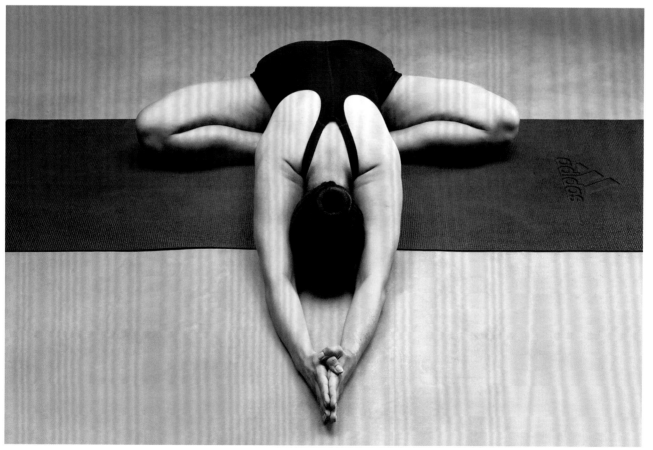

束角式 Baddha Konasana

融会体式

融会体式是体式修习的更深层面。另一部瑜伽典籍《泰帝利耶奥义书》中指出，人体有五个鞘或五个微妙的层次，一层挨着一层，如同洋葱一般。这些鞘构成了我们的人格。修习瑜伽可活跃、更新这些凝聚于周身百骸的能量场，从而让修习者意识到五鞘的存在。

1. 身体层次

身体层次是可见可触的物质之鞘，我们的生命赖此漫游。体式修习可强健和维护身体层次。

2. 呼吸层次

呼吸层次（或称生命力之鞘）位于身体内部。呼吸层次管辖排泄、消化及血液循环等生理过程。若呼吸层次停止运转，身体的全部机能亦将开始瓦解。修习调息可为呼吸层次重新注满生命力。

3. 思维层次

在呼吸层次下面紧邻的是思维层次。这个由思维过程构成的第三层次负责感觉和运动功能。修习专注、凝思、冥想可增进思维层次的健康。

4. 智慧层次

智慧层次位于思维层次之下，由智力、判断力构成。智慧层次包含所有的良知良能。其精进之途源自对灵性真相的觉知、深思以及与人格内核的融汇。

5. 喜悦层次

喜悦层次隐于人格内核之中，是最为玄妙的一层，由纯粹的喜悦构成。这是最考验能力的一层。据称，绝大多数人都无法达至。

树 式 Vrikshasana

朵 萨

有关朵萨（管辖身体机能的三种体液）的知识来自印度古代草药学（the science of Ayurveda）。朵萨掌控人的心理－生理机能。在身体中有三种朵萨：风（Vata）、火（Pitta）、土（Kapha）。此三者结合在一起，遍布体内的每个细胞、组织及器官。当它们平衡时，身体就处于最佳的健康状态。

三种朵萨决定着人的个体的性格。它们调节着生理与情感等各项身体机能。压力、不正常的饮食习惯与千差万别的情感状况都会导致朵萨的不平衡。

在《阿育吠陀经》（Ayurveda）中，Vata 代表风居于主导地位，Pitta 表示火占据优势，而土 Kapha 意味着起支配作用。人们体内都有某种起决定作用的朵萨，这令每个人都拥有自己特有的个性；另外两种朵萨也存于体内，不过不那么明显。每个人都有特定的能量模式，使他们具有自己的体态特征及精神与情感特质。

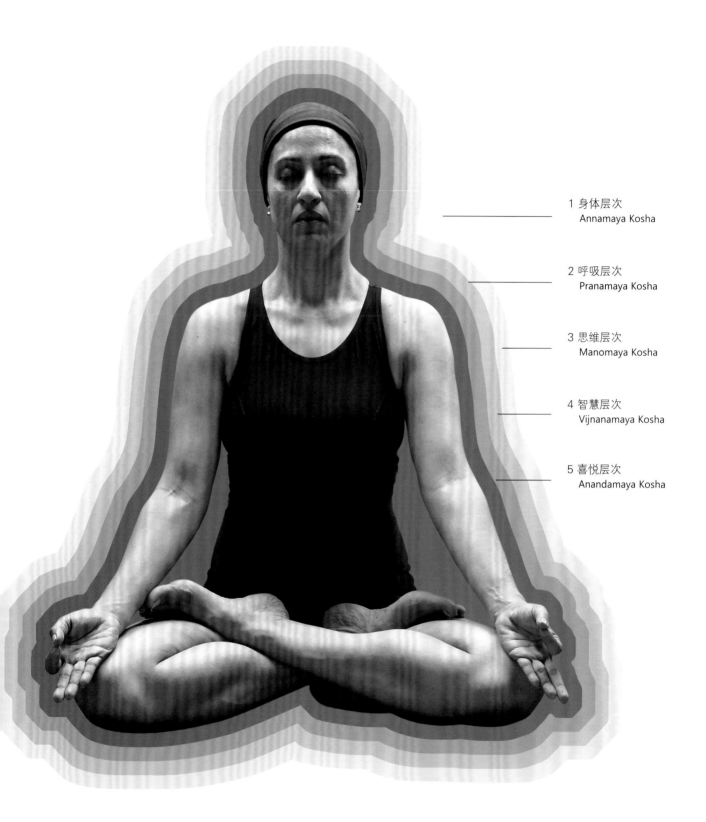

1 身体层次
Annamaya Kosha

2 呼吸层次
Pranamaya Kosha

3 思维层次
Manomaya Kosha

4 智慧层次
Vijnanamaya Kosha

5 喜悦层次
Anandamaya Kosha

人体的五个层次
The Five Levels of Human Body

第四章
体悟系列动作修习

在修习瑜伽的初始阶段，人们普遍认为，瑜伽是借由修习某种特殊体式来锻炼身体。有些人或许会把它视为修身养性的法门或修习冥想的前奏，以及某种奇怪的灵修方式，等等。作为修习者的体验，这些功效是真实的，它们有赖于修习者自身对待瑜伽的态度。随着修习的进展，你会意识到，瑜伽令你拥有了一个体察内在自我的机会。起初，你也许仅仅注意到诸如身体、肌肉结构、骨骼结构等外在特征的某些变化。但渐渐地，你就会关注反应、欲望、情感、行为模式，等等。身体上的这些

体验源自名为"七轮"的能量点的觉醒。无论是满足由生活方式引发的特定需求，解决由生活方式导致的特殊问题，还是因应能量流的微妙模式，都需要通经活络、拿捏精准。以某种恰到好处的方式来激发特定的"轮"即可形成这些模式。体式有助于唤醒"七轮"，而有意识地进行系列动作修习，对形成能量流大有裨益。此举可促进修习者在健康与态度上完成必要的正面转化。理解各轮的基本特征将利于修习者成竹在胸地进行修习。

七　轮

自觉轮：顶轮

顶轮整合了全身所有能量中心的力量。就身体方面而言，它是掌控精神的头顶。而就精神层面来说，它是对被称作"绝对真理"的宇宙心灵的认知。

元素：没有元素与顶轮相关。

位置：头顶。

机能：精神与自觉。

（与顶轮相关的动词与知识相关，即"我觉察到"）

腺体：它的作用与垂体的作用相类似，分泌激素以与其他内分泌系统沟通并连接中枢神经系统。

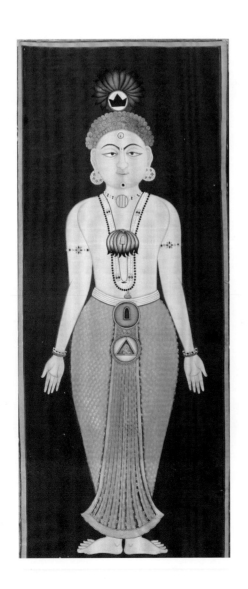

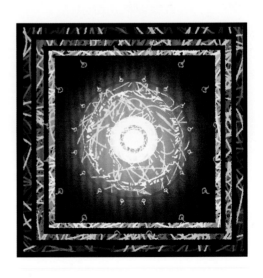

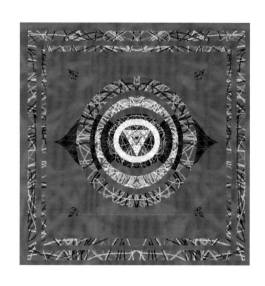

顶轮统辖的身体部位：

- 大脑皮层。
- 中枢神经系统。

机能失常的后果： 抑郁、疏离、迷茫、厌倦、冷漠、无学习和理解能力。

食物： 以禁食滋养顶轮。

颜色： 紫罗兰色。

象征： 千瓣莲花。

比加曼陀罗 / 曼陀罗： Aum 。

修习方法： 冥想。

体式： 头倒立式（Shirsasana）或鱼式（Matsyasana）。

宽恕轮：眉心轮

眉心轮掌管知识与直觉。就身体方面而言，它位于前额中央，通常被称为"第三只眼"。而就精神层面来说，它有超人的洞察力。

元素： 头脑、智力。

位置： 眉心。

机能： 视觉、直觉。

（与眉心轮相关的动词为"我观看 / 我理解"）

腺体： 松果体。松果体是对光很敏感的腺体，可生成褪黑激素调节睡与醒。

眉心轮统辖的身体部位：

- 前额。
- 鼻窦。

机能失常的后果： 失明、梦魇、失眠、头痛、视力模糊。

食物： 富含维生素的蔬菜、不辛辣的食物。

象征： 双瓣莲花。

颜色： 白色、靛蓝色、深蓝色。

比加曼陀罗 / 曼陀罗： Ham。

修习方法： 冥想与静默。

体式： 瑜伽坐姿、净化法。

大同轮：喉轮

喉轮负责自我表达与交流。身体层面，它支配着表达能力。情感方面，它主导着独立性。心智方面，它调节着思维的流畅性。而精神层面，它决定着安全感。

元素： 以太、声音。

位置： 咽喉。

机能： 交流与自我表达。

腺体： 甲状腺和甲状旁腺。甲状腺是位于咽部的腺体，可生成甲状腺激素，对人的成长、成熟有重要作用。

喉轮统辖的身体部位：

- 咽喉。

机能失常的后果： 包括咽喉痛、颈部僵直、感冒、甲状腺疾病、激素问题以及听力困难。

食物： 水果。

象征： 十六瓣莲花。

颜色： 淡蓝或青绿色。

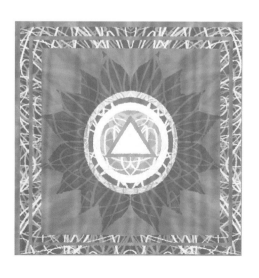

比加曼陀罗 / 曼陀罗： Ham。

修习方法： 唱诵。

体式： 肩倒立式、霹雳坐式、英雄坐式、鱼式。

仁爱轮：心轮

心轮统辖各种感触，如复杂的情感、同情、柔情、无保留的爱、宁静、拒斥、健康，等等。身体方面，它掌控着循环系统；而在精神方面，它主导着虔诚与奉献。

元素： 风。

位置： 胸 / 心中央。

机能： 爱。

（与心轮相关的动词是"我感觉到爱 / 柔情 / 同情"）

腺体： 胸腺。胸腺既是免疫系统的成员也是内分泌系统的一部分，它生成负责抗病防病的 T 细胞。

心轮统辖的身体部位：

• 肺。

• 心。

• 双臂和双手。

机能失常的后果： 哮喘、高血压、心肺疾病。

食物： 富含维生素 C 的蔬菜。

象征： 十二瓣莲花。

颜色： 绿色。

比加曼陀罗： Yam。

修习方法： 调息。

体式： 曲背式、骆驼式、弓式。

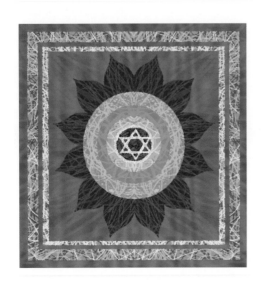

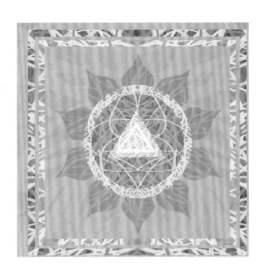

正道轮：脐轮

脐轮影响所及包括：个人的力量、恐惧、焦虑、观点的形成、内向性格以及情感由简单、基本向复杂的转化。

脐轮，在身体上，主管消化系统。心智上，主管个人能力。情感上，掌控其奔放度。而在精神上，则主导着林林总总的发育。

元素： 火。

位置： 肚脐和腹腔神经丛。

机能： 意志力。

（与脐轮相关的动词是"我相信 / 我能够"）

腺体： 胰腺、消化系统、肾上腺。据信，正道轮相当于胰腺细胞及肾上腺外缘。这些腺体在食物消化及将食物转化为身体所需能量方面举足轻重。

脐轮统辖的身体部位：

• 上腹。

• 胃。

• 肝和脾。

机能失常的后果： 胃酸过多、胃溃疡、糖尿病。

食物： 淀粉类食物。

象征： 十瓣莲花。

颜色： 黄色。

比加曼陀罗： Ram。

修习方法： 体式、冥想。

体式： 曲背式，如：轮式、车轮式、单腿轮式。

真知轮：腹轮

腹轮掌管各种关系的构成、暴力感、嗜好、基本的情感需求以及愉悦等。身体上，腹轮负责生殖繁衍。心智上，它统辖创造力。情感上，它调节喜悦。而精神上，则支配着激情。

元素： 水。

位置： 骶骨、外生殖器和子宫。

机能： 生育，性快感。

(与腹轮相关的动词可能是"我感觉到柔情/欲望"。)

腺体： 肾上腺、生殖系统——相当于生成为生殖循环所需的性激素的卵巢。

腹轮所统辖的身体部位：

• 胃。

• 小肠。

• 肾。

• 生殖器官。

机能失常的后果： 与性有关的问题，生育方面的问题，肾与膀胱的问题，生活中严重失衡的问题，譬如：在情感上过于沉溺、缺少自制。

食物： 蛋白质。

象征： 六瓣莲花。

颜色： 橘色。

比加曼陀罗： Vam。

修习方法： 净化法、手印与坐姿。

体式： 眼镜蛇式、蝗虫式、弓式，俯卧撑式。

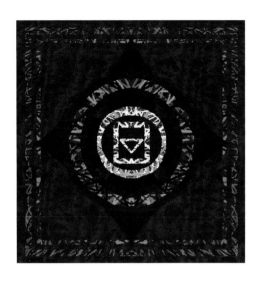

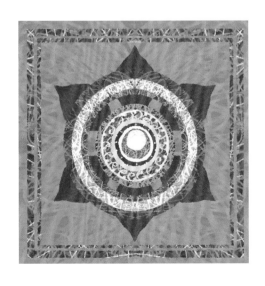

纯真轮：根轮

根轮关乎直觉、安全感、生存能力以及基本的人性潜能。该中心位于外生殖器与肛门之间。该处没有内分泌器官。这一部位间有一处肌肉可控制男子在性爱过程中的射精。而精子和卵细胞的遗传密码具有相似之处。

身体方面，根轮掌控着性能力。心智上，它负责坚定性。情感上，它主导感受性，而在精神上，它则统辖着安全感。

元素： 土。

位置： 骨盆底部。

机能： 所有能量之源。

腺体： 没有腺体与根轮相关。

根轮统辖的身体部位：

• 大肠。

• 结肠。

• 尿道和肛门。

机能失常的后果： 因修习者所处情境而异的不同方式的焦躁。

食物： 不加盐和香料的素食。

象征： 四瓣莲花。

颜色： 红色。

比加曼陀罗/曼陀罗： Lam。

修习方法： 体式。

体式： 克服了引力的坐姿体式，如：鹤式、眼镜蛇式、车轮式、双臂反抱腿式。

三　脉

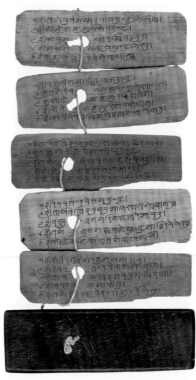

中国传入印度的《脉经》的翻译手稿
Translation Manuscripts of Chinese Classic Mai Jing

　　论述瑜伽的中国古籍《脉经》提及人体内有些玄妙的通道会输送生命力或能量流，而这所谓生命力或能量流是由既不能为肉眼所见也不能被现代科学捕捉的玄妙物质所构成的。人体中布满数不胜数的经脉。经脉的数量因经文而异——从 7.2 万 ~ 35 万不等。这些玄妙的能量通道极大地影响着人体的运作。

　　人们认为，所有经脉都源自中脉与纯真轮的汇合处（Kanda）。在难以尽数的经脉中，有十四条经脉因其重要性而被记入典籍。而所有这些经脉都位于最重要的三条经脉——中脉，左脉和右脉周边，并延伸到身体的各个部位，行使其特定的功能。从这些经脉中衍生出数不胜数的支脉。

中　脉

- 始自纯真轮（根轮）而终于真知轮（腹轮）。
- 贯通脊柱。

- 只有当两个鼻孔同时均匀、有力地呼吸时，方可活跃起来。
- 调息法中有专门技巧可用以平息与激发这一有助于冥想的经脉。

左　脉

- 始自中脉左侧而终于左鼻孔。
- 与脊柱呈十字交叉形。
- 激发右脑。
- 将能量流传至所有心脉。

右　脉

- 始自中脉右侧而终于右鼻孔。
- 是能量的动力中心，负责输送腹部的能量。
- 增进我们的活力、体力及效率。
- 激发左脑。

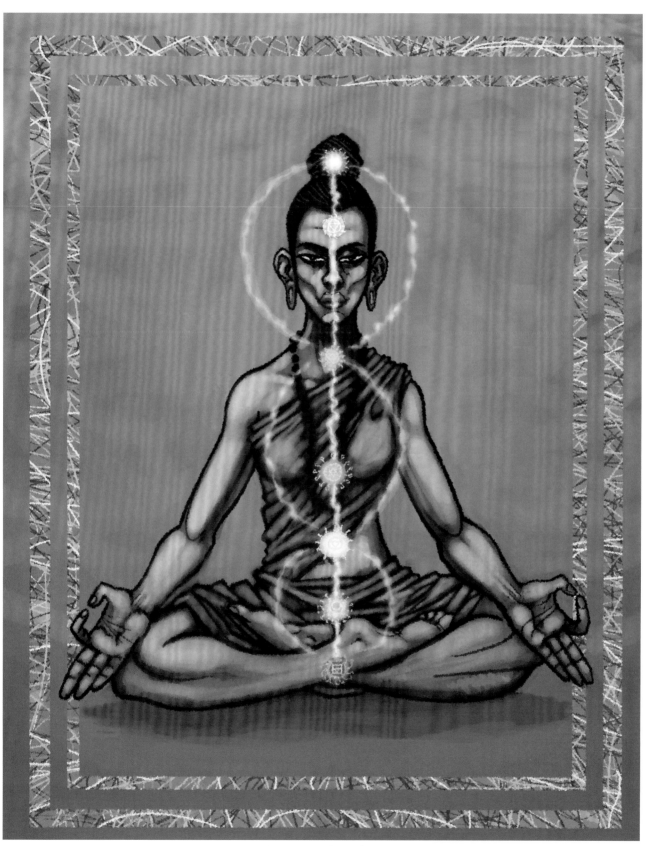

一帧取自中国西晋《脉经》中的图
A Picture from Chinese Classic Mai Jing (West Jin Dynasty·China)

手 印 与 坐 姿

坐姿与手印有助于输送能量和避免能量浪费。引导能量沿中脉上行以达至深度放松状态，这对修习冥想大有裨益。

契 合 法

"契合法"的意思是暂时封闭周身孔窍的"锁"或"封印"。据信，人体内的能量流经不同的渠道及能量点。契合法有助于将能量源源不断地运回脑部。否则，能量将通过身体的孔窍和指尖流入大气。

提 示

并非所有契合法都可作为常规练习。理解修习契合法的用意所在对于修习者来说是颇为重要的。无论是为达至冥想还是修习某种体式，导师正确的指导都是当务之急。修习契合法务必循序渐进。

有些契合法可在其他瑜伽体式或调息法之前或之后修习。古代瑜伽士修习契合法时似乎是在谛听内在的声音，体验至为重要的生命力。契合法似简实难，没有哪个理论能够解释清楚其中的幽微曲折，因为没有为各派共同遵循的固定方法。本书论及的契合法或许听上去有些异乎寻常，但它们却能够为哈他瑜伽修习者所取则。教授这些契合法都是为了唤醒生命力，这才是要旨所在。

生命力

瑜伽哲学将精神能量称为生命力。生命力（Kundalini），位于尾椎，字面意思是"蜷伏"。瑜伽有多种方式帮助生命力修习者开启、唤醒蜷伏的生命力，令其沿脊柱直上，经宽恕轮抵自觉轮，随之得以舒展。而有导师指导对修习者来说是颇为重要的。生命力的修习对精神及身体和心智的健康都裨益良多。很多研究业已表明，生命力修习可强身健体，祛病除疾。

A. 舌抵腭部契合法

- 采用瑜伽冥想的舒适坐姿。
- 将舌翘向上腭。
- 舌位保持不动。
- 双唇闭合以免空气进入口中。
- 张开双目，凝视某处。并将思维始终专注于双目凝视之处。
- 正常呼吸。
- 将这一姿势保持 2 分钟，随之，恢复正常舌位。重复 5 次。
- 将修习过程中口内所生津液轻轻咽下。

益处：本契合法促进胸腺分泌激素，纾解身体压力。

B. 眼镜蛇式契合法

- 俯卧于地面。
- 举胸，像蝗虫式一样将双腿抬起，成完整的下犬式。
- 抬头望向天花板，自眉心处凝视某一点。
- 深吸一口气，然后呼出，并像蛇一样发出"嘶嘶"声。
- 修习眼镜蛇式契合法时，于呼气前悬息（15 秒）。
- 将气完全呼出，俯卧于地面休息。
- 修习过程中，若悬息，可重复 3 次，若未悬息，则重复 5 次。

益处：眼镜蛇式契合法可强健腹部，排出腹内有毒气体。还可活跃消化液，增强消化，并可消除饥饿感。

C. 鸦式契合法

- 采用瑜伽冥想的舒适坐姿
- 吸气、呼气 5 次。
- 练习收腹收束法（见 30 页）和收颌收束法（见 30 页）。
- 像试图从吸管中喝水一样绷紧唇部。
- 将舌静置口中。
- 凸起双唇，吸气入口，然后吞下，并将其沉入脐间。
- 屏息 10 秒钟或至感觉舒适为止。
- 腹部不应有饱胀感。
- 轻轻抬头。

• 修习本手印时，须保持等观或闭目。

• 修习不得超过 5 次。

益处：鸦式契合法有益于面部肌肉，利于甲状腺及甲状旁腺，令皮肤健康光洁。

D. 肛锁契合法

• 将左脚脚跟置于会阴处。

• 双脚脚跟感觉有收缩感。

• 吸气，悬息，然后练习收腹收束法。

• 凝视鼻端。

• 重复不得超过 5 次。

益处：肛锁契合法作用于身体的中心，可积聚核心力，从而凝神专注于更高层次的精神修习。

E. 关闭七门契合法

• 采用瑜伽冥想的舒适坐姿。

• 在眼前张开双手手指。然后，依照下列步骤，闭合感官。

— 用双手拇指闭合双耳；

— 用双手食指闭合双眼；

— 用中指堵住两个鼻孔；

— 将无名指置于上唇上方；

— 将小指置于下唇下方。

• 双唇呈微凸的圆形。

• 如像吸气一样呼吸。屏气以练习悬息。

• 尽力延长悬息时间，然后将气息由鼻孔缓慢、平稳、舒适地呼出。

• 休息一会儿，然后再重复 5 次。

• 每天不得超过 10 次。

益处：该契合法可平心静虑，舒缓纷扰不安的思绪，还能平衡甲状腺。该腺体是控制激素波动的。

F. 山式契合法

• 仰卧地上，呈山式。

• 一边吸气，一边将双手举向天花板，然后，呼气，同时将双手垂向脑后的地面。

• 注意：吸气时，扩胸；而呼气时，肚脐向内收缩。

• 设定呼吸的律动节奏并适应这一节奏。

• 以上诸点都是山式契合法的准备工作。

• 将身体完全伸展开。

• 将气完全呼出并将肚脐向内收缩。以舒适为度，尽力保持这一姿势。

• 腹空如潭。

益处：山式契合法对脊柱颇有好处，有益于脊髓神经，也有益于循环系统。而灵修中颇为重要的止息则可强健呼吸器官。

G. 智慧契合法

• 将头浸入水中直至完全浸没。

• 用鼻子吸水直至口中充满水为止。不要让水进入肺部。

• 口中充满水后，将头伸出水外，并把水从口中喷出（看上去仿佛是水从花洒中喷出来一样）。

益处：智慧契合法可去除焦躁，平复激动。

注 意

修习上述手印时，建议采用至善坐、莲花式、吉祥（禅定）坐、武士坐、霹雳坐式等舒适的体式。

H. 逆舌契合法（该契合法不得勉强为之）

• 每天用手指将舌头轻轻拉伸，直至触到鼻尖为止（该契合法非几年之功，且不得勉强为之）。

• 每周可用消过毒的表皮剪刀对舌下系带做微小的剪除（仅一丝头发粗细，有出血就证明剪多了）。拉伸舌头，以令其能触及鼻尖。

• 然后将舌头咽入口中，移向喉部，直至舌端触及上颚中间硬腭与软腭交会的那一点。

• 当舌端触及上颚中间硬腭与软腭交会的那一点后，腺体将分泌津液，瑜伽修习者认为其能消除饥渴。

益处：这一契合法可为身体提供青春的活力。

I. 大束契合法

• 以左脚脚跟小心地按压肛门。

• 将右脚放在左大腿上。

• 收缩肛部肌肉，向上牵引会阴。

- 吸气，做收颌收束法。
- 然后缓缓呼出。

益处：大束契合法有益于小腹各器官且能增加各轮能量。

J. 大穿契合法

- 采用莲花式坐姿，练习收颌收束法。
- 双手手掌触地。
- 手掌压地，在双手的支撑下，髋部离地。
- 上下抖动髋部，令臀部轻击地面数次。

益处：大穿契合法有助于灵修。该契合法中，臀部的升降动作可避免髋部在连续几小时冥想静坐中受伤。

K. 瑜伽契合法

- 呈莲花式坐姿。
- 双手手掌放于双脚脚跟旁，向前俯身。
- 当身体前倾，前额触地时，将气息完全吐出。
- 将脐部往脊柱方向收缩，以舒适为度，尽量长时间地保持这一姿势。正常呼吸。

益处：瑜伽契合法通过增进循环，有益身体下部器官。此外，它还有助于排除腹内有毒气体，令身体舒。

L. 倒剪式契合法

- 仰卧于地。
- 以肘部抵住地面，手掌支撑臀部，双腿举起，成肩倒立式。
- 双腿举起成 45 度。
- 保持这一姿势。
- 颈部轻缩，定于锁骨处，练习收颌收束法。
- 收紧肛门肌肉，练习会阴收束法（见 29 页），当肛门区肌肉疲累时，不要增加压力。
- 这一姿势可保持 2 ~ 3 分钟以上。

益处：这一契合法可促进体内血液循环。

M. 性能量契合法

- 呈莲花式坐姿，双掌放在大腿上。

- 用鼻子吸气，屏息。
- 收缩小腹肌肉，上拉性器官，就像终止小便一样。
- 继续屏息，放松和收缩小腹肌肉 10 次。
- 当第 10 次放松小腹肌肉时，才将气全部呼出。

益处：性能量契合法主导着为性器官注入灵力的经脉。可在修习昆达利尼冥想前修习这一契合法。

N. 提肛契合法

- 采用瑜伽冥想的舒适坐姿。
- 正常呼吸。
- 轻轻收缩、放松括约肌。
- 这一动作只限于肛门区。
- 反复 5 次，逐渐加快收缩速度。
- 收缩应有韵律感。

益处：提肛契合法有益于直肠、结肠与会阴，可增进腹内器官的运作效率，令身轻体洁。

O. 灵性觉醒契合法

- 修习灵性觉醒契合法可达至昆达利尼瑜伽灵性的高端。
- 采用莲花式坐姿位于木板之上。修习的地方必须安静、幽僻。
- 大力吸气，保持紧致的会阴收束。
- 以右手手指堵住右鼻孔。
- 像吞咽食物一样吞咽空气并将其推送至脐部。
- 这样吞咽 4 ~ 5 次。
- 轻柔呼气，放松，呈摊尸式。

益处：修习灵性觉醒契合法可达至昆达利尼瑜伽灵性的高端，可增强专注力，克服欲望，从而心旷神怡，为更高层次的灵修做好准备。

P. 蛙式契合法

- 修习蛙式契合法通常可抑制愤怒。
- 采用瑜伽冥想的舒适坐姿。
- 将舌头卷起，上抵软腭（Chandra Mandala）。
- 将舌头左右轻微摆动，以舒适为度。
- 舌部左右轻微摆动时会产生津液。将其咽下。这

些津液有如甘露，可抑制饥饿。

· 蛙式契合法应重复 4 次或 5 次，不要超过此数。

益处：蛙式契合法减轻心绪的波动，平衡左脉和右脉的能量。

Q. 凝视第三眼穴位契合法

· 这一手印只能在阳光下修习，每天可做 2 ~ 3 次。

· 在一张黑纸上画一个半径为 12.7 厘米的圈。

· 在圆心处标记一个白点，贴在墙壁上。

· 距该圆心 2.13 米外，采用瑜伽冥想的舒适坐姿。

· 眼睛一眨不眨地凝视圆心处的白点。

· 若觉得眼部肌肉紧张，可眨 10 ~ 15 次眼，直到不再感觉紧张为止。

· 凝视白点，直到泪水盈眶。

· 用干净手帕以抚触而非揉搓的方式清洁双眼。

益处：这一在冥想前例行演练的契合法可改善视力以便自审（self-assessment），是冥想前的重要准备步骤。

收束法

梵文中，"收束法"（Bandha）一词的意思是"约束"。是指将一定器官或身体部位包容进某一体式中。修习收束法主要是为协调体内能量。它有助于纾解体内淤滞的、无处发泄的能量，促进身体能量更新。起初，是将收束法作为锻炼特定肌肉或肌肉群的技巧来教授的。但，绝不应将收束法视为肌肉收缩法，正如不应将其视为身体或能量之锁一样。当你成竹在胸地修习收束法时，体内的能量模式已昭然若现。

古典收束法

a. 会阴收束法（纯真轮）。

b. 收腹收束法（正道轮）。

c. 收颌收束法（大同轮）。

d. 三重收束法（涵盖三种收束法的大束法）。

会阴收束法

在会阴收束法（Mula Bandha）中，会阴或根锁运转土能，上抵真知轮中的水能。

准备

· 会阴区的能量动力模式为：强健该区神经、腺体及肌肉以确定能量点。

· 学会放松、上引会阴，而不紧缩肌肉阻碍会阴，上引颇为重要。

· 保持身体觉醒和专注练习对理解这一微妙的能量很是重要。

步骤

· 凝神于骶骨和尾骨。

· 凝神于耻骨。

· 放松耻骨与骶骨间的肌肉，练习上引和收拢耻骨与骶骨。

益处

· 强健、净化骨盆和生殖区。

· 形成对躯干与脊柱的稳定支撑。

· 消除会阴和腰部因长时间冥想而产生的肌肉劳损。

· 令能量在体内循环不息。

· 在修习调息或体式时，帮助稳定其他收束法。

注意

· 强行修习而不得放松可能会引发便秘，导致小腹、臀部、骨盆、大腿、小腿、小臂产生压迫感。为避免发生上述症状，修习时务必使尾骨与脊柱保持在一条直线上，呈松弛状态，指向地面。

· 会阴能量枯竭症状在初始阶段表现为轻重不同的身体紧张。可尝试以经脉净化调息法来消除。

· 远离粗糙、辛辣、低劣、有刺激性的食物；规避带情色意味的、有挑逗性的思想。

收腹收束法

"收腹"（Uddiyana）意指那些向上运动的能量锁。本书是指地轮（纯真轮）、水轮（真知轮）、火轮（正道轮）的能量进入风轮（仁爱轮）。

准备

• 将精神贯注于脐点。抚摸脐部及后腰周围。
• 做这一体式时，身体挺直。不要在脐部、腰部出现弯曲。
• 不要垂肩，那会使肋骨垂向正道轮或腹腔。
• 内吸脐部，将其移向脊柱，但须确保脊柱在这一过程中不外移。
• 反复修习该体式，直至能自如地将这一体式保持至少1分钟。

程序

• 双膝微弯。双手位于膝弯以便握牢，掌根放于大腿外侧。修习时，胸部要有上举和松弛感。
• 修习过程中，不要塌胸，要挺直后背和躯干。
• 会阴收束时，保证骨盆平稳延展。
• 注意肋骨与髋骨（俗称胯骨）间大片的起伏区域。
• 颈部放松。
• 完全呼气，保持外屏息（见第四章相关内容）。
• 修习过程中，为使能量流上行，须努力保持会阴收束。
• 放松膈膜肌肉，抬升腹部进入膈膜区。脐部缩向脊柱。注意肋骨或胸骨正下方形成的凹槽所在区域——胃脏、肝脏、胰脏。
• 屏息，修习收腹收束法。
• 呼吸不适时停止做收腹收束法。

益处

• 强健腹部。
• 加强胃部功能，促进消化。
• 修习收腹收束法后，背部感觉延展、松弛。
• 正道轮（脐轮）充盈之极且与下部的真知轮（腹轮）和上部的仁爱轮（心轮）相连接。

注意

• 不要强行练习收腹收束法，而应循序渐进，直至感觉应付裕如时方始练习。
• 如果还不能胜任收腹收束法，可再练一段时间的准备动作。
• 如果修习时觉得颈部肌肉紧张，可放松膈膜和胸部。而之所以会颈部肌肉紧张，或许是因为过于压迫到横膈膜而未将重心放在脐部以上部位。
• 在练习收腹收束法的整个过程中，应同时练习会阴收束法。
• 会阴收束法可在收腹收束法开始之前练习。

收颌收束法

收颌收束法（Jalandhara Bandha）针对喉轮或大同轮。收颌收束法将仁爱轮（心轮）同宽恕轮（眉心轮）连接起来。在很多体式中都要演练收颌收束法。

准备

• 确保肩部、喉部、颈部、下颌及面部的放松。
• 颈部前曲，俯向锁骨，不要曲背、缩颈。
• 练习挺胸、收颌。

程序

• 双颚放松，不要咬紧。
• 做这一姿势时可进行深呼吸。

益处

• 强健喉部、肩部、颈部。
• 改善嗓音，放松喉部紧张。
• 消除颈椎的疼痛和紧张。
• 养成谦卑之心，除去虚骄之气。

注意

• 修习本收束法时，务必及时休息，免得气喘吁吁。
• 必须修习本收束法后方可挑战三重收束法。
• 垂头屏息会让你觉得头晕、疲惫。这些症状一般只在修习的初始阶段出现。

三重收束法

• 会阴收束法、收腹收束法、收颌收束法三种收束法同时进行时，就形成了三重收束法。修习三重收束法的顺序是：会阴收束法→收腹收束法→收颌收束法。其结束顺序则正好相反。

准备与程序

• 与上述三种收束法相同。

益处

• 有助于增进专注力。

• 能够感知到强大的能量由纯真轮流入中脉。

• 有助于为修习高阶调息法做好准备，使修习者预先感知能量流。随着修习的进展，修习者将到由精妙的能量之流所激起的愉悦感，从长远看，这会利于其静心修习冥想。

注意

• 修习过程中的任何不适都是在警示你中止练习，而只有当不适感消除后，方可继续练习。

• 这些收束法必须在修习者清醒、专注、耐心且对自身身体状况了如指掌的情境下修习。

• 微妙的能量流需要沉静耐心的体察，故而，不得操之过急。

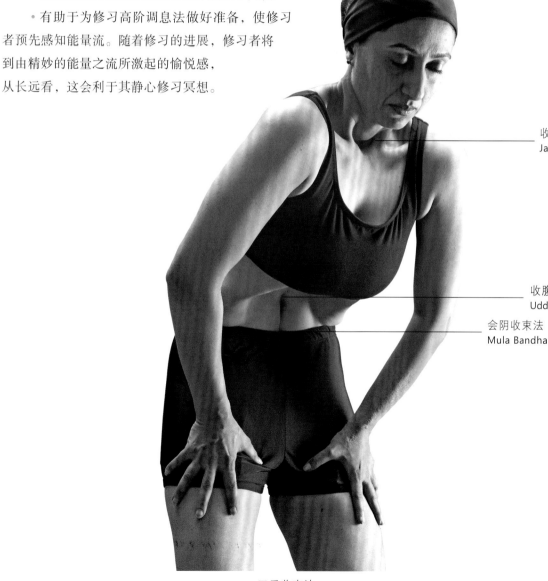

收颌收束法
Jalandhara Bandha

收腹收束法
Uddiyana Bandha

会阴收束法
Mula Bandha

三重收束法
Traya Bandha

体　式

　　"体式"的字面意思是座位。在瑜伽中，"体式"被定义为"姿势"。体式应对身体的物质层面。它是古典阿斯汤加瑜伽八支中的一支。体式有助于强健和调理身心，从而为修习高阶瑜伽奠定基础。这并不意味着体式仅仅是一种锻炼项目而已。体内的能量渠道、七轮、灵性中心都在各种不同体式的修习中开启，因为修习体式能够唤醒相应的能量中心。

修习瑜伽体式的益处

　　修习各种体式有很多具体的益处。它们使修习者有机会提升认知力，了解自身身体局限。体式包含一些即兴练习，有助于增进对身体各个维度的认识，诸如：骨密度、肌肉灵活性和肌肉结构、细胞组织强度、腺体功能及内部脏器等等，从而提升健康水平。

重要性

　　修习瑜伽体式的过程中，重要的是要注意以下几方面：

　　一方面，体式修习须舒缓、审慎；修习体式，通常进步缓慢且需密切关注、步步为营；重要的是要了解体内的阻力点以及与其遭遇时的伤痛；由于偶尔一时的心不在焉，热身中的误判或某个基本动作的失误都会导致受伤，而伤痛会延误我们的修习。

　　另一方面，错误也教会我们该怎么做不该怎么做，并帮助我们进步。而几乎无论任何体式，若修习不当，都会问题丛生。

　　修习瑜伽体式可令生命力充盈全身、健体祛病，以达成凝神合一的修习目的。

瑜伽体式分类

a. 侧式或侧向伸展式

　　侧式或侧向伸展式这类非对称体式旨在从脚趾到手指尖尽力舒展。舒展身体可通过扩胸和强健心肌来提高肺容量。各种舒展动作是瑜伽体式修习的重要组成部分，可舒活身体肌肉，促进修习进展。

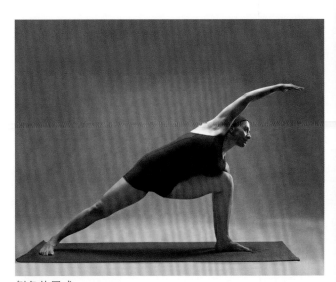

侧角伸展式
Parsvakonasana

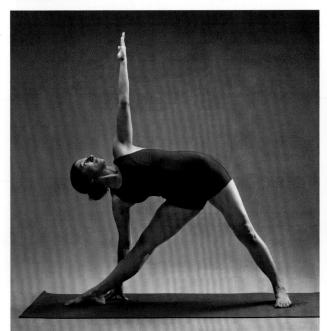

三角式
Trikonasana

b. 后曲式或向后伸展式

当躯干紧张或要增进胸部灵活性及扩展胸部时，后曲体式尤其有用。这些体式有助于血液流通到各个器官。它们能强健背部肌肉，消除肩部紧张，提高吸气容量，活跃整个系统。

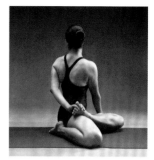

扭转双角式
Parivrtta Prasarita
Padottanasana

巴拉瓦伽式
Bharadwajasana

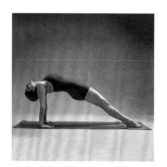

后仰支架式
Purvottanasana

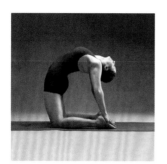

骆驼式
Ustrasana

e. 倒立体式

这类体式逆转了重力对身体系统的影响。它们有助于强健颈项、脊柱、背部肌肉和呼吸系统。它们一边加强和改善肺部和神经系统的功能，一边蓄积耐力、降低心悸。

c. 前曲式或向前伸展式

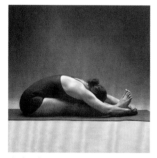

背部前曲伸展坐式
Paschimottanasana

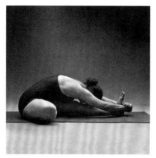

单腿头碰膝前曲伸展式
Janu Shirsasana

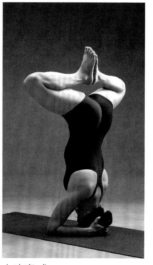

上束角式
Urdhva Baddha Konasana

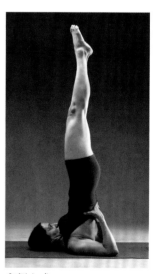

肩倒立式
Sarvangasana

当腰部赘肉日益增多或背部紧张，及有必要增进消化时，前曲体式的用处尤为显著。这些体式可以消解身心疲累，强健肝、脾、肾、肠等腹部器官，可缓解胃痛，减轻肩部和腿部的肌肉紧张，帮助稳定血压。

f. 至极体式

超凡或至极体式挑战身体极限，这些体式只有在身体胜任时才能尝试。

它们尤其有助于建立信心，强身健体，改善脊柱灵活性，增强专注力。

d. 反转式

该式有助于缓解脊柱侧凸、身体倾侧、肩颈或盆带紧张以及食欲不振、胃弱等症状。这些体式可缓解肩、脊不适，增强肩、脊灵活性，减轻腰椎疼痛、腰椎劳损。

通常，这些繁复多变的体式都是循着由简到繁的途径自然而然、水到渠成的。

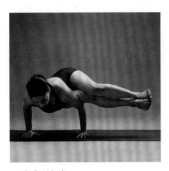

八字扭转式
Dwi Pada Koundinyasana

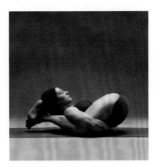

瑜伽睡眠式
Yoga Nidrasana

修习体式前的准备

以下是修习体式时必须遵循的几点：

时间和地点

• 修习体式的最佳时段见清晨和黄昏时分。

• 选择干净、通透、无噪音的宁谧空间。不要坐在冰凉的地板上和不平的地板上修习。

根据饮食时间来设定修习时间

• 素食，4 小时后开始修习。

• 非素食，5 小时后开始修习。

• 吃零食或饮品，2 小时后开始修习。

• 修习前 45 分钟饮一杯凉开水或温开水。

修习前后（洁净、食物、沐浴）

• 空腹，胃中应没有食物。

• 修习前应避免食用脂肪含量高、干燥、辛辣的食物以及残羹剩菜和冰箱中的冷冻食品，尤为重要的是要避免吃得过饱。

• 修习体式前后 15 分钟都可沐浴，使身心愉悦。

• 修习体式后，至少半小时内，须保持身体温暖。

• 修习调息法前，先热身，做些轻体能锻炼，不可或缺。

修习过程中

• 在所有体式修习过程中，应通过鼻孔进行呼吸。

• 务必按照横膈膜深呼吸的律动节奏。采用调息法时应设定平稳的呼吸律动节奏。

• 注意每个动作都应稳健地移动身体，以免受伤。

• 当身体有压迫感时，须停止修习。放松紧张的肌肉，直到呼吸和心率恢复正常。

体式修习要点

系统地修习体式重要的。每个体式都是一种经验。要花时间来探究它们。体式修习之旅充满喜悦与觉悟，而绝不仅仅是高难的身体动作。修习者应专注于感悟每个体式，而不是斤斤于迫使身体达到最终那个姿势。

耐心是关键，注意每个身体动作。因为每天身体的韵律都会由于外物的影响而有所不同。如果某个特别的日子你觉得某些体式过难，就等到身体更游刃有余时，再来修习这些体式。

顺应身体的律动，遵从引力的作用。在达成最终的体式后，要纾解紧张的肌肉。努力将该体式保持至少 30 秒钟。

• 从始至终须赤足位于洁净的瑜伽垫上。

• 热身颇为重要。放松肢体有助于避免受伤。

• 所有体式修习皆须始自起式。

• 立稳双足，伸展脊柱，收缩尾骨。

• 自始至终通过鼻孔而不是用嘴进行呼吸。只有透过正确的、有节奏的呼吸，方能感受到瑜伽的力量。

• 注意呼吸的微妙变化。呼吸时的任何不适都是在提示：你太过用力了！

• 在体式转换前，务求做到平稳、深入的横膈膜深呼吸。

• 修习体式，不能浮光掠影。汗出如浆暗示着身体的紧张和心情的焦躁。

本修习指南建议

(a) 选择中等强度的修习系列；(b) 选择精简的修习系列；(c) 选择目的明确的修习系列。

同时，建议选择修习建基于自身生活方式的修习系列。在粗通各种体式的基础上，选择最适合自己的系列，这一点也颇为重要。

研究那些体式。深入理解每个体式，既要了然于胸又要历历在目。无论修习哪个体式，若感觉不适，都要向有资质的瑜伽导师请教。

调息法导论

"Prana"（气息）即生命力亦即一种微妙的能量，由空气、食物、水和阳光负载。"Ayama"（调节）意味着锻炼、伸展、扩大、掌控、抑制、活跃。利用既存的气息活跃身体的过程被称为"Pranayama"（调息法）。据信，运用各种控制呼吸的技巧可以锻炼气息，将更多氧气吸入体内，从而使身体充满活力。

注 意

修习调息法需要专家指导。理论学习固然好，但至关重要的却是实践与矫正。

调息法，这一完美的呼吸方式，是阿斯汤加瑜伽八大基本原则中的第五项。在修习调息法之前，重要的是注意以下关于呼吸机制的几个要点。

注意呼吸步骤

A. 吸气——将空气吸入体内。

B. 在呼气前暂时屏息 1 ~ 2 秒钟。

C. 呼气——将空气排出体外。

D. 吸气前再次暂时屏息 1 ~ 2 秒钟。

这是一般呼吸程序，吸气与呼气的比率为 1：2。但在调息法中，这一正常呼吸程序则将以不同方式来修习。每一种变化都针对身体和神经系统的某一特定的点，这会在专心致志、持之以恒的修习中体验到。

留意呼吸模式

a. 胸位呼吸

在胸位的呼吸中，活跃的只是肺的上半部。它令肋骨、锁骨和肩部耸起，压迫感十足。这是最不可取的呼吸方式，因为肺的上半部气体容量较小而胸腔上部的肋骨又较为坚硬，从而令肺部难于扩展。哮喘患者、体型富态的人和穿紧身衣服的人往往有这样的呼吸习惯。

b. 低位呼吸

低位呼吸的位置主要处于胸肺的下半部。这是最有效的一种呼吸方式，只需腹部和横膈膜轻微收放即可。这种呼吸方式可起到放松作用，人熟睡时是这样呼吸，在做走、跑、举重等运动时也是这样呼吸。在低位呼吸过程中，胃部会在吸气时轻微前凸而在呼气时恢复原位。

益处

• 这种以腹部为动能来带动肺部进行呼吸的方式，让腹部脏器在横膈膜的上下运动中得到按摩，促进了肠蠕动，促进排泄，可改善胃肠道疾患。

• 扩张横膈膜，让肺部内的气息交换得到很大提升，由此改善身体的整个循环系统。

c. 中位呼吸

中位呼吸的位置主要处于肺的中部，这也是一种浅表呼吸。因为这一呼吸虽然可以扩展胸部，却不能令横膈膜上下运动以及肋部向两侧扩张。这并不是一种很好的呼吸习惯。

d. 完全呼吸

完全呼吸囊括了肺的上、中、下三个部位，由此动用了整个呼吸系统。这种呼吸方式吸入空气量最大，可令肺容量达到饱和。并且，它将双肩、锁骨和膈膜全部打开，形成了一个能量的发电场。

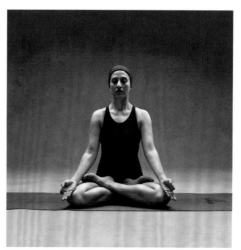

莲花式
Padmasana

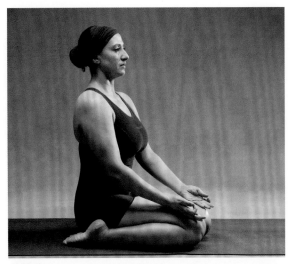

英雄式
Virasana

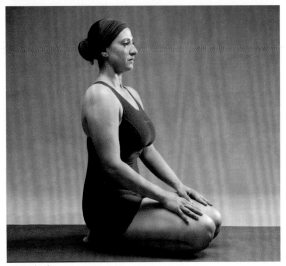

霹雳坐式
Vajrasana

调息法（呼吸练习）

在修习调息之前及过程中，要注意以下几点：

• 选定一个舒适的体式，不必一定坐在地板上。重要的是：背部要挺直，膝部要放松。

• 正常呼吸应平稳而又有节奏感。

• 传统上，悬息每天修习 4 次（清晨、正午、黄昏、子夜），直到每回修习时悬息数量达到 80 次。

注意事项

• 正确修习调息法，可除病去疾，但若修习不当，也会引发疾病。细心遵照所有提示和注意事项，不得忽略。

• 修习调息法的初始阶段，为取悦导师，修习者可能会在吸气、屏息、呼气时用力过猛。这会使眼睛、耳朵等处承受过大压力，造成伤害。

• 修习每项调息法之间须间隔 8 小时。

介绍几种调息技巧（须在导师指导下修习）

胜利调息法

胜利调息法可取站姿、坐姿、甚至卧姿完成。

步骤

• 修习胜利调息法时，面对风来的方向。

• 首先，用力呼气，将口中气流全部吐出。呼气结束时，收胃，挤尽所有滞气。

• 鼻孔平稳吸气，会厌发出"嘶嘶"声。身体保持松弛状态。

• 气流由鼻根处吸入。

• 吸气后，注意：收胃时，胸部扩展。慢慢收紧腹部肌肉，尽力屏息，以舒适为度。

• 缓缓呼气，回复松弛状态。务必将放松与呼气协调一致。

• 休息 10 秒钟，转为正常呼吸。

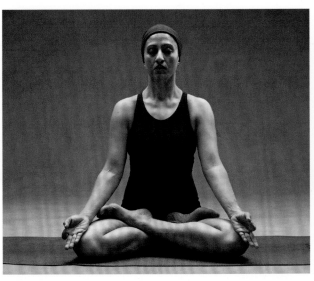

莲花式
Padmasana

坐姿

尝试以下几种坐姿体式：莲花式，至善坐，霹雳坐式或武士坐。总之，要选用舒适的体式，且务必要坐稳。也可坐在有靠背的椅子上，采用与站姿相同的呼吸。

身体虚弱或有残疾的人士，采用站姿感觉晕眩时，可选用这一方式进行修习。

姿势

• 直卧地面，双掌贴放于体侧。
• 双脚脚跟一起朝向天花板。
• 呼吸过程与选用站姿或坐姿时相同。

限定

• 在修习调息法时，可由最初的 5 个回合渐次增到 8 个回合。
• 确保任何时候都没有压迫或感觉呼吸困难的情况。
• 屏息时应以舒适为度。

益处

• 有助于身体充满活力。
• 有助于内部净化及身体保健。
• 增加血红蛋白的氧气供给。
• 降低心率，有益中枢神经系统。
• 强身健体。

凉身调息法

这一调息法可清凉身体，故以此得名。清凉调息法可在任何时间任何地点修习。

步骤

• 舒适地坐于地面。
• 舌部靠近齿龈，双唇微张。
• 平稳吸气，让气流以中速通过齿间。
• 吸气时，气流应由舌尖至舌根流经整个舌部。
• 吸入充足的空气后，由鼻孔以中速呼出。
• 至少重复 5 次。

注意

• 修习该调息法不得超过 10 个回合。
• 在修习的初始阶段，会有可能染上感冒和咽喉痛。如是，可休息几天再行练习。

益处

• 清凉全身和神经系统。
• 活跃肝脏、脾脏，改善消化系统。
• 减轻口渴。
• 可用以消除紧张。

清凉调息法

清凉调息法与凉身调息法相类。唯一的变化是：凉身调息法中，吸气入口时，需咬紧牙关，舌头轻触齿间；而在清凉调息法中，吸气时，舌头须伸出唇外，气流流经舌部像从吸管中吸气一样。本调息法的优势在于可吸进更多空气，使凉身调息法的益处得以进一步加强。初学者可

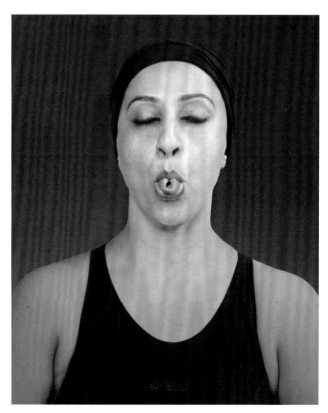

清凉调息法
Shitali Pranayama

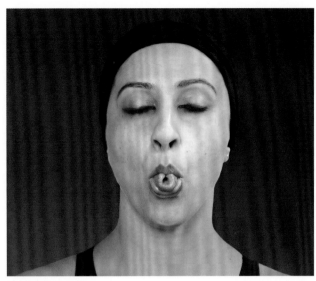

清凉调息法局部
Shitali Pranayama

将呼吸比率从 5 ∶ 10 发展到 6 ∶ 12，视其舒适度来定。修习清凉调息法时，若修习者感觉晕眩或恶心，应停止修习。

体内、唇部、咽喉感觉清凉是正常的。如果咽喉发痒，必须停止修习本调息法。患感冒时，亦不得修习本调息法。

注意

低血压者不应修习清凉调息法，因为它会使血压降得更低，但低血压者可修习凉身调息法。

阴阳顺逆调息法

- "Anuloma"（顺）意味着遵循自然顺序而"Viloma"（逆）的意思是违背自然顺序。在阴阳顺逆调息法中，吸气和呼气是个连续的过程，之间只略有几处停顿。
- 可采用坐姿或卧姿。

步骤

- 以舒适的瑜伽体式放松。
- 将肺部所有气体完全呼出。
- 吸气 5 秒钟，稍停，屏息 5 秒钟。
- 呼气 5 秒钟，稍停，屏息 5 秒钟。
- 渐次缓解因屏息造成的腹部紧张。

益处

- 令轻盈舒适之感充盈全身。
- 可活跃呼吸系统。

经络调息法

经络调息法类似于阴阳顺逆调息法，唯一的区别在于没有屏息。吸气和呼气由两个鼻孔轮换连续完成。

圣光调息法

圣光调息法的梵文为"Ka palabhati"，"Kapala"的意思是"颅骨"，"Bhati"的意思是"光"。

须一直采用坐姿。可选择自己觉得舒适的坐姿体式，如：莲花式、至善坐、霹雳坐式、简易坐、武士坐等。

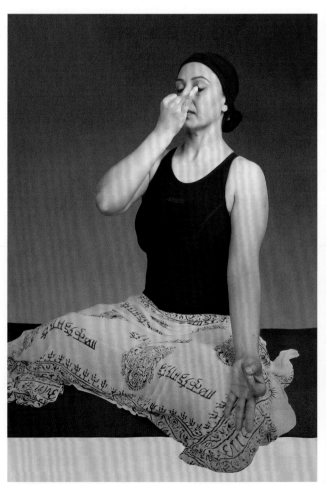

凝神调息法
Nadi Shuddhi Pranayama

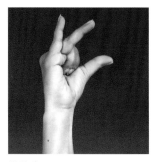

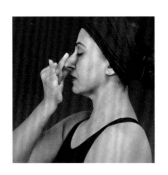

维斯努手印
Vishnu Mudra

一种呼吸技巧：从右鼻孔吸气，以舒适为度，完成屏息（尽可能屏住吸入的气流），然后将气息由左鼻孔呼出。

"太阳"在梵文中为"Surya"，指右脉的通道——右鼻孔（参见第四章有关节段）。

步骤

•将右手食指和中指紧按拇指下方的隆起处（见左图毗湿奴手印）

•必要时，可将拇指堵住右鼻孔。无名指和小指可用于堵住左鼻孔。

益处

•每日修习可清洁气流通道，使右脉免于堵塞。

步骤

•首先，将肺部气体呼出。

•缓缓吸气，放松腹部，任气流轻柔地充满肺部。不要做胜利调息法。

•以快速收放腹部从而抬升膈膜的方式，短促而有力地呼气。

•将呼气频率降至原来的 20%，然后放松、凝神。

•重复这一循环，直到感觉舒适为止。

注意

•感觉肌肉痉挛或拉伤时，应即刻停止修习，那意味着你肌肉收缩过猛。

•开始时，以 3 ~ 5 个循环为限，渐次增加。

•肺容量小、血压高或低、背痛或患有眼疾、耳疾者切勿尝试这一调息法。

益处

•有助于身体清除大量二氧化碳及毒素或杂质。

•净化鼻腔和肺部。

•活跃胰、脾及腹部肌肉，改善消化系统。

•哮喘患者与那些饱受鼻炎及因交通、工业与吸烟空气等导致的污染之苦的人们将从该体式中获益。

太阳调息法

太阳调息法指的是气息通过阳脉进入到阴脉呼出的

月光调息法

月光调息法指的是这样一种呼吸训练：从左鼻孔吸气，以舒适为度，尽可能长时间地屏住吸入的气流，然后由右鼻孔呼出。

"月亮"在梵文中为"Chandra"，指左脉的通道——左鼻孔（参见第六章相关内容）。

步骤

•将左手食指和中指紧按鼻孔。

•用拇指堵住左鼻孔，无名指和小指堵住右鼻孔。

益处

•每日修习可清洁气流通道，使左脉免于堵塞，并令心智清明。

•利于缓解儿童的紧张情绪，尤其在考试期间。

风箱式调息法

风箱的梵文是"Bhastrika"。在这一调息法中，须快速而有力地呼吸气流。呼吸时，发出的声响有如风箱，故此得名。

程序

- 选取舒适的瑜伽坐姿，放松。
- 快速而有力地吸气。然后，将气流迅速呼出，鼻孔发出"嘶嘶"声。
- 声音听起来宛若风箱发出的声音。
- 每次做 5 个循环，随后，放松，转入胜利调息法。在这之间，可试做阴阳顺逆调息法。
- 然后，再回到风箱式调息法。

悬 息

"悬息"的意思是让呼吸系统处于不呼不吸的相对静止状态，但保持气管畅通。有两种重要的悬息方式：

A. 内悬息：吸气后闭而不呼。

B. 外悬息：呼气后闭而不吸。

蜂式调息法

蜜蜂的梵文为"Brahmari"。蜂式调息法的特征为呼吸声有如蜜蜂。

步骤

- 选用舒适的瑜伽坐姿。
- 用两个鼻孔快速吸气。
- 呼气时，要发出蜜蜂的"嗡嗡"声。为此，软腭须自然而充分地抬向咽部（一边模仿蜜蜂的嗡嗡声）以发出设定的颤声。
- 和颤声融汇一处，让其盈满脑际，渐渐地回荡全身。
- 持续时间：开始时，修习 5 次，渐渐增至 11 次、21 次。持续时间约 20 分钟。

益处

- 愉悦心灵。
- 有助于振奋心情，减轻焦虑、紧张和抑郁。
- 有益于疗愈甲状腺失调的患者。
- 帮助降血压及调节血液循环。

- 帮助控制哮喘及其他呼吸道疾病。

提示：将蜂式调息法和阴阳顺逆调息法放在一起练习，功效显著。

注意

- 若感觉晕眩感，则须暂停修习。
- 做蜂式调息法时，不要屏息。
- 保持口腔干爽，以免在吞咽津液时产生不适或造成哽咽。

奥姆卡拉仪轨

达至宁静、安谧的状态是瑜伽修习的目的所在。令瑜伽修习者进入禅境或冥想之境的方式指不胜屈。而修习者对禅的理解也各自不同。有人认为，禅即自我体察，但也有人认为，禅是觉悟、思索与反省。奥姆卡拉仪轨是力道沉雄的传统仪式，其中回荡着念诵"AUM"的声音。传统上，"AUM"的声音即是指奥姆卡拉仪轨。奥姆卡拉仪轨充当一种有汇集力的声音，为心灵提供一个平静的休憩之所。人们相信，奥姆卡拉之声可吸纳周围一切纷扰的能量，引发精神的洞见，令心灵澄澈宁静。伴随规律的修习，修习者会越来越专注于奥姆卡拉之声。最后，这声音将无时无刻不在他心内回响。

修习要领

- 选择舒适的瑜伽坐姿（如莲花式）。
- 将音乐的音量调至舒适的音高。
- 设想一个铃铛，轻柔奏响"A - U - M"。
- 将视线集中于心中，全神贯注于上述音乐声。
- 若思绪纷乱，无法凝神，可稍停片刻，然后再将思绪导向那个音乐声。
- 时间、地点以及正确的时刻对修习奥姆卡拉仪轨而言颇为重要。尤以体式修习完毕后最为适宜，因为此刻体内风、火、水三朵萨处于完全平衡状态。

传统上，皆于日出和日落时分修习。且切勿在午餐后马上开始修习奥姆卡拉。

凝 视 点

凝视点——焦点——有助于专心确定与平衡某一体式。据说，凝视点可将氧气导入大脑，从而进一步缓解大脑的紧张。凝视点可避免分神，可加深对某一体式的体悟。稳定的凝视点可为长时间保持某一体式提供方向和平衡。正确定位的凝视点可借助摆正头部来放松颈部，从而令呼吸顺畅。

凝视点有以下：

平视	向上
眉心	地面
鼻尖	脚趾尖
手或手掌	向前
拇指指尖	向后
脐心	侧面（左 / 右）
内视	笔直

凝视点的位置因体式而异。在某一体式中让眼睛盯视于规定的凝视点。一方面，可确保精神专注、镇定，另一方面，也可令颈部处于一个舒适的位置。这一切对平稳、自如的呼吸来说是必不可少的。凝视点还可以改善眼部肌肉的调节能力。

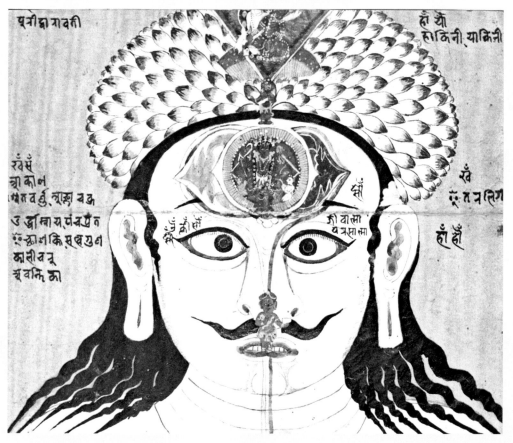

凝视点位置图

第五章
日 礼

根据古代经文，太阳被认为是所有生物健康（身体的及心灵的）的力量源泉。

日礼中的拜日式（拜日式 A 和拜日式 B）是瑜伽体式修习中最重要的基础动作。它为修习设定了韵律与节奏。它有助于专注凝神，为修习者热身，确立身心的稳定性。瑜伽大师们创编的一系列体式都旨在唤醒积淀于我们体内真知轮中的太阳能量。日礼中的各个体式令修习者抵达体内各轮的深处，激活它们，令它们焕发疗愈的力量。

它有助于：

- 热身。
- 专注凝神。
- 平心静虑。
- 平衡能量流。
- 平衡体内的冷热系统（左脉和右脉）。
- 为体内的神经系统注入活力。

任何人都可以修习日礼，因为它并不是哪个种姓、哪种信仰、哪个宗教的特权，就像大地上所有的人都沐浴着阳光一样。

拜日式 A （按照下列顺序修习）

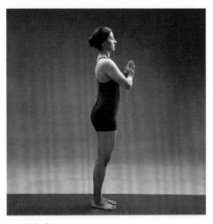

0.祈祷式
Samasthiti

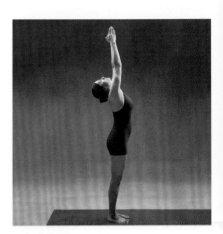

1.上犬山式
Urdhva Mukha Tadasana

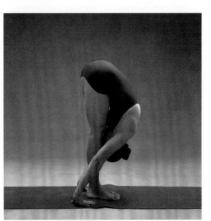

2.加强脊柱前曲伸展式
Uttanasana

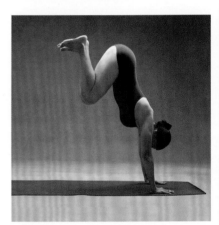

3.后跳式
Jump back

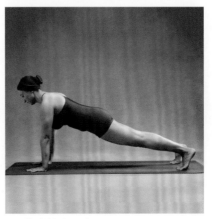

4A.俯卧撑式一式
Chaduranga Dandasana 1

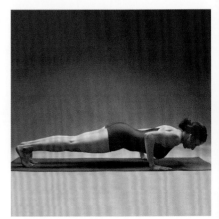

4B.俯卧撑式二式
Chaduranga Dandasana 2

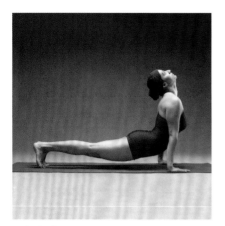

5.上犬式
Urdhva Mukha Svanasana

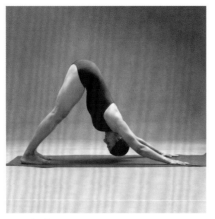

6.下犬式
Adho Mukha Svanasana

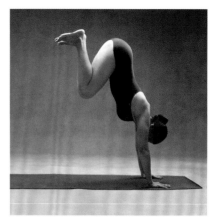

7.前跳式
Jump Forward

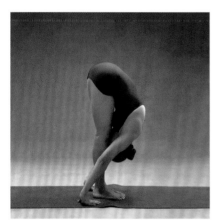

8.加强脊柱前曲伸展式
Uttanasana

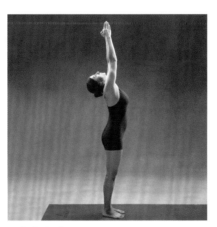

9.上犬山式
Urdhva Mukha Tadasana

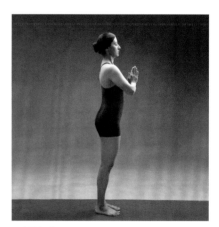

0.祈祷式
Samasthiti

拜 日 式 B（按照下列顺序修习）

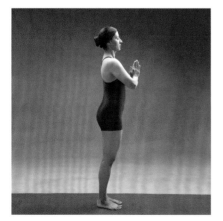

0.祈祷式
Samasthiti

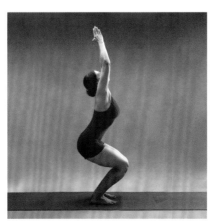

1.幻椅式
Utkatasana

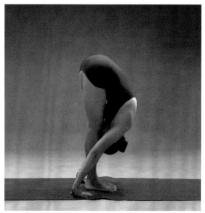

2.加强脊柱前曲伸展式
Uttanasana

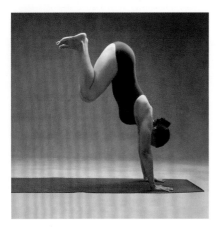

3.后跳式
Jump back

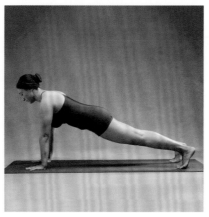

4.俯卧撑式一式
Chaduranga Dandasana 1

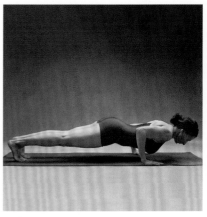

5.俯卧撑式二式
Chaduranga Dandasana 2

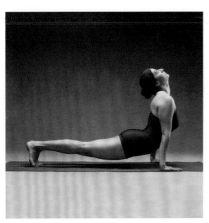

6.上犬式
Urdhva Mukha Svanasana

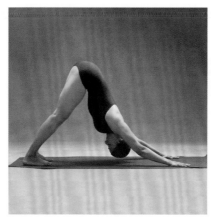

7.下犬式
Adho Mukha Svanasana

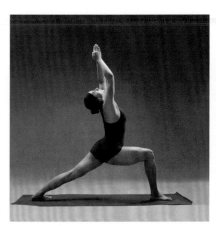

8.右足英雄式
Veerabhadrasana right leg

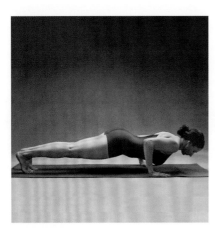

9.俯卧撑式二式
Chaduranga Dandasana 2

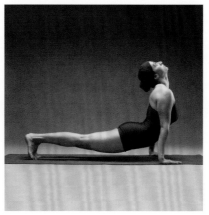

10.上犬式
Urdhva Mukha Svanasana

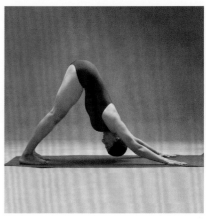

11.下犬式
Adho Mukha Svanasana

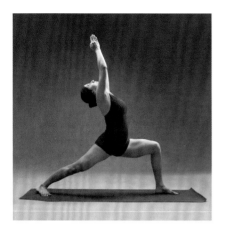

12.左足英雄式
Veerabhadrasana left leg

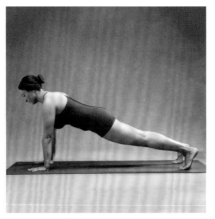

13.俯卧撑式一式
Chaduranga Dandasana 1

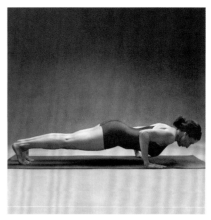

14.俯卧撑式二式
Chaduranga Dandasana 2

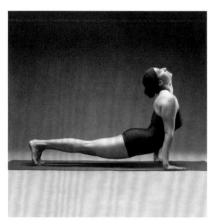

15.上犬式
Urdhva Mukha Svanasana

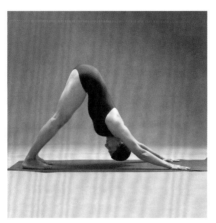

16. 下犬式
Adho Mukha Svanasana

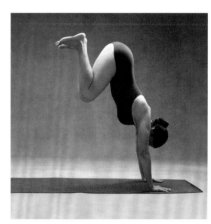

17.前跳式
Jump Forward

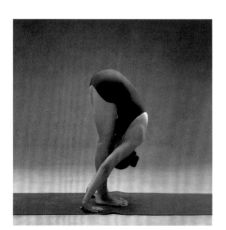

18.加强脊柱前曲伸展式
Uttanasana

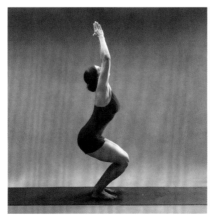

19.幻椅式
Utkatasana

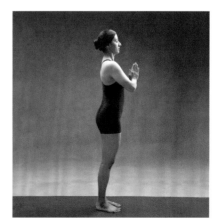

0.祈祷式
Samasthiti

第六章

系列动作前的准备活动

站姿体式（按照顺序酌情增减）

本章内容是专门为第三部分第七章"系列动作指南"的各系列特别设计的热身动作，每个修习者都可以做，可依据自身的健康状况酌情增减。在准备活动中，每个体式保持至少 30 秒钟和 5 个深呼吸。"镇静体式的常规动作"应在完成了选定的某个系列动作之后再进行练习。

修习前，请仔细阅读第七章各特定系列的首页表格，表格中列出了该系列动作的先后顺序，便于修习者进一步了解体式顺序变化的细节。有关详情见 52 页"重要提示"和"系列动作指南"读图导引以及第七章各系列的动作提示。

热 身

- 节奏轻柔地跳 50 次。
- 前后用力摆臂 10 次。
- 前后绕肩 10 次。
- 双臂张开，扭腰，向每侧伸展，各 5 次。
- 轻绕膝部，左右各 5 次。
- 脚跟抬起，前脚掌着地，顺时针、逆时针绕踝，各 5 次。

调 息

- 选用舒适的瑜伽坐姿，放松。平心凝神。
- 胜利调息法 5 分钟。
- 胜利调息法加内屏息（吸气后屏息）5 分钟。
- 阴阳顺逆调息法 10 分钟。

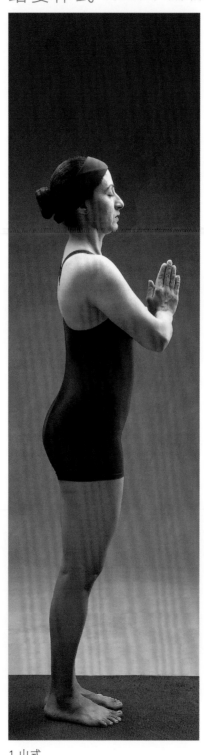

1.山式
Tadasana

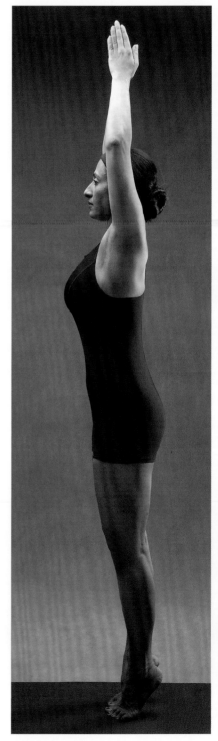

2.上山式
Urdhva Tadasana

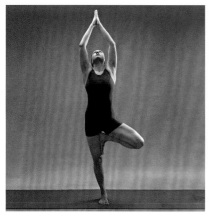

3.树式
Vrikshasana

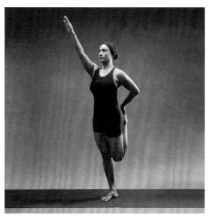

4.单腿平衡式
Santulanasana

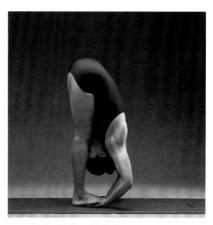

5.手抓脚趾站立前曲式
Padangusthasana

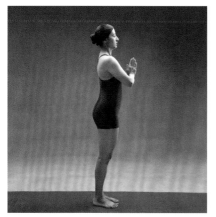

6.日礼(拜日式)
A式与B式交替，每5分钟轮换一次
Surya Namaskara (Sun Salutation)
Alternate between A & B – 5 times each

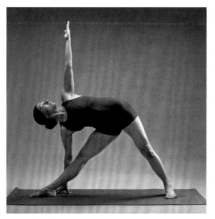

7.三角式
Trikonasana

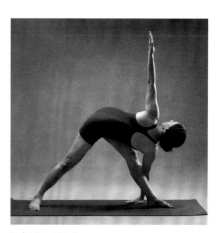

8.扭转三角式
Parivrtta Trikonasana

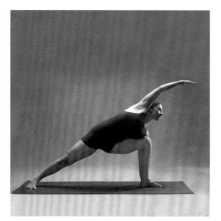

9.侧角伸展式
Parsvakonasana

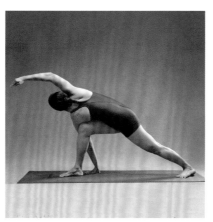

10.三角扭转侧伸展式
Parivrtta Parsvakonasana

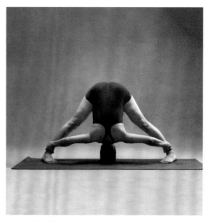

11.双角式
Prasarita Padottanasana

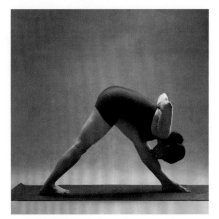

12.加强侧伸展式
Parsvottanasana

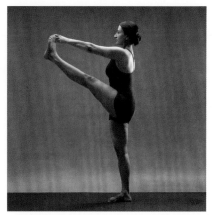

13.单腿站立伸展式
Utthita Hasta Padangustasana

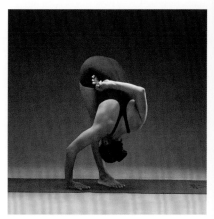

14.半莲花加强前曲伸展式
Ardha Baddha Padmottanasana

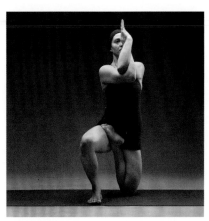

15.马面式
Vatayanasana

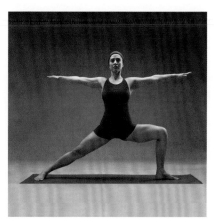

16.武士三式
Veerabhadrasana 3

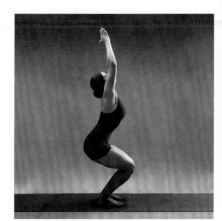

17.幻椅式
Utkatasana

坐姿体式（按照顺序酌情增减）

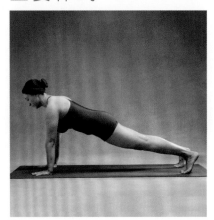

1.俯卧撑式一式
Chaduranga Dandasana 1

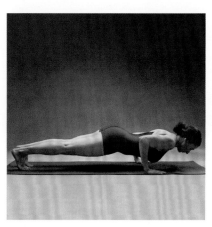

2.俯卧撑式二式
Chaduranga Dandasana 2

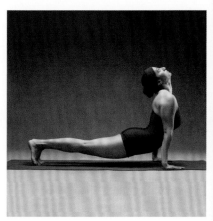

3.上犬式
Urdhva Mukha Svanasana

镇静体式（按照顺序酌情增减）

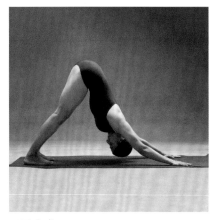

4.下犬式
Adho Mukha Svanasana

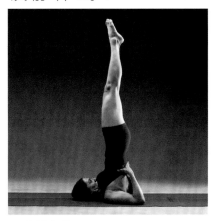

1. 肩倒立式
Sarvangasana

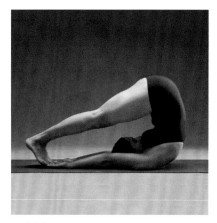

2. 犁式
Halasana

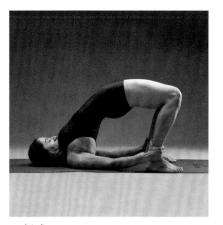

3. 桥式
Setu Bandhasana

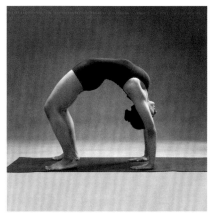

4. 车轮式
Chakrasana

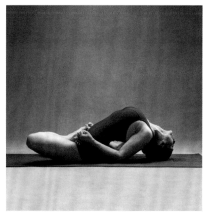

5. 鱼式
Matsyasana

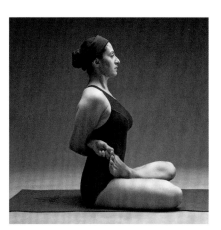

6. 锁莲式
Baddha Padmasana

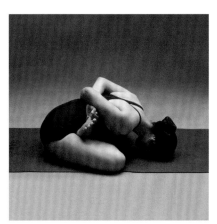

7. 瑜伽身印
Yoga Mudrasana

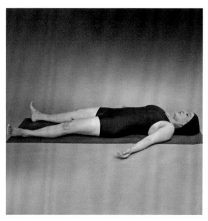

8. 摊尸式（保持5分钟）
Shavasana *5 minutes*

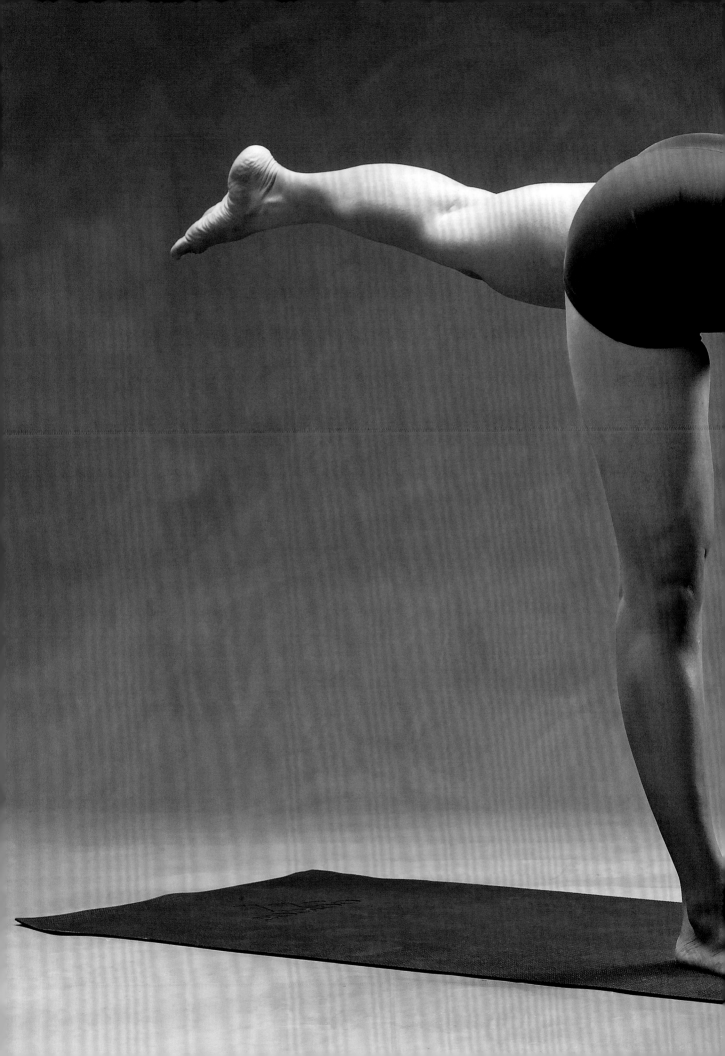

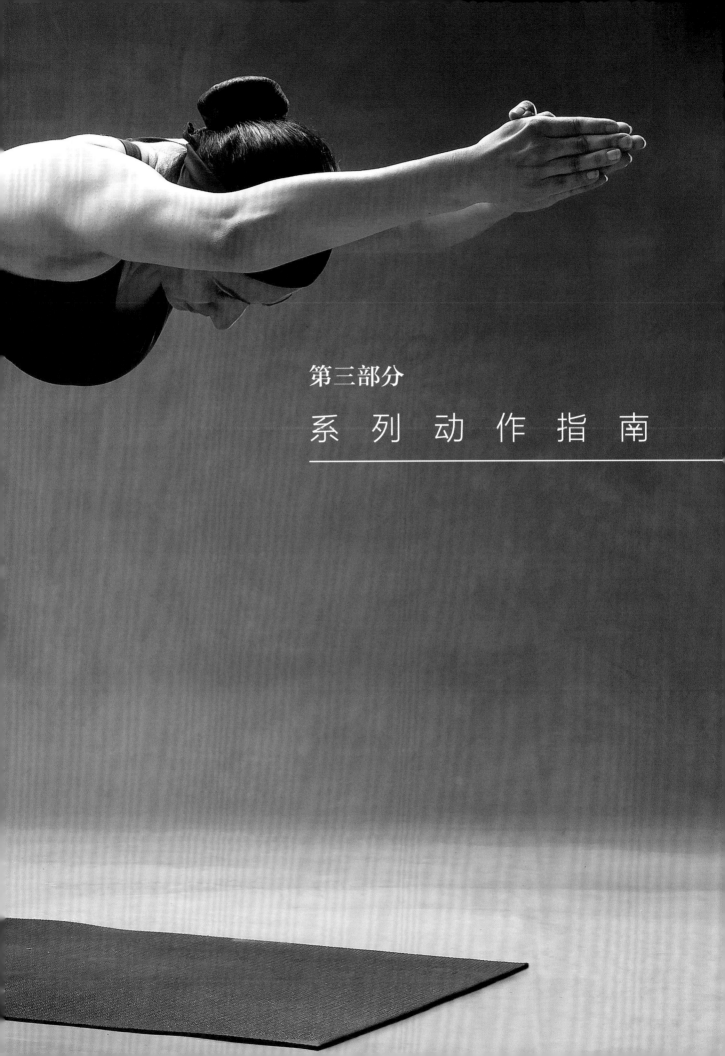

第三部分

系 列 动 作 指 南

第七章

15组系列动作详解

重要提示:

　　本书"系列动作指南"中的体式系列,奠基于笔者自我修习的心得与多年的瑜伽教授经验,是专门为繁忙时代备感工作、生活紧张,有压力的学员设置的。众多学员从这些系列修习中受益。他们的良好反馈激发笔者将其整理归类。修习中,如有任何不适都应密切关注,并向有资质的瑜伽导师、医生和心理医师咨询。

"系列动作指南"读图导引

　　请仔细阅读第七章"系列动作指南"中各特定系列动作的首页表格。此表已列出了该系列的所有体式。请按照表中序号引导进行系列修习,顺序如下:

　　例:"祛瘾除毒系列"(53页表)

　　1. 热身的常规动作(按照表内顺序)

　　2. 调息的常规动作(按照表内顺序)

　　在热身和调息准备活动中,每个体式至少保持30秒钟或至少5个深呼吸。

　　3. 站姿体式的常规动作(按照表内顺序 + 示范图例顺序)

　　· 表内体式 1 ~ 5(53页)。

　　· 表内体式 6 ~ 10(另见54页"站姿体式系列"示范图例 6 ~ 10)。

　　· 表内体式 11 ~ 14(另见48页"系列动作前的准备活动"图例 14 ~ 17)。

　　4. 坐姿体式的常规动作(按照表内顺序 + 示范图例顺序)

　　· 表内体式 15 ~ 18(53页)。

　　· 表内体式 19 ~ 28(另见54、55页"坐姿体式系列"示范图例 19 ~ 28)。

　　5. 镇静体式的常规动作(按照表内顺序 + 示范图例顺序;无提示则按表内)

　　· 表内体式 29(见55页图例29)。

　　· 表内体式 30 ~ 35 及收束动作。

　　"镇静体式的常规动作",应该在完成所有规定动作之后再进行练习。

　　　　　　　　　　　——编者

祛瘾除毒系列

关于"瘾"

　　·起初,瘾是一种自我养成的习惯。看似尽在掌握之中且令人心旷神怡;但随之而来的,若是这一习惯越过雷池,难以约束,就成了瘾。通常,瘾君子完全觉察不出自己染有某种瘾,即便有旁人提醒,也会否认。

　　·瘾可以是行为,甚或带有几分简单的游戏性质。瘾发作时,人体内的化学平衡会暂时改变,尤其是当涉及酒精、烟草和毒品时。

　　·尽管化学反应人各不同,但无论其痴迷对象是工作、健身、网络还是性事、赌博等等,瘾君子们都会表现出相似的心理依赖。

　　·瘾令人感觉内疚、羞耻、无助、绝望、失败、失落、焦虑、屈辱,并进而使其在生活的很多方面——无论居家、工作还是其他社会交往都举步维艰。瘾是身体、心智、环境、情感等多方面因素共同作用的结果。

　　·瑜伽体式修习将打破固化的思维,以润物无声的方式培养身体的清明,以使修习者澄心静虑、祛瘾除毒。

　　·当身体需要排毒以致可能难以平衡时,应避免诸如山式、上山式、树式、单腿平衡式等体式。在这种情况下,甚至一些前曲体式如手抓脚趾站立前曲式和扭转三角式也应避免。

受损各轮

　　大同轮,正道轮和纯真轮。

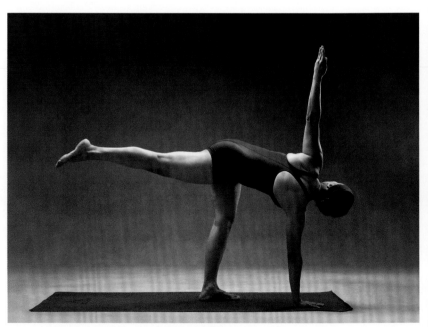

体式欣赏:扭转半月式 Parivrtta Ardhachandrasana

热身的常规动作
• 节奏轻柔地跳 50 次
• 前后用力摆臂 10 次
• 前后绕肩 10 次
• 双臂张开，扭腰，向左右两侧伸展，各 5 次
• 轻绕膝部，左右各 5 次
• 脚跟抬起，前脚掌着地，顺时针、逆时针绕脚踝，各 5 次

调息的常规动作
选用舒适的瑜伽坐姿，放松。平心凝神
• 胜利调息法 5 分钟
• 胜利调息法加内屏息（吸气后屏息）5 分钟
• 阴阳顺逆调息法 10 分钟

站姿体式的常规动作
1. 拜日式：A 式与 B 式交替各 5 次
2. 三角式
3. 扭转三角式
4. 侧角伸展式
5. 三角扭转侧伸展式
6. 半月式
7. 扭转半月式
8. 加强侧伸展式
9. 手抓脚腕轮式
10. 单腿站立伸展式
11. 半莲花加强前曲伸展式
12. 马面式
13. 武士三式
14. 幻椅式

坐姿体式的常规动作
15. 俯卧撑式
16. 上犬式
17. 下犬式
18. 俯卧摊尸式
19. 背部前曲伸展坐式
20. 后仰支架式
21. 巴拉瓦伽式
22. 圣哲玛里琪第一式
23. 圣哲玛里琪第二式
24. 束角式
25. 船式
26. 坐角式
27. 双坐角式
28. 仰面坐角式

镇静体式的常规动作
29. 卧手抓脚趾腿伸展式一式
30. 肩倒立式
31. 犁式
32. 桥式
33. 车轮式
34. 鱼式
35. 摊尸式（保持 5 分钟）
然后以莲花式收束，呼吸 5 次，离开瑜伽垫

站姿体式系列（先完成表中体式1～5，再接续下列体式6～10）

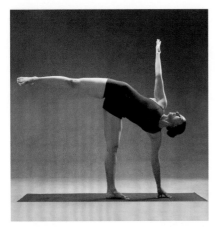

6. 半月式
Ardha Chandrasana

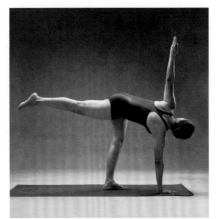

7. 扭转半月式
Parivrtta Ardhachandrasana
Featured asana

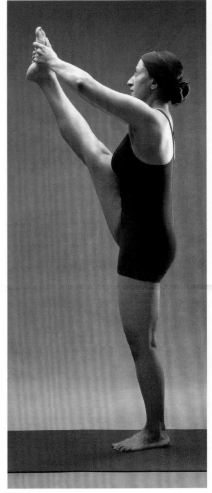

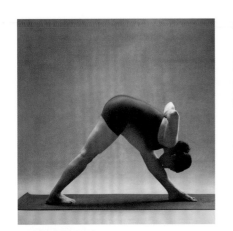

8. 加强侧伸展式
Parsvottanasana

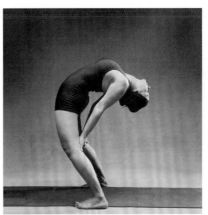

9. 手抓脚腕轮式
Tirieng Mukhottanasana

10. 单腿站立伸展式
Utthita Hasta Padangustasana

坐姿体式系列 （完成站姿体式10后，接续表中站姿和坐姿体式11~18，再接续下列体式19~28）

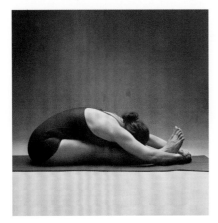

19. 背部前曲伸展坐式
Paschimottanasana

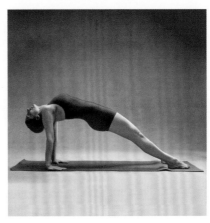

20. 后仰支架式
Purvottanasana

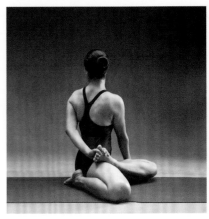

21. 巴拉瓦伽式
Bhardwajasana

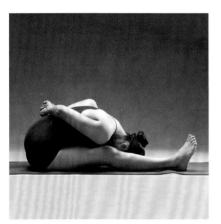

22. 圣哲玛里琪第一式
Marichyasana 1

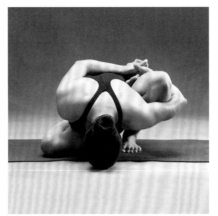

23. 圣哲玛里琪第二式
Marichyasana 2

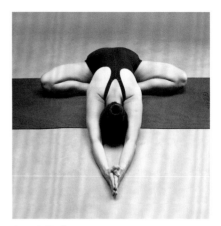

24. 束角式
Baddha Konasana

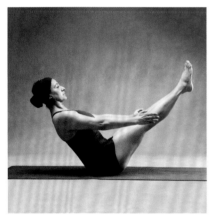

25. 船式
Navasana

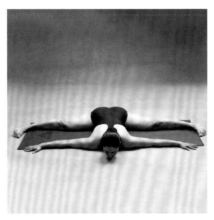

26. 坐角式
Upavishtakonasana

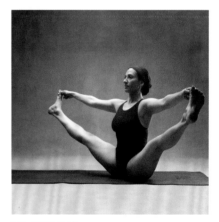

27. 双坐角式
Ubhaya Upavishtakonasana

镇静体式系列（先完成下列体式29，再接续表中体式30~35及收束体式）

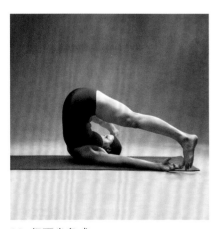

28. 仰面坐角式
Urdhva Mukha Upavishtakonasana

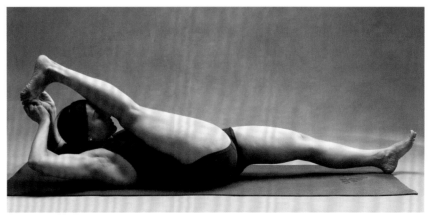

29. 卧手抓脚趾腿伸展式一式
Supta Padangusthasana 1

平息身心不安系列

热身的常规动作
• 节奏轻柔地跳 50 次
• 前后用力摆臂 10 次
• 前后绕肩 10 次
• 双臂张开，扭腰，向左右两侧伸展，各 5 次
• 轻绕膝部，左右各 5 次
• 脚跟抬起，前脚掌着地，顺时针、逆时针绕脚踝，各 5 次

调息的常规动作
选用舒适的瑜伽坐姿，放松。平心凝神
• 胜利调息法 5 分钟
• 胜利调息法加内屏息（吸气后屏息）5 分钟
• 阴阳顺逆调息法 10 分钟

站姿体式的常规动作
1. 山式
2. 上山式
3. 树式
4. 单腿平衡式
5. 手抓脚趾站立前曲式
6. 拜日式：A 式与 B 式交替各 5 次
7. 三角式
8. 扭转三角式
9. 加强侧伸展式
10. 武士六式
11. 单腿站立伸展式
12. 半莲花加强前曲伸展式
13. 马面式
14. 舞王式
15. 武士三式
16. 幻椅式

坐姿体式的常规动作
1. 俯卧撑式
2. 上犬式
3. 下犬式
4. 俯卧摊尸式
5. 霹雳坐式
6. 榻式
7. 骆驼式
8. 巴拉瓦伽式
9. 单腿头碰膝前曲伸展式
10. 头碰膝扭转前曲伸展坐式
11. 束角式
12. 船式
13. 双坐角式
14. 后仰支架式

镇静的常规动作
1. 肩倒立式
2. 犁式
3. 桥式
4. 轮式
5. 鱼式
6. 摊尸式（保持 5 分钟）
然后以莲花式收束，呼吸 5 次，离开瑜伽垫

要 点

确保所有体式及调息技巧皆为瑜伽导师所授。有些修习必须经医生同意方可修习。在开始系列修习之前，修习者务必以拜日式A和拜日式B（见第二部分·第五章）及相关体式热身和全面休息（见第二部分·第三、第四章；第三部分·第九章），并将风箱式调息法加入调息系列。

然而，如果当你在抑制愤怒的情绪时，请规避诸如侧角伸展式、三角扭转侧伸展式及双角式等需要伸展或反转到极致的体式。

理解"不安"

• 身心不安可能是抑郁的表现。

• 症状通常为焦躁和易怒。这或许因为飞速运转的思绪、滔滔不绝的谈话、争吵、反应过激等造成了内心的高度紧张。

• 某种习惯经反复强化会形成心理定式，故而，终日惶惶不安会让人心神焦躁。

• 在外人眼中，心神不安的人看上去显得惶恐不安、怒气冲冲、焦躁而执拗。

• 躁郁症常见于中老年人。他们动辄暴跳如雷，令自己疲惫、哀伤、无望，继而影响生活质量。

• 躁郁症缘于过多的倦怠与躁动。

• 瑜伽体式与调息技巧有助于摆脱躁郁的情绪。

• 然而，焦虑不安的修习者难于呼气充分。本系列的所有体式都旨在挑战自我身体；另一方面，严苛的体式修习有利于消耗身体部分能量、转移修习者的注意力。

• 持之以恒的修习必定会带来情绪的稳定和技巧的提升，但这一进程须加以监护。

• 对于极度焦躁者，则建议其去看医生。

受损各轮

在不安状态下，几乎七轮都会受到干扰。

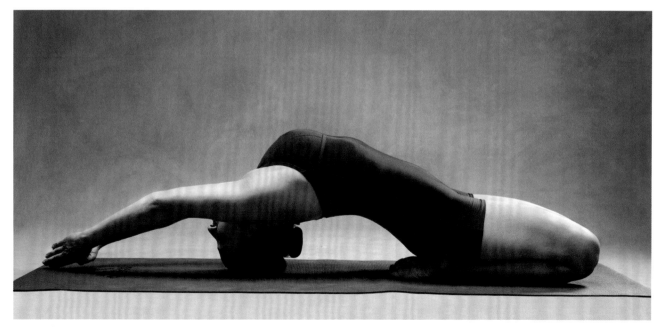

体式欣赏：榻式 Paryankasana

站姿体式系列（先完成表中体式 1 ~ 9，再接续下列体式 10 ~ 16）

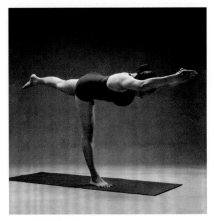

10. 武士六式
Veerabhadrasana 6

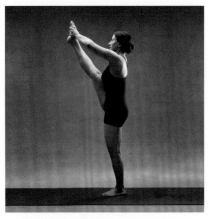

11. 单腿站立伸展式
Utthita Hasta Padangustasana

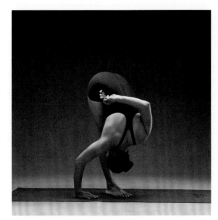

12. 半莲花加强前曲伸展式
Ardha Baddha Padmottanasana

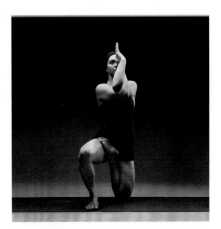

13. 马面式
Vatayanasana

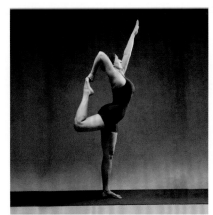

14. 舞王式
Natarajasana

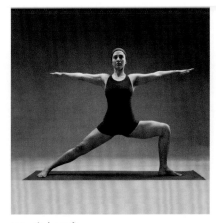

15. 武士三式
Veerabhadrasana 3

坐姿体式系列（先完成表中体式 1~4，再接续下列体式 5~14）

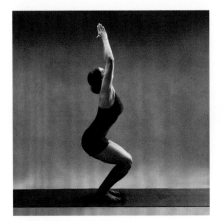

16. 幻椅式
Utkatasana

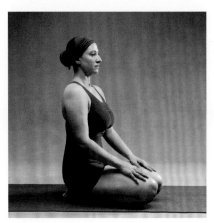

5. 霹雳坐式
Vajrasana

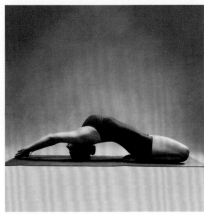

6. 榻式
Paryankasana
Featured asana

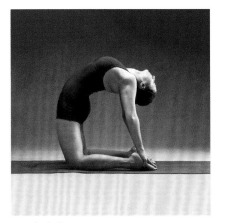

7. 骆驼式
Ustrasana

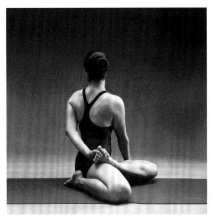

8. 巴拉瓦伽式
Bhardwajasana

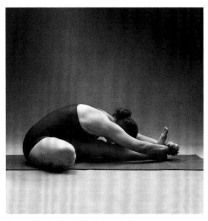

9. 单腿头碰膝前曲伸展式
Janu Shirsasana

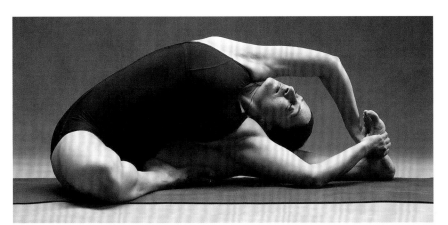

10. 头碰膝扭转前曲伸展坐式
Parivrtta Janu Sirsasana

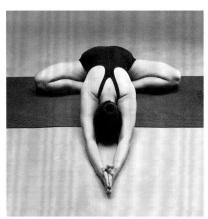

11. 束角式
Baddha Konasana

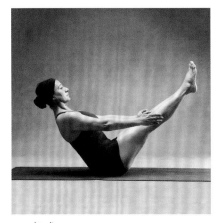

12. 船式
Navasana

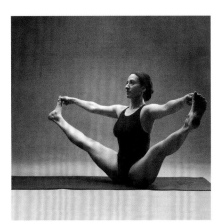

13. 双坐角式
Ubhaya Upavishtakonasana

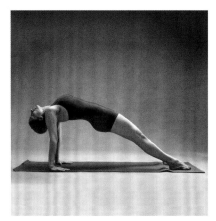

14. 后仰支架式
Purvottanasana

疏 导 愤 怒 系 列

热身的常规动作
• 节奏轻柔地跳 50 次
• 前后用力摆臂 10 次
• 前后绕肩 10 次
• 双臂张开，扭腰，向左右两侧伸展，各 5 次
• 轻绕膝部，左右各 5 次
• 脚跟抬起，前脚掌着地，顺时针、逆时针绕脚踝，各 5 次

调息的常规动作
选用舒适的瑜伽坐姿，放松。平心凝神
• 胜利调息法 5 分钟
• 胜利调息法加内屏息（吸气后屏息）5 分钟
• 阴阳顺逆调息法 10 分钟

站姿体式的常规动作
1. 山式
2. 上山式
3. 树式
4. 单腿平衡式
5. 拜日式：A 式与 B 式交替各 5 次
6. 三角式
7. 扭转三角式
8. 侧角伸展式
9. 三角扭转侧伸展式
10. 半月式
11. 加强侧伸展式
12. 单腿站立伸展式
13. 马面式
14. 武士三式
15. 幻椅式
16. 武士六式
17. 舞王式

坐姿体式系列
1. 俯卧撑式
2. 上犬式
3. 下犬式
4. 俯卧摊尸式
5. 弓式：背部放松。俯卧、屈膝，双足上下移动
6. 骆驼式
7. 英雄式
8. 卧英雄式
9. 束角式
10. 龟式
11. 王公式
12. 休闲王公式

镇静的常规动作
1. 肩倒立式
2. 犁式
3. 桥式
4. 轮式
5. 鱼式
6. 摊尸式（保持 5 分钟）
然后以莲花式收束，呼吸 5 次，离开瑜伽垫

要 点

确保所有体式及调息技巧皆为瑜伽导师所授。有些修习必须经医生同意方可修习。在开始系列修习之前，修习者务必以拜日式 A 和拜日式 B（见第二部分·第五章）及相关体式热身和全面休息（见第二部分·第三、第四章；第三部分·第九章），并将蜂式调息和悬息加入调息修习系列中。

不过，如果你是在抑制愤怒情绪时，请将下列头部直接指向地面的站姿体式从修习系列中剔除，它们是：三角式、双角式、半莲花手抓脚趾站立前曲式。

理解"愤怒"

• 一般说来，愤怒是对不悦的反应。

• 愤怒是境遇性的并可随时随地发作的消极情绪。

• 愤怒时会使人的心智失控。

• 不快的情绪可释放压力激素，令血液中肾上腺素增多，引发心中的怒火。

• 愤怒会导致各轮完全失控，扰乱整个身体机制。

• 经常发怒的人会因为肾上腺素耗竭而容易染上高血压、偏头痛、消化不良等慢性病。

• 本系列中的瑜伽体式旨在令人平心静气。

• 尽管经常发怒者可寻求药物治疗，但疗效持久并可令其逐渐摆脱致怒情境的方法始为上策。

受损各轮

正道轮和宽恕轮。

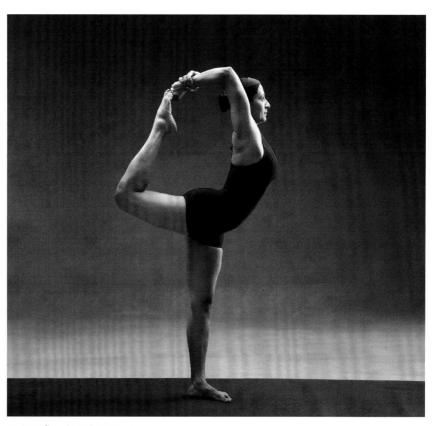

体式欣赏：舞王式 Natarajasana

站姿体式系列 （先完成表中体式 1 ~ 9，再接续下列体式 10 ~ 17）

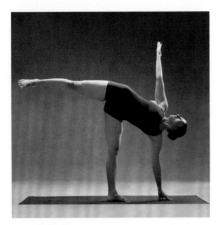

10. 半月式
Ardha Chandrasana

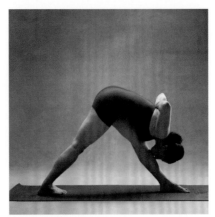

11.加强侧伸展式
Parsvottanasana

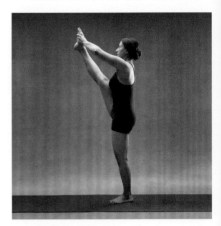

12. 单腿站立伸展式
Utthita Hasta Padangustasana

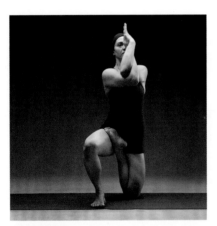

13.马面式
Vatayanasana

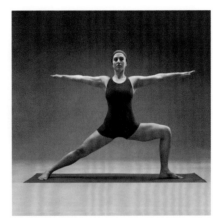

14.武士三式
Veerabhadrasana 3

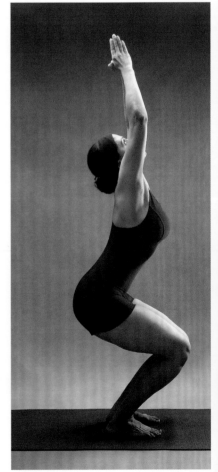

15. 幻椅式
Utkatasana

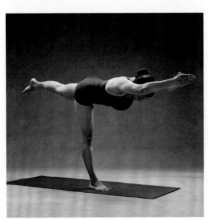

16. 武士六式
Veerabhadrasana 6

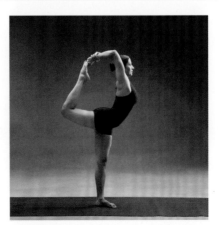

17. 舞王式
Natarajasana
Featured asana

坐姿体式系列 （先完成表中体式1～4，再接续下列体式5～12）

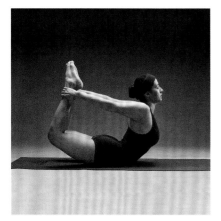

5. 弓式：背部放松。俯卧、屈膝，双足上下移动
Dhanurasana *Follow with relaxing the back. Lie with chest down and move feet up and down with bent knees*

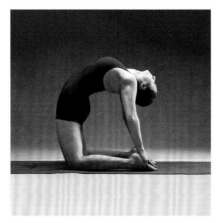

6. 骆驼式
Ustrasana

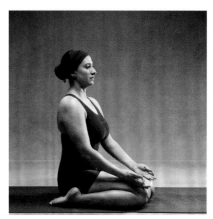

7. 英雄式
Virasana

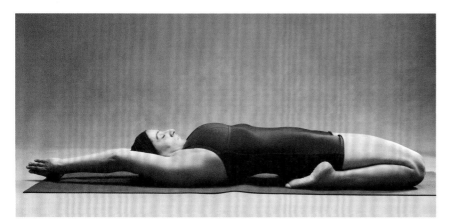

8. 卧英雄式
Supta Virasana

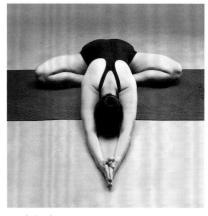

9. 束角式
Baddha Konasana

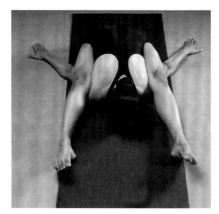

10. 龟式
Kurmasana

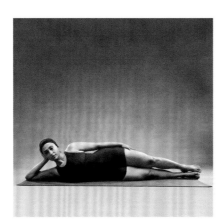

11. 王公式
Shayanasana

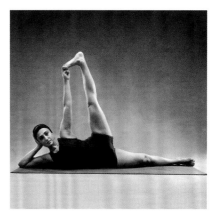

12. 休闲王公式
Ananta Shayanasana

克服因压力产生的焦虑系列

热身的常规动作
• 节奏轻柔地跳 50 次
• 前后用力摆臂 10 次
• 前后绕肩 10 次
• 双臂张开，扭腰，向左右两侧伸展，各 5 次
• 轻绕膝部，左右各 5 次
• 脚跟抬起，前脚掌着地，顺时针、逆时针绕脚踝，各 5 次

调息的常规动作
选用舒适的瑜伽坐姿，放松。平心凝神
• 胜利调息法 5 分钟
• 胜利调息法加内屏息（吸气后屏息）5 分钟
• 阴阳顺逆调息法 10 分钟

站姿体式的常规动作
1. 山式
2. 上山式
3. 树式
4. 单腿平衡式
5. 手抓脚趾站立前曲式
6. 拜日式：A 式与 B 式交替，各 5 次
7. 三角式
8. 手抓脚腕轮式
9. 双角式
10. 扭转双角式
11. 半月式
12. 单腿站立伸展式
13. 半莲花加强前曲伸展式
14. 马面式
15. 武士三式
16. 幻椅式

坐姿体式的常规动作
1. 俯卧撑式
2. 上犬式
3. 下犬式
4. 俯卧摊尸式
5. 蝗虫式 .
6. 弓式：背部放松。俯卧、屈膝，双足上下移动
7. 霹雳坐式
8. 骆驼式
9. 英雄式
10. 半莲花加强背部前曲伸展坐式
11. 束角式
12. 龟式
13. 王公式
14. 休闲王公式

镇静的常规动作
1. 肩倒立式
2. 犁式
3. 桥式
4. 车轮式
5. 鱼式
6. 摊尸式（保持 5 分钟）
然后以莲花式收束，呼吸 5 次，离开瑜伽垫

要 点

确保所有体式及调息技巧皆为瑜伽导师所授。有些修习必须经医生同意方可修习。在开始系列修习之前，修习者务必以拜日式 A 和拜日式 B（见第二部分·第五章）及相关体式热身和全面休息（见第二部分·第三、第四章；第三部分·第九章），并将蜂式调息和悬息加入调息修习系列中。

然而，如果你是有焦虑情绪，请将扭转三角式、侧角伸展式、三角扭转侧伸展式及加强侧伸展式从站姿体式修习系列中剔除，因为本系列须确保将能量向前引导而非相反。

理解"焦虑"

• 现代日常生活方式足以引发焦虑。一个悠闲的假期对焦虑疗效颇佳。

• 有些情感或心理症状会导致焦虑。

• 这些情感症状包括动辄易怒、精神恍惚、紧张兮兮、坐卧不安及杞人忧天。

• 一些身体症状也会引发焦虑，如没精打采、萎靡不振、肌肉紧张、胃部不适、昏昏欲睡、尿频腹泻、盗汗等。

如果你注意到了这些症状，请检查看是否罹患甲状腺失调、低血糖及哮喘。

受损各轮

正道轮和仁爱轮。

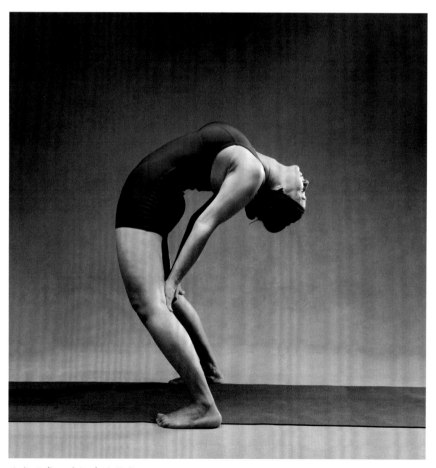

体式欣赏：手抓脚腕轮式 Tirieng Mukhottanasana

站姿体式系列 （先完成表中体式 1 ~ 7，再接续下列体式 8 ~ 16）

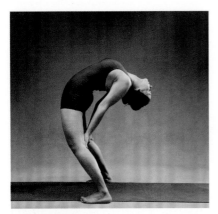

8. 手抓脚腕轮式
Tirieng Mukhottanasana
Featured asana

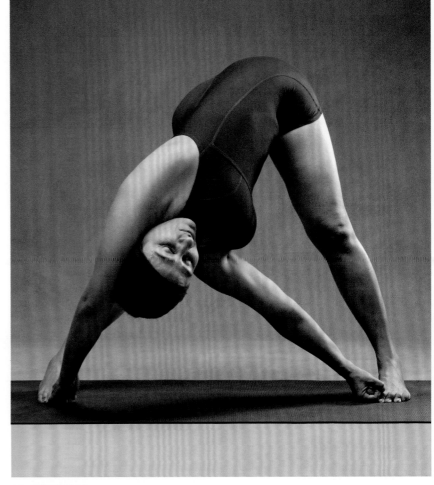

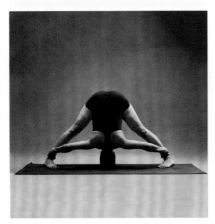

9. 双角式
Prasarita Padottanasana

10. 扭转双角式
Parivrtta Prasarita Padottanasana

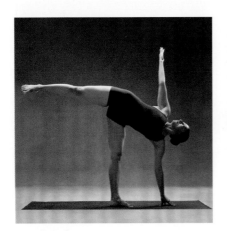

11. 半月式
Ardha Chandrasana

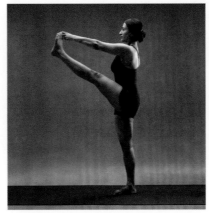

12. 单腿站立伸展式
Utthita Hasta Padangustasana

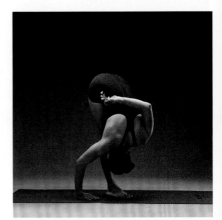

13. 半莲花加强前曲伸展式
Ardha Baddha Padmottanasana

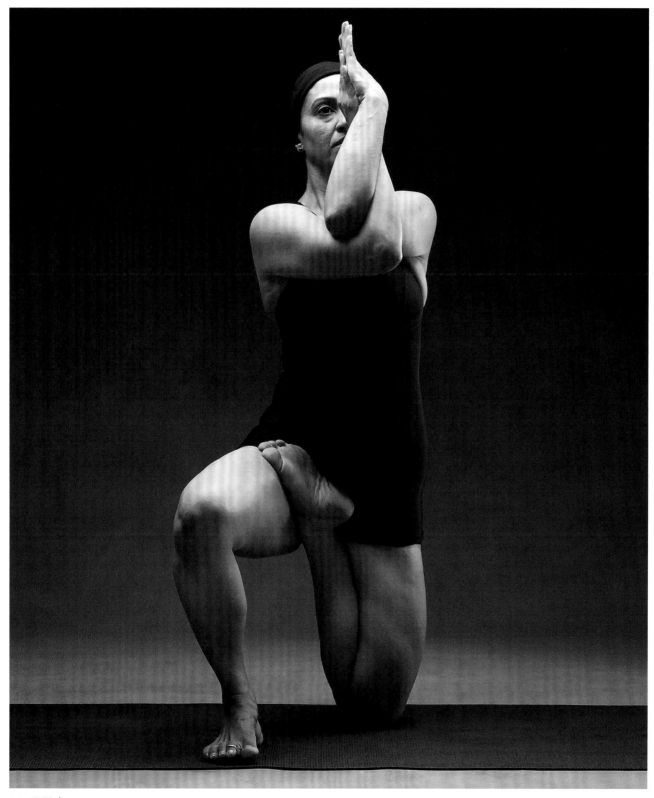

14. 马面式
Vatayanasana

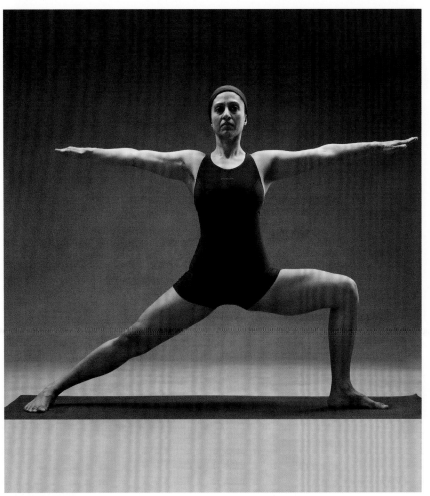

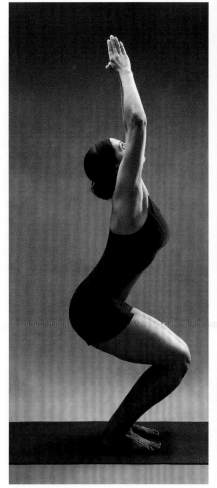

15. 武士三式
Veerabhadrasana 3

16. 幻椅式
Utkatasana

坐姿体式系列（先完成表中体式 1~4，再接续下列体式 5~14)

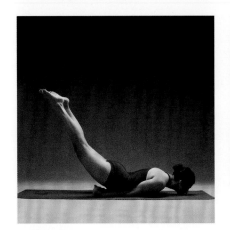

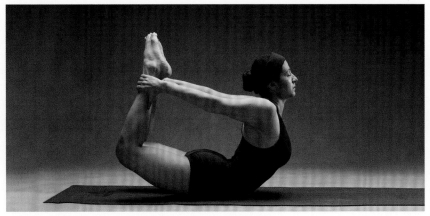

5. 蝗虫式
Shalabhasana

6. 弓式：背部放松。俯卧、屈膝，双足上下移动
Dhanurasana
Follow with relaxing the back. Lie with chest down and move feet up and down with bent knees

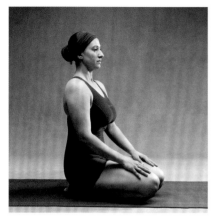

7. 霹雳坐式
Vajrasana

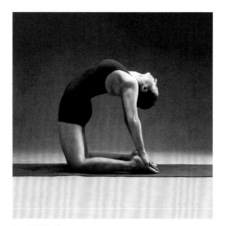

8. 骆驼式
Ustrasana

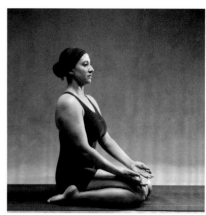

9. 英雄式
Virasana

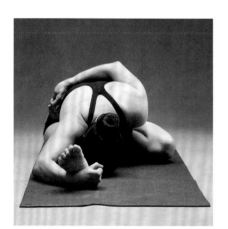

10. 半莲花加强背部前曲伸展坐式
Ardha Baddha Padma Paschimottanasana

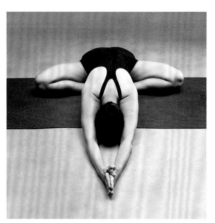

11. 束角式
Baddha Konasana

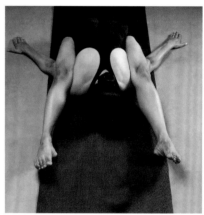

12. 龟式
Kurmasana

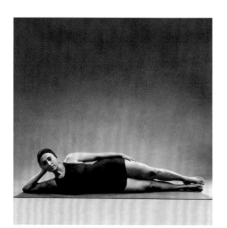

13. 王公式
Shayanasana

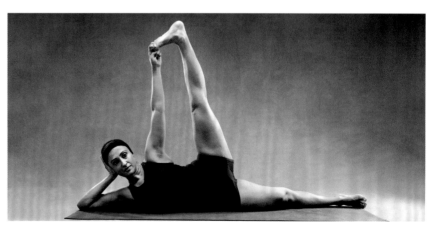

14. 休闲王公式
Ananta Shayanasana

聚 精 会 神 系 列

热身的常规动作
• 节奏轻柔地跳 50 次
• 前后用力摆臂 10 次
• 前后绕肩 10 次
• 双臂张开，扭腰，向左右两侧伸展，各 5 次
• 轻绕膝部，左右各 5 次
• 脚跟抬起，前脚掌着地，顺时针、逆时针绕脚踝，各 5 次

调息的常规动作
选用舒适的瑜伽坐姿，放松。平心凝神
• 胜利调息法 5 分钟
• 胜利调息法加内屏息（吸气后屏息）5 分钟
• 修习右鼻呼吸法 10 分钟
• 悬息 300 下，悬息间隙休息要充分

站姿体式的常规动作
1. 山式
2. 上山式
3. 树式
4. 单腿平衡式
5. 手抓脚趾站立前曲式
6. 拜日式：A 式与 B 式交替，各 5 次
7. 三角式
8. 扭转三角式
9. 侧角伸展式
10. 三角扭转侧伸展式
11. 半月式
12. 扭转半月式
13. 加强侧伸展式
14. 双角式
15. 单腿站立伸展式
16. 半莲花加强前曲伸展式
17. 马面式
18. 武士六式
19. 幻椅式
20. 侧板式

坐姿体式的常规动作
1. 俯卧撑式
2. 上犬式
3. 下犬式
4. 俯卧摊尸式
5. 弓式：背部放松。俯卧、屈膝，双足上下移动
6. 蛙式
7. 骆驼式
8. 霹雳坐式
9. 头倒立式
10. 圣哲玛里琪第一式
11. 圣哲玛里琪第二式
12. 束角式
13. 牛面式
14. 船式
15. 后仰支架式

镇静的常规动作
1. 肩倒立式
2. 犁式
3. 桥式
4. 轮式
5. 鱼式
6. 摊尸式（保持 5 分钟）
然后以莲花式收束，呼吸 5 次，离开瑜伽垫

要 点

确保所有体式及调息技巧皆为瑜伽导师所授。有些修习必须经医生同意方可修习。在开始系列修习之前，修习者务必以拜日式 A 和拜日式 B（见第二部分·第五章）及相关体式热身和全面休息（见第二部分·第三、第四章；第三部分·第九章）。

为增强专注力，应修习那些可以加大颈部能量流的体式。此外，不再强化武士三式，而去做更考验身体能力的武士六式亦不失为良策。若以右鼻调息法代替阴阳顺逆调息法也大有裨益。短暂休息后，则可继之以悬息。在整个系列修习结束后，还可在修习摊尸式的 5 分钟里进行蜂式调息练习。

理解"精神恍惚"

• 压力、睡眠不足、营养不良、缺乏锻炼、抑郁都会造成精神恍惚、注意力不集中。

• 病理原因：如甲状腺失衡、垂体紊乱、低血糖以及其他一些激素波动症状也可导致精神恍惚。

• 研究表明：蛋白质和铁不足会引发精神恍惚。

• 情境性抑郁可造成精神恍惚。

受损各轮

大同轮与自觉轮。

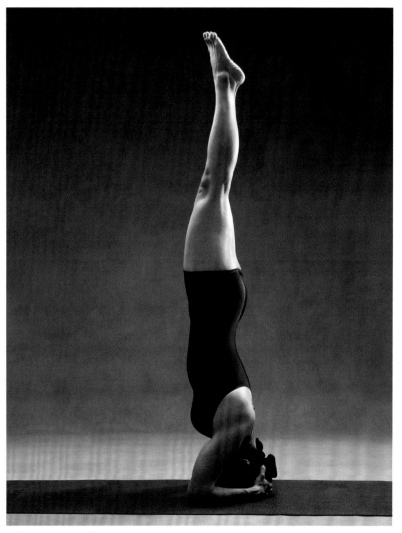

体式欣赏：头倒立式 Shirsasana

站姿体式系列（先完成表中体式1~10，接下列体式11~13；在完成表中体式14~17后，接下列体式18~20）

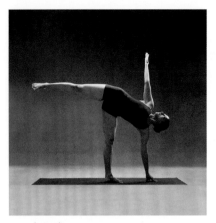

11. 半月式
Ardha Chandrasana

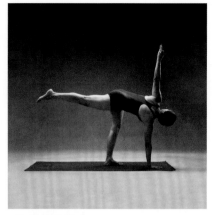

12. 扭转半月式
Parivrtta Ardhachandrasana

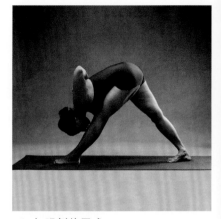

13. 加强侧伸展式
Parsvottanasana

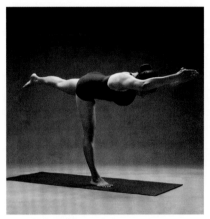

18. 武士六式
Veerabhadrasana 6

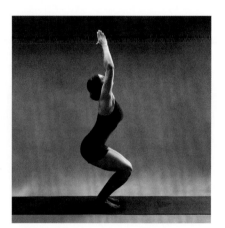

19. 幻椅式
Utkatasana

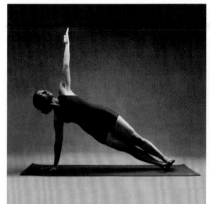

20. 侧板式
Vasisthasana

坐姿体式系列（先完成表中体式1~4，再接续下列体式5~15）

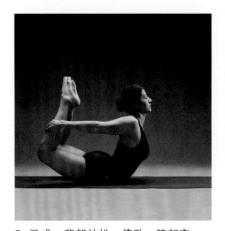

5. 弓式：背部放松。俯卧，膝部弯曲，上下移动双脚
Dhanurasana
Follow with relaxing the back. Lie with chest down and move feet up and down with bent knees

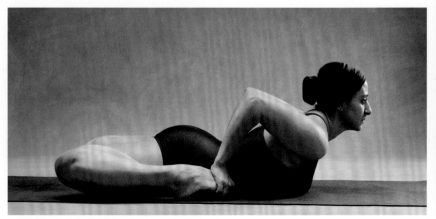

6. 蛙式
Bhekasana

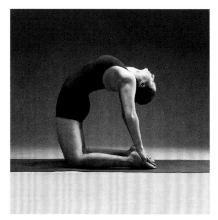

7. 骆驼式
Ustrasana

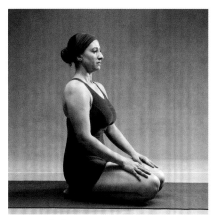

8. 霹雳坐式
Vajrasana

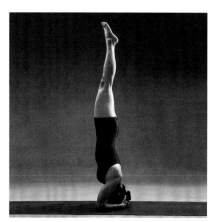

9. 头倒立式
Shirsasana
Featured asana

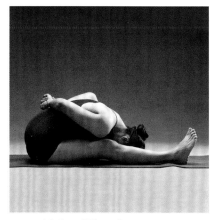

10. 圣哲玛里琪第一式
Marichyasana 1

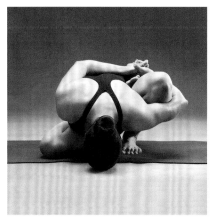

11. 圣哲玛里琪第二式
Marichyasana 2

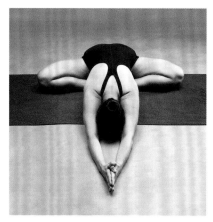

12. 束角式
Baddha Konasana

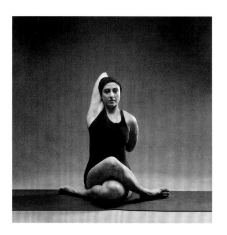

13. 牛面式
Gomukhasana

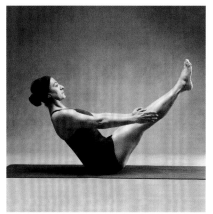

14. 船式
Navasana

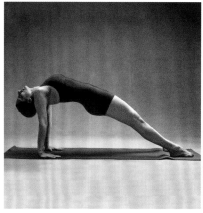

15. 后仰支架式
Purvottanasana

克 制 抑 郁 系 列

热身的常规动作
• 节奏轻柔地跳 50 次
• 前后用力摆臂 10 次
• 前后绕肩 10 次
• 双臂张开，扭腰，向左右两侧伸展，各 5 次
• 轻绕膝部，左右各 5 次
• 脚跟抬起，前脚掌着地，顺时针、逆时针绕脚踝，各 5 次

调息的常规动作
选用舒适的瑜伽坐姿，放松。平心凝神
• 胜利调息法 5 分钟
• 胜利调息法加内屏息（吸气后屏息）5 分钟
• 阴阳顺逆调息法 10 分钟
• 右鼻调息法（只以右鼻孔吸气和呼气）5 分钟或奥姆卡拉（唵颂）21 次

站姿体式的常规动作
1. 山式
2. 上山式
3. 树式
4. 单腿平衡式
5. 手抓脚趾站立前曲式
6. 拜日式：A 式与 B 式交替，各 5 次
7. 三角式
8. 扭转三角式
9. 侧角伸展式
10. 三角扭转侧伸展式
11. 加强侧伸展式
12. 双角式
13. 武士三式
14. 幻椅式
15. 车轮式
16. 单腿下犬式
17. 单腿鸽式

坐姿体式的常规动作
1. 俯卧撑式
2. 上犬式
3. 下犬式
4. 俯卧摊尸式
5. 弓式
6. 蝗虫式：背部放松。俯卧、屈膝，双足上下移动
7. 骆驼式
8. 霹雳坐式
9. 卧英雄式
10. 圣哲玛里琪第一式
11. 圣哲玛里琪第二式
12. 半脊柱扭转式
13. 船式
14. 后仰支架式
15. 狮子式：呈狮子式，深吸一口气，然后呼出，并如狮子般大吼，口张开，舌伸出口外。

镇静的常规动作
1. 肩倒立式
2. 犁式
3. 桥式
4. 车轮式
5. 鱼式
6. 摊尸式（保持 5 分钟）
然后以莲花式收束，呼吸 5 次，离开瑜伽垫

要 点

　　确保所有体式及调息技巧皆为瑜伽导师所授。有些修习必须经医生同意方可修习。在开始系列修习之前，修习者务必以拜日式 A 和拜日式 B 热身和全面休息（见第二部分·第五章）及相关体式（见第二部分·第三、第四章；第三部分·第九章），并将蜂式调息和悬息加入调息修习系列中。

　　为消除抑郁，应修习专注脊柱运动的体式。轮式、单腿卜犬式和单腿鸽式等体式都可最大限度地伸展脊柱。可用这三种体式取代单腿站立伸展式、单莲花单腿前曲加强背部伸展式和马面式（见第三部分·第九章）。若将右鼻调息法和21记奥姆卡拉（唵颂）纳入常规调息法中将颇有裨益。

理解"抑郁"

- 抑郁是焦虑，情绪的持续低落和愉悦感的丧失。
- 症状、悲伤、无力做出理性的决定。
- 心绪烦乱、焦躁、孤独是抑郁的特征。
- 心情抑郁者往往萎靡不振、百无聊赖。
- 躁郁症常见于中老年人。
- 抑郁症发作时使人疲惫、哀伤、无望，并给生活带来负面影响。
- 极度抑郁时须就医。
- 持之以恒的瑜伽修习必定会带来情绪的稳定和技艺的提升，但这一进程须加以监护。

受损各轮

　　正道轮、仁爱轮和大同轮。

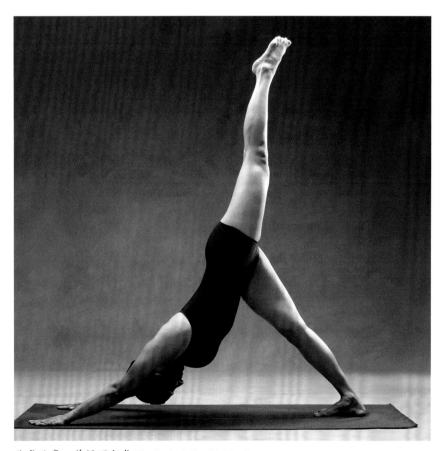

体式欣赏：单腿下犬式 Eka Pada Adho Mukha Svanasana

站姿体式系列（先完成表中体式1～12，再接续下列体式13～17）

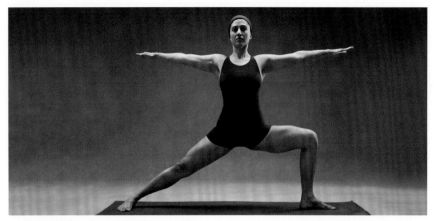

13. 武士三式
Veerabhadrasana 3

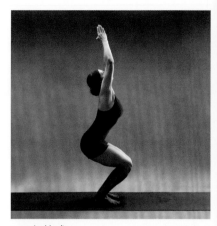

14. 幻椅式
Utkatasana

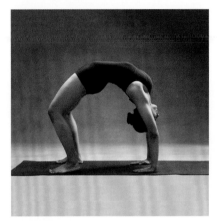

15. 车轮式
Chakrasana

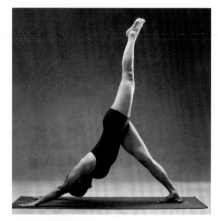

16. 单腿下犬式
Eka Pada Adho Mukha Svanasana
Featured asana

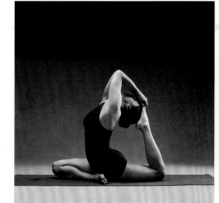

17. 单腿鸽式
Eka Pada Kapotasana

坐姿体式系列（先完成表中体式1~4，再接续下列体式5~15）

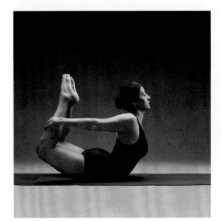

5. 弓式
Dhanurasana

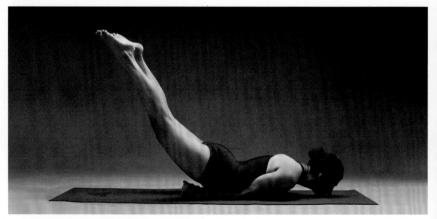

6. 蝗虫式：背部放松。俯卧、屈膝，双足上下移动
Shalabhasana
Follow with relaxing the back. Lie with chest down and move feet up and down with bent knees.

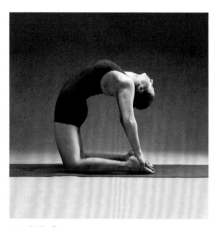

7. 骆驼式
Ustrasana

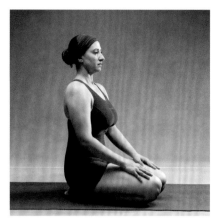

8. 霹雳坐式
Vajrasana

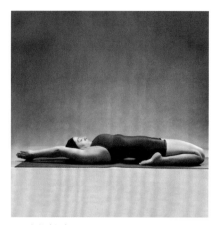

9. 卧英雄式
Supta Virasana

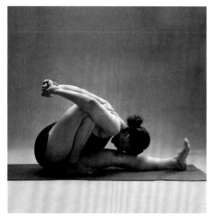

10. 圣哲玛里琪第一式
Marichyasana 1

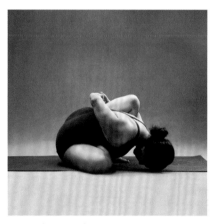

11. 圣哲玛里琪第二式
Marichyasana 2

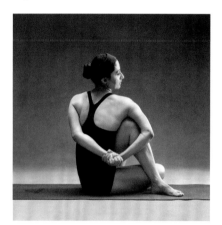

12. 半脊柱扭转式
Matsyendrasana

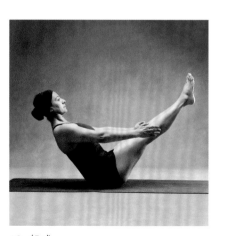

13. 船式
Navasana

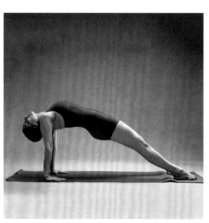

14. 后仰支架式
Purvottanasana

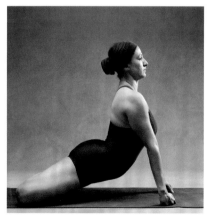

15. 狮子式：深吸一口气然后呼出，如狮子般大吼，口张开，舌伸出口外
Simhasana
Get into position and inhale deep and breathe out with a roar like that of a lion, keeping mouth open and tongue out.

促进消化吸收系列

热身的常规动作
• 节奏轻柔地跳 50 次
• 前后用力摆臂 10 次
• 前后绕肩 10 次
• 双臂张开，扭腰，向左右两侧伸展，各 5 次
• 轻绕膝部，左右各 5 次
• 脚跟抬起，前脚掌着地，顺时针、逆时针绕脚踝，各 5 次

调息的常规动作
选用舒适的瑜伽坐姿，放松。平心凝神
• 胜利调息法 5 分钟
• 胜利调息法加内屏息（吸气后屏息）5 分钟
• 阴阳顺逆调息法 10 分钟

站姿体式的常规动作
1. 山式
2. 上山式
3. 树式
4. 单腿平衡式
5. 手抓脚趾站立前曲式
6. 拜日式：A 式与 B 式交替，各 5 次
7. 三角式
8. 扭转三角式
9. 侧角伸展式
10. 三角扭转侧伸展式
11. 加强侧伸展式
12. 双角式
13. 单腿站立伸展式
14. 半莲花加强前曲伸展式
15. 马面式
16. 武士三式
17. 幻椅式

坐姿体式的常规动作
1. 俯卧撑式
2. 上犬式
3. 下犬式
4. 俯卧摊尸式
5. 蝗虫式
6. 双足鸽式
7. 霹雳坐式
8. 榻式
9. 英雄式
10. 卧英雄式
11. 骆驼式
12. 束角式
13. 牛面式

镇静的常规动作
1. 肩倒立式
2. 犁式
3. 桥式
4. 车轮式
5. 鱼式
6. 摊尸式（保持 5 分钟）
然后以莲花式收束，呼吸 5 次，离开瑜伽垫

要　点

　　确保所有体式及调息技巧皆为瑜伽导师所授。有些修习必须经医生同意方可修习。在开始系列修习之前，修习者务必以拜日式 A 和拜日式 B（见第二部分·第五章）及相关体式热身和全面休息（见第二部分·第三、第四章；第三部分·第九章）。

　　若在修习胜利调息法（见第二部分·第四章）的 5 分钟内，加入全少 2 分钟的霹雳坐式，将大有裨益。

消化不良的原因及症状

　　·各式各样的压力——生理的、情感的、心理的——都可能引发消化不良。

　　·感染、外伤、手术及环境的因素都可能导致消化不良。

　　·消化不良症状的主要体现为腹部不适，如：胃肠胀气、腹胀、胃灼热、腹泻、便秘、食物过敏、恶心、呕吐，等等。

受损各轮

　　纯真轮和真知轮。

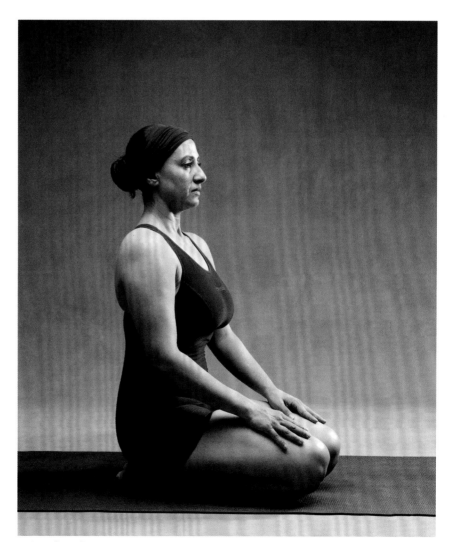

体式欣赏：霹雳坐式 Vajrasana

站姿体式系列（全部按顺序完成表中体式）
坐姿体式系列（先完成表中体式1~4，再接续下列体式5~13）

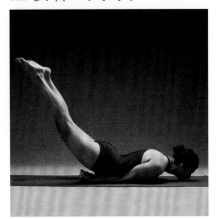

5. 蝗虫式
Shalabhasana

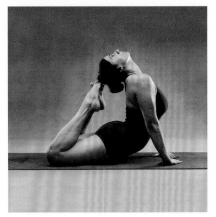

6. 双足鸽式
Dwi Pada Kapotasana

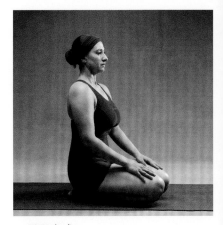

7. 霹雳坐式
Vajrasana
Featured asana

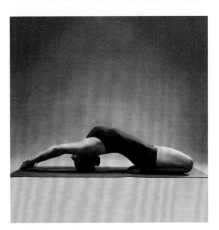

8. 榻式
Paryankasana

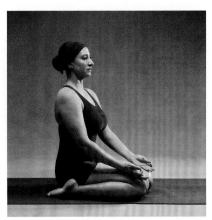

9. 英雄式
Virasana

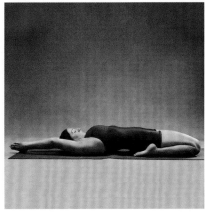

10. 卧英雄式
Supta Virasana

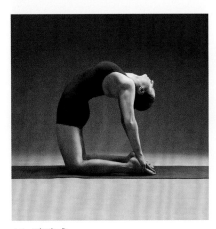

11. 骆驼式
Ustrasana

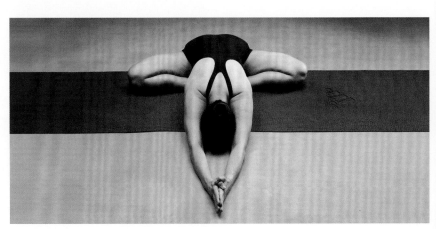

12. 束角式
Baddha Konasana

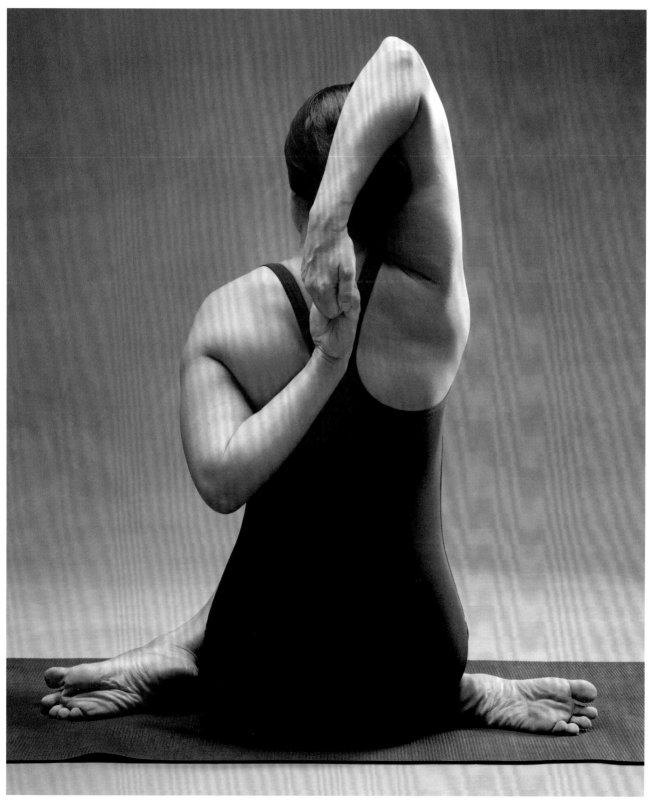

13. 牛面式
Gomukhasana

提 升 能 量 系 列

热身的常规动作
• 节奏轻柔地跳 50 次
• 前后用力摆臂 10 次
• 前后绕肩 10 次
• 双臂张开，扭腰，向左右两侧伸展，各 5 次
• 轻绕膝部，左右各 5 次
• 脚跟抬起，前脚掌着地，顺时针、逆时针绕脚踝，各 5 次

调息的常规动作
选用舒适的瑜伽坐姿，放松。平心凝神
• 胜利调息法 5 分钟
• 胜利调息法加内屏息（吸气后屏息）5 分钟
• 阴阳顺逆调息法 10 分钟
• 悬息 300 下，其间务必充分休息

站姿体式的常规动作
1. 山式
2. 上山式
3. 树式
4. 单腿平衡式
5. 手抓脚趾站立前曲式
6. 拜日式：A 式与 B 式交替，各 5 次
7. 三角式
8. 扭转三角式
9. 侧角伸展式
10. 半月式
11. 手抓脚腕轮式
12. 双角式
13. 单腿站立伸展式
14. 半莲花加强前曲伸展式
15. 马面式
16. 武士三式
17. 幻椅式

坐姿体式的常规动作
1. 俯卧撑式
2. 上犬式
3. 下犬式
4. 俯卧摊尸式
5. 蝗虫式
6. 弓式：背部放松。俯卧、屈膝，双足上下移动
7. 骆驼式
8. 霹雳坐式
9. 榻式
10. 背部前曲伸展坐式
11. 船式
12. 后仰支架式

镇静的常规动作
1. 肩倒立式
2. 犁式
3. 桥式
4. 车轮式
5. 鱼式
6. 摊尸式（保持 5 分钟）
然后以莲花式收束，呼吸 5 次，离开瑜伽垫

要 点

确保所有体式及调息技巧皆为瑜伽导师所授。有些修习必须经医生同意方可练习。在开始系列修习之前,修习者务必以拜日式 A 和拜日式 B(见第二部分·第五章)及相关体式热身和全面休息(见第二部分·第三、第四章;第三部分·第九章)。

在站姿体式的常规动作中可加入半月式、手抓脚腕轮式,取代三角扭转侧伸展式与加强侧伸展式。

在调息的常规动作中加入悬息颇有裨益。在整个系列结束后,还可在做摊尸式的 5 分钟里修习蜂式调息。

理解"能量匮乏":

•生活方面的因素包括:不健康的饮食习惯、酗酒、嗜咖啡、睡眠不足、久坐。

•生理方面的因素有:过敏、长期肌肉疼痛、糖尿病、甲状腺过于活跃或活动不足、肥胖、营养不良,等等。

•抑郁、忧伤等心理因素会令身体虚弱、疲惫。而心灰意冷也会导致能量匮乏。

受损各轮

仁爱轮和宽恕轮。

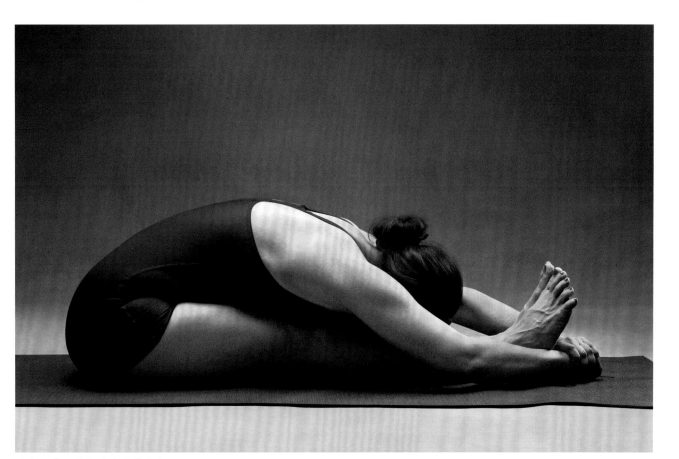

体式欣赏:背部前曲伸展坐式 Paschimottanasana

站姿体式系列（先完成表中体式1～9，再接续下列体式10～14）

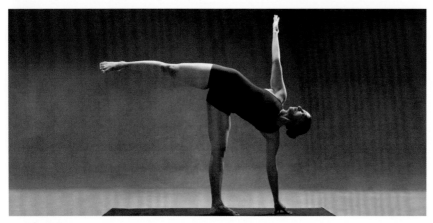

10. 半月式
Ardha Chandrasana

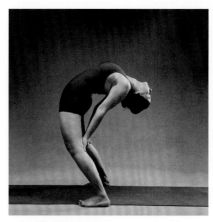

11. 手抓脚腕轮式
Tirieng Mukhottanasana

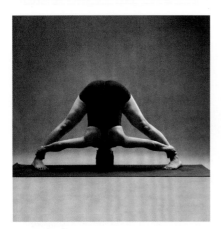

12. 双角式
Prasarita Padottanasana

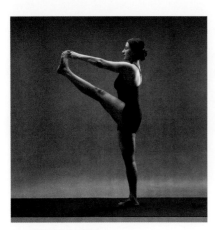

13. 单腿站立伸展式
Utthita Hasta Padangustasana

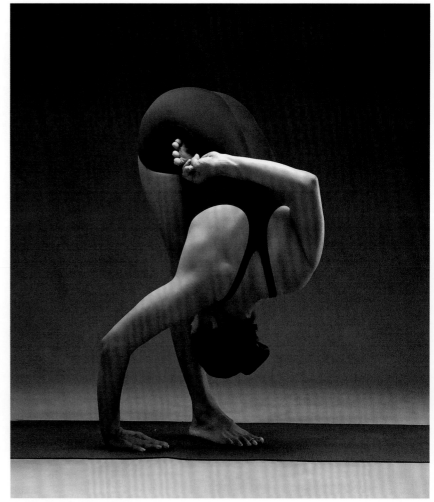

14. 半莲花加强前曲伸展式
Ardha Baddha Padmottanasana

坐姿体式系列（先完成表中体式1~4，再接续下列体式5~12）

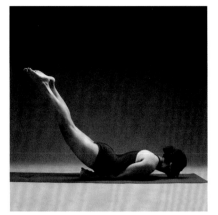

5. 蝗虫式
Shalabhasana

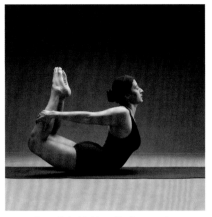

6. 弓式：背部放松。俯卧、屈膝，双
足上下移动
Dhanurasana
*Follow with relaxing the back. Lie with chest
down and move feet up and down with bent knees*

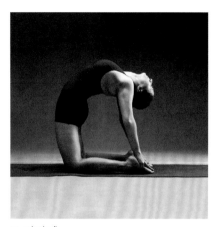

7. 骆驼式
Ustrasana

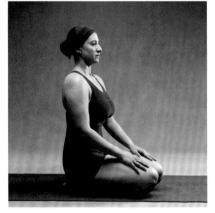

8. 霹雳坐式
Vajrasana

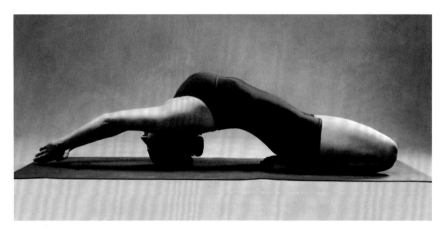

9. 榻式
Paryankasana

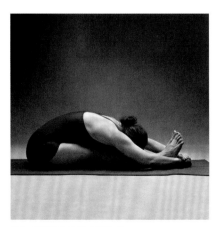

10. 背部前曲伸展坐式
Paschimottanasana
Featured asana

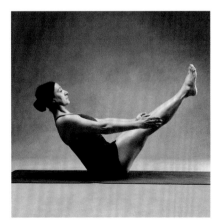

11. 船式
Navasana

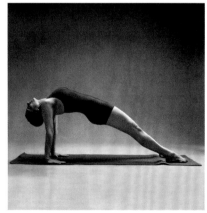

12. 后仰支架式
Purvottanasana

改 善 灵 活 性 系 列

热身的常规动作
• 节奏轻柔地跳 50 次
• 前后用力摆臂 10 次
• 前后绕肩 10 次
• 双臂张开，扭腰，向左右两侧伸展，各 5 次
• 轻绕膝部，左右各 5 次
• 脚跟抬起，前脚掌着地，顺时针、逆时针绕脚踝，各 5 次

调息的常规动作
选用舒适的瑜伽坐姿，放松。平心凝神
• 胜利调息法 5 分钟
• 胜利调息法加内屏息（吸气后屏息）5 分钟
• 阴阳顺逆调息法 10 分钟

站姿体式的常规动作
1. 山式
2. 上山式
3. 树式
4. 单腿平衡式
5. 手抓脚趾站立前曲式
6. 拜日式：A 式与 B 式交替，各 5 次
7. 三角式
8. 扭转三角式
9. 侧角伸展式
10. 三角扭转侧伸展式
11. 半月式
12. 扭转半月式
13. 单腿站立伸展式
14. 半莲花加强前曲伸展式
15. 马面式
16. 单腿轮式
17. 轮式
18. 加强脊柱前曲伸展式
19. 幻椅式
20. 单腿下犬式

坐姿体式的常规动作
1. 俯卧撑式
2. 上犬式
3. 下犬式
4. 俯卧摊尸式
5. 套索扭转式
6. 花环式
7. 背部前曲伸展坐式
8. 后仰支架式
9. 束角式
10. 英雄式
11. 卧英雄式
12. 巴拉瓦伽式
13. 牛面式

镇静的常规动作
1. 卧手抓脚趾腿伸展式一式
2. 卧手抓脚趾腿伸展式二式
3. 卧手抓脚趾腿伸展式三式
4. 肩倒立式
5. 犁式
6. 桥式
7. 车轮式
8. 鱼式
9. 摊尸式（保持 5 分钟）
然后以莲花式收束，呼吸 5 次，离开瑜伽垫

要 点

　　确保所有体式及调息技巧皆为瑜伽导师所授。有些修习必须经医生同意方可进行。在开始系列修习之前，修习者务必以拜日式 A 和拜日式 B（见第二部分·第五章）及相关体式热身和全面休息（见第二部分·第三、第四章；第三部分·第九章），并将风箱式调息法加入调息系列。

理解"灵活性"

• 灵活性取决于身体的基因构成，如骨骼结构，肌肉块、过剩的脂肪组织，结缔组织及身体受伤，等等。

• 年龄是影响灵活性的另一重要因素。

• 过剩的肌肉块（太发达的肌肉）和过剩的脂肪组织会限制灵活性，因为它们有碍整体运动。

• 身体某个部位的灵活性不意味着身体各个部位都灵活。有很多内在和外在因素制约着灵活性。下面略举几例。

• 内在因素：

　– 肌肉组织的弹性；

　– 肌肉的松弛能力；

　– 关节的温度（这主要取决于气温）。

• 外在因素：

　– 气候；

　– 受伤（受伤部位因组织受损需很长时间方能恢复灵活性）；

　– 身体水分不充足也会使灵活性受限。

受损各轮

尽管几乎所有各轮都受损，但实际影响作用于三脉，因其所得能量不足。

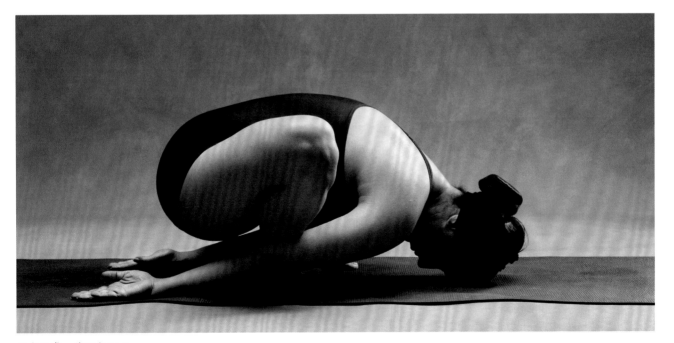

体式欣赏：花环式 Malasana

站姿体式系列 （先完成表中体式 1 ~ 10, 接下列体式 11 ~ 13; 在完成表中体式 14 ~ 15 后, 接下列体式 16 ~ 20)

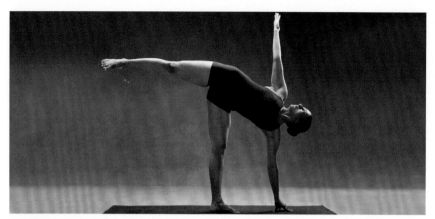

11. 半月式
Ardha Chandrasana

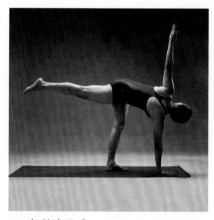

12. 扭转半月式
Parivrtta Ardhachandrasana

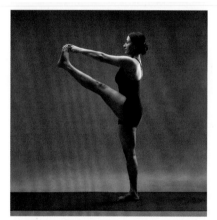

13. 单腿站立伸展式
Utthita Hasta Padangustasana

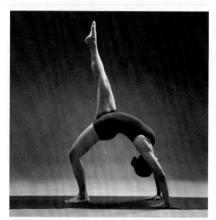

16. 单腿轮式
Eka Pada Urdhva Dhanurasana

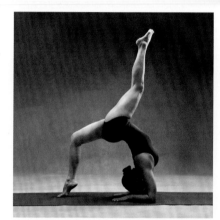

17. 轮式
Urdhva Dhanurasana

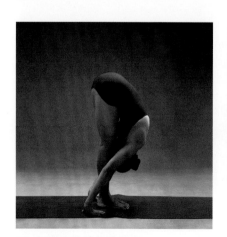

18. 加强脊柱前曲伸展式
Uttanasana

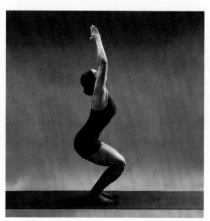

19. 幻椅式
Utkatasana

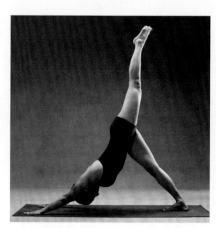

20. 单腿下犬式
Eka Pada Adho Mukha Svanasana

坐姿体式系列（先完成表中体式1~4，再接续下列体式5~13）

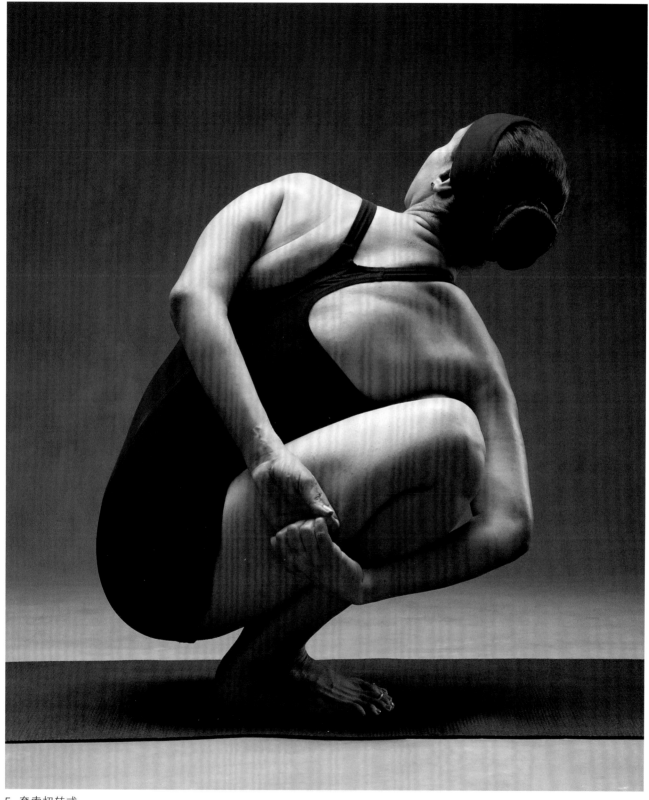

5. 套索扭转式
Pasasana

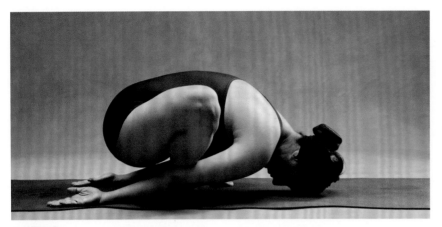

6. 花环式
Malasana
Featured asana

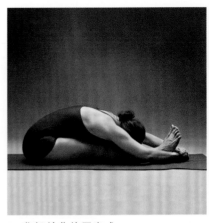

7. 背部前曲伸展坐式
Paschimottanasana

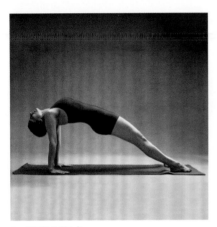

8. 后仰支架式
Purvottanasana

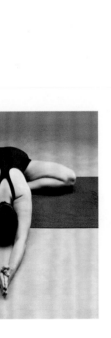

9. 束角式
Baddha Konasana

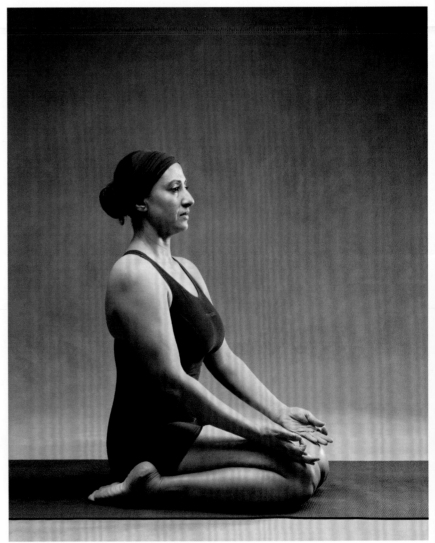

10. 英雄式
Virasana

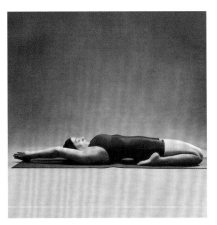

11. 卧英雄式
Supta Virasana

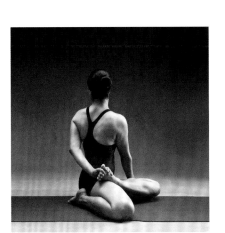

12. 巴拉瓦伽式
Bharadwajasana

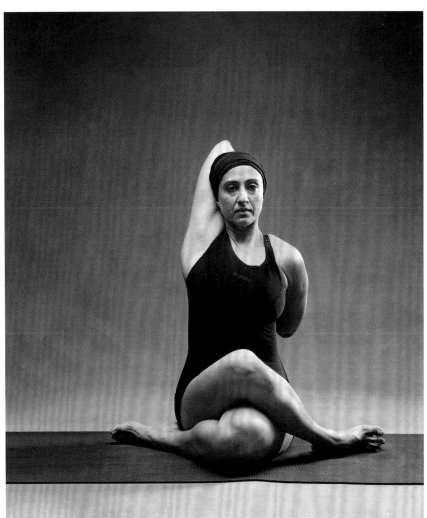

13. 牛面式
Gomukhasana

镇静体式系列（先完成下列体式1~3，再接续表中体式4~9以及收束体式）

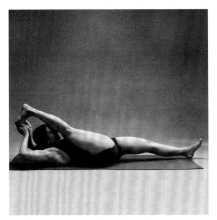

1. 卧手抓脚趾腿伸展式一式
Supta Padangusthasana 1

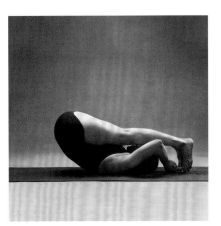

2. 卧手抓脚趾腿伸展式二式
Supta Padangusthasana 2

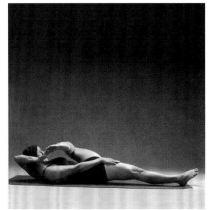

3. 卧手抓脚趾腿伸展式三式
Supta Padangusthasana 3

保 持 激 素 平 衡 系 列

热身的常规动作
• 节奏轻柔地跳 50 次
• 前后用力摆臂 10 次
• 前后绕肩 10 次
• 双臂张开，扭腰，向左右两侧伸展，各 5 次
• 轻绕膝部，左右各 5 次
• 脚跟抬起，前脚掌着地，顺时针、逆时针绕脚踝，各 5 次

调息的常规动作
选用舒适的瑜伽坐姿，放松。平心凝神
• 胜利调息法 5 分钟
• 胜利调息法加内屏息（吸气后屏息）5 分钟
• 蜂式调息 5 次

站姿体式的常规动作
1. 山式
2. 上山式
3. 树式
4. 单腿平衡式
5. 手抓脚趾站立前曲式
6. 拜日式：A 式与 B 式交替，各 5 次
7. 三角式
8. 扭转三角式
9. 侧角伸展式
10. 三角扭转侧伸展式
11. 加强侧伸展式
12. 双角式
13. 单腿站立伸展式
14. 半月式
15. 半莲花加强前曲伸展式
16. 马面式
17. 武士三式
18. 幻椅式

坐姿体式的常规动作
1. 俯卧撑式
2. 上犬式
3. 下犬式
4. 俯卧摊尸式
5. 蝗虫式
6. 弓式：背部放松。俯卧、屈膝，双足上下移动
7. 骆驼式
8. 鸽子式
9. 单腿头碰膝前曲伸展式
10. 头碰膝扭转前曲伸展坐式
11. 半英雄前曲伸展坐式
12. 束角式
13. 坐角式
14. 巴拉瓦伽式
15. 牛面式

镇静的常规动作
1. 肩倒立式
2. 犁式
3. 桥式
4. 车轮式
5. 倒手杖式
6. 鱼式
7. 摊尸式（保持 5 分钟）
然后以莲花式收束，呼吸 5 次，离开瑜伽垫

要 点

确保所有体式及调息技巧皆为瑜伽导师所授。有些修习必须经医生同意方可进行。在开始系列修习之前，修习者务必以拜日式A和拜日式B（见第二部分·第五章）及相关体式热身及全面休息（见第二部分·第三、第四章；第三部分·第九章）。

在调息常规动作中加入蜂式调息（5次），并在站姿体式常规动作中，将半月式加在手抓脚趾站立前曲式之后。

理解激素失衡

• 激素由垂体和肾上腺分泌。它们在平衡身体主要功能、保持身体健康方面至关重要。

• 年龄、污染、压力、生活方式的改变等原因都会扰乱体内的激素平衡。

• 环境污染令体内毒素增加，进而影响激素分泌和各个腺体的功能。

• 若是一个人突然体重增加、变得易怒、疲惫、心绪烦乱、罹患心脏病，这些症状都可视为激素紊乱的表征。

• 对女性来说。激素失衡可导致乏力、偏头痛、头晕、疲倦、脱发、焦虑、尿路感染、肥胖、面部皱纹增多、水分潴留及浮肿。

• 通过改变生活方式、养成良好饮食习惯以及适当的锻炼，特别是瑜伽修习，激素失衡可得以控制。

受损各轮

正道轮和大同轮。

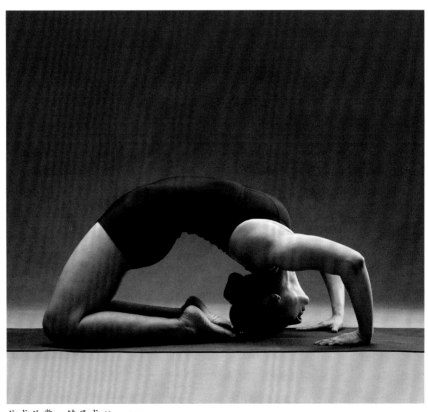

体式欣赏：鸽子式 Kapotasana

站姿体式系列（先完成表中体式 1～12，再接续下列体式 13～18）

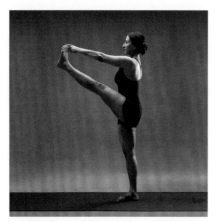

13. 单腿站立伸展式
Utthita Hasta Padangustasana

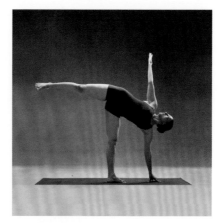

14. 半月式
Ardha Chandrasana

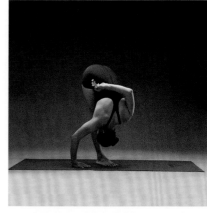

15. 半莲花加强前曲伸展式
Ardha Baddha Padmottanasana

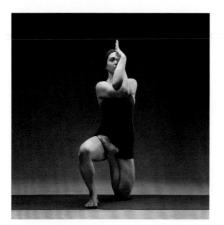

16. 马面式
Vatayanasana

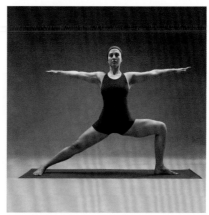

17. 武士三式
Veerabhadrasana 3

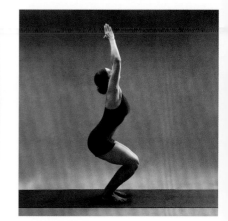

18. 幻椅式
Utkatasana

坐姿体式系列（先完成表中体式 1~4，再接续下列体式 5~15）

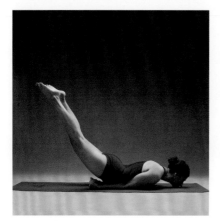

5. 蝗虫式
Shalabhasana

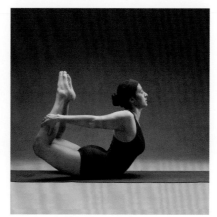

6. 弓式：背部放松。俯卧、屈膝，双足上下移动
Dhanurasana *Follow with relaxing the back. Lie with chest down and move feet up and down with bent knees*

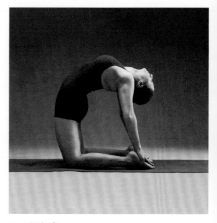

7. 骆驼式
Ustrasana

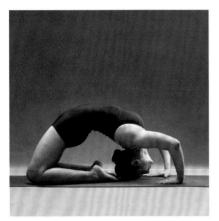

8. 鸽子式
Kapotasana
Featured asana

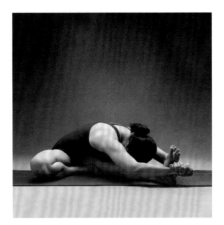

9. 单腿头碰膝前曲伸展式
Janu Shirsasana

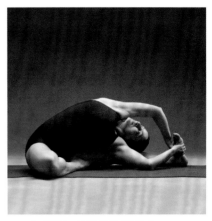

10. 头碰膝扭转前曲伸展坐式
Parivrtta Janu Sirsasana

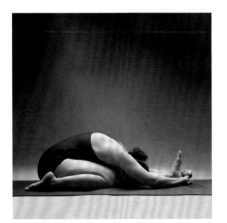

11. 半英雄前曲伸展坐式
Triang Mukhaikapada Paschimottanasana

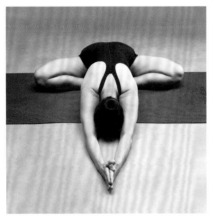

12. 束角式
Baddha Konasana

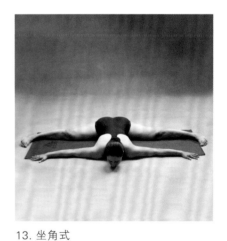

13. 坐角式
Upavishtakonasana

镇静体式系列（先完成表中
体式 1 ~ 4，再接续下列体式 5）

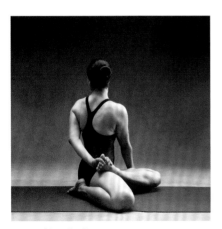

14. 巴拉瓦伽式
Bharadwajasana

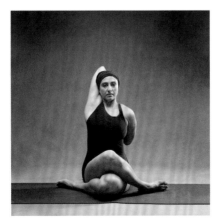

15. 牛面式
Gomukhasana

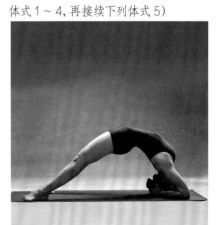

5. 倒手杖式
Viparita Dandasana

协调免疫系统系列

热身的常规动作
• 节奏轻柔地跳 50 次
• 前后用力摆臂 10 次
• 前后绕肩 10 次
• 双臂张开，扭腰，向左右两侧伸展，各 5 次
• 轻绕膝部，左右各 5 次
• 脚掌着地，顺时针、逆时针绕脚踝，各 5 次

调息的常规动作
选用舒适的瑜伽坐姿，放松。平心凝神
• 胜利调息法 5 分钟
• 胜利调息法加内屏息（吸气后屏息）5 分钟
• 修习阴阳顺逆呼吸法 10 分钟
• 悬息 150 下。悬息间隙休息要充分

站姿体式的常规动作
1. 山式
2. 上山式
3. 树式
4. 单腿平衡式
5. 手抓脚趾站立前曲式
6. 拜日式：A 式与 B 式交替，各 5 次
7. 三角式
8. 扭转三角式
9. 加强侧伸展式
10. 三角扭转侧伸展式
11. 加强侧伸展式
12. 双角式
13. 单腿站立伸展式
14. 半莲花加强前曲伸展式
15. 鸟王式 / 马面式
16. 武士三式
17. 前跳式
18. 加强脊柱前曲伸展式
19. 单腿下犬式
20. 单腿鸽式

坐姿体式的常规动作
1. 俯卧撑式
2. 上犬式
3. 下犬式
4. 俯卧摊尸式
5. 蝗虫式
6. 弓式：背部放松。俯卧、屈膝，双足上下移动
7. 霹雳坐式
8. 骆驼式
9. 束角式
10. 牛面式
11. 船式
12. 后仰支架式

镇静的常规动作
1. 卧手抓脚趾腿伸展式一式
2. 卧手抓脚趾腿伸展式二式
3. 肩倒立式
4. 犁式
5. 桥式
6. 头倒立式
7. 鱼式
8. 摊尸式（保持 5 分钟）
然后以莲花式收束，呼吸 5 次，离开瑜伽垫

要　点

　　确保所有体式及调息技巧皆为瑜伽导师所授。有些修习必须经医生同意方可进行。在开始系列修习之前，修习者务必以拜日式 A 和拜日式 B（见第二部分·第五章）及相关体式热身和全面休息（见第二部分·第三章、第四章；第三部分·第九章），并将蜂式调息和悬息加入调息修习系列中。

　　为增加免疫系统，应修习那些可加大颈部能量流的体式。

　　若将悬息纳入调息法中将大有裨益。在第二部分第三、四章的站姿体式常规动作的结尾可加入：单腿下犬式及单腿鸽式，这将增强体内的免疫系统。

理解低免疫力系统

· 季节性过敏表明免疫系统失衡。

· 症状为因黏液增多导致的鼻塞、耳鸣、窦道阻塞、眼睛发炎、头疼、嗓子疼以及呼吸困难。黏液是身体为防止外界细菌进入而产生的。

· 情感方面的压力也会导致免疫力降低。

· 胸腺是修习这些体式的重点所在。

· 免疫力低者宜修习悠缓的体式，并要注意呼吸。

受损各轮

仁爱轮和大同轮。

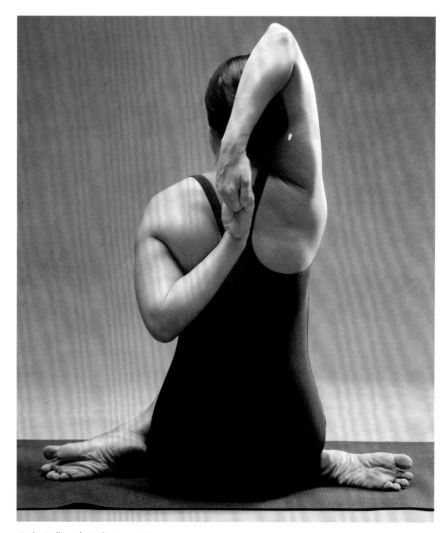

体式欣赏：牛面式 Gomukhasana

站姿体式系列（先完成表中体式 1 ~ 12，再接续下列体式 13 ~ 20）

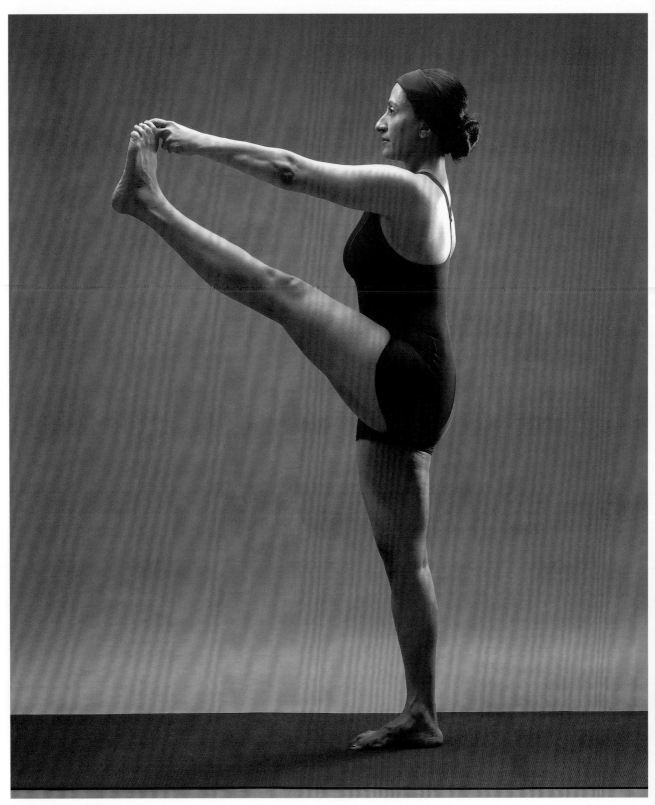

13. 单腿站立伸展式
Utthita Hasta Padangustasana

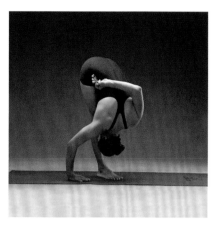

14. 半莲花加强前曲伸展式
Ardha Baddha Padmottanasana

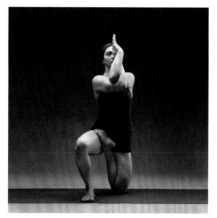

15. 鸟王式/马面式
Garudasana / Vatayanasana

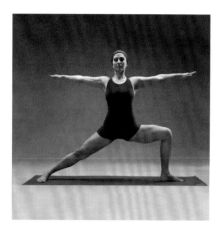

16. 武士三式
Veerabhadrasana 3

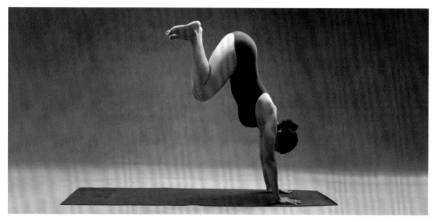

17. 前跳式
Jump Forward

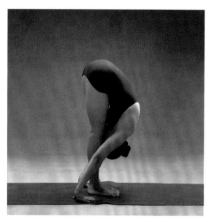

18. 加强脊柱前曲伸展式
Uttanasana

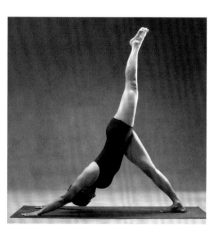

19. 单腿下犬式
Eka Pada Adho Mukha Svanasana

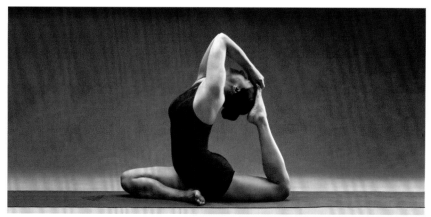

20. 单腿鸽式
Eka Pada Kapotasana

坐姿体式系列（先完成表中体式 1~4，再接续下列体式 5~12）

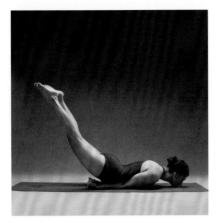

5. 蝗虫式
Shalabhasana

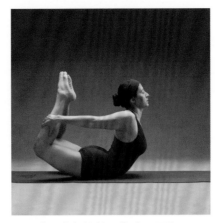

6. 弓式：背部放松。俯卧，屈膝，双足上下移动
Dhanurasana *Follow with relaxing the back. Lie with chest down and move feet up and down with bent knees.*

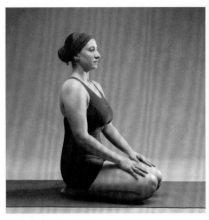

7. 霹雳坐式
Vajrasana

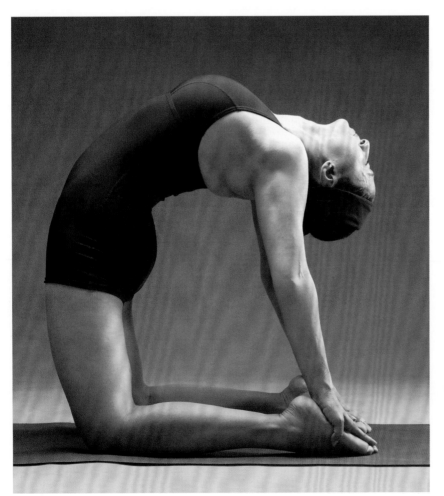

8. 骆驼式
Ustrasana

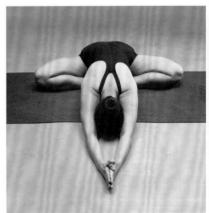

9. 束角式
Baddha Konasana

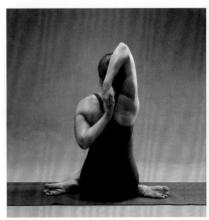

10. 牛面式
Gomukhasana
Featured asana

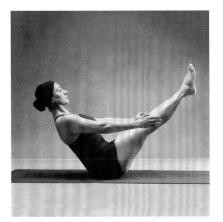

11. 船式
Navasana

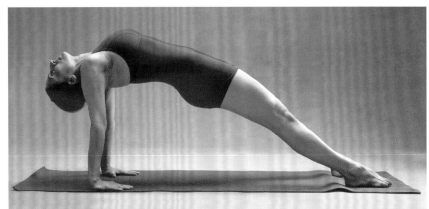

12. 后仰支架式
Purvottanasana

镇静体式系列（先完成下列体式1～2，接续表中体式3～5，完成下列体式6后再接续表中体式7～8）

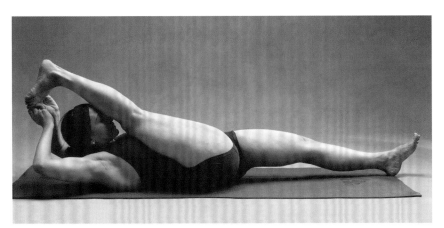

1. 卧手抓脚趾腿伸展式一式
Supta Padangusthasana 1

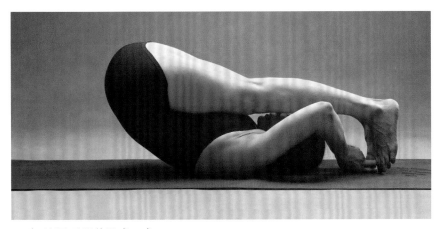

2. 卧手抓脚趾腿伸展式二式
Supta Padangusthasana 2

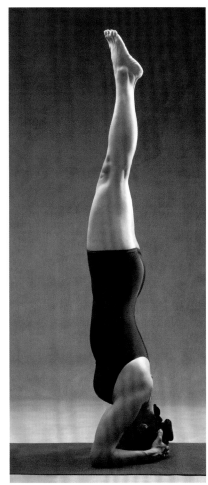

6. 头倒立式
Shirsasana

摒除不安系列

热身的常规动作
• 节奏轻柔地跳 50 次
• 前后用力摆臂 10 次
• 前后绕肩 10 次
• 双臂张开，扭腰，向左右两侧伸展，各 5 次
• 轻绕膝部，左右各 5 次
• 脚跟抬起，前脚掌着地，顺时针、逆时针绕脚踝，各 5 次

调息的常规动作
选用舒适的瑜伽坐姿，放松。平心凝神
• 胜利调息法 5 分钟
• 胜利调息法加内屏息（吸气后屏息）5 分钟
• 阴阳转换调息法 10 分钟
• 冷调息 5 次

站姿体式的常规动作
1. 山式
2. 上山式
3. 树式
4. 单腿平衡式
5. 手抓脚趾站立前曲式
6. 拜日式：A 式与 B 式交替，各 5 次
7. 三角式
8. 扭转三角式
9. 加强侧伸展式
10. 三角扭转侧伸展式
11. 加强侧伸展式
12. 双角式
13. 单腿站立伸展式
14. 半莲花加强前曲伸展式
15. 马面式
16. 武士三式
17. 侧板式一式
18. 侧板式二式
19. 俯卧撑式
20. 单腿下犬式
21. 单腿鸽式

坐姿体式的常规动作
1. 俯卧撑式
2. 上犬式
3. 下犬式
4. 俯卧摊尸式
5. 弓式
6. 蝗虫式：背部放松。俯卧、屈膝，双足上下移动
7. 英雄式
8. 卧英雄式
9. 束角式
10. 龟式
11. 圣哲玛里琪第二式
12. 圣哲玛里琪第四式
13. 船式
14. 后仰支架式
15. 莲花支撑式

镇静的常规动作
1. 卧手抓脚趾腿伸展式一式
2. 卧手抓脚趾腿伸展式二式
3. 肩倒立式
4. 犁式
5. 桥式
6. 头倒立式
7. 鱼式
8. 摊尸式（保持 5 分钟）
然后以莲花式收束，呼吸 5 次，离开瑜伽垫

要 点

确保所有体式及调息技巧皆为瑜伽导师所授。有些修习必须经医生同意方可修习。在开始系列修习之前，修习者务必以拜日式 A 和日礼 B（见第二部分·第五章）及相关体式热身和全面休息（见第二部分·第三、第四章；第三部分·第九章），并将蜂式调息和悬息加入调息修习系列中。

在调息常规动作中加入冷调息（不超过 5 次）可清凉身体，消除紧张。而在站姿体式中加入侧板式、单腿下犬式、单腿鸽式，从长远看亦有益于身体。

理解"不安全感"

• 不安全感可能是心理方面的也可能是情感方面的。不安全感会令人紧张、自卑。从容、自信的理解、应对形势则可以克服不安全感。

• 如果长期为不安全感所困扰，一个人的性格会产生显著变化。他们会变得：喋喋不休、口无遮拦、疑神疑鬼、自吹自擂、沉溺工作、唯利是图、挥霍无度、野蛮粗鄙，如是种种，不一而足。

• 不安全感会发展到影响人的整体健康。征象有肌肉紧张、心悸、口干、盗汗、走神、失眠、气喘以及尽管没有真正的外在威胁却总是担心大难临头的凄惶之感。

• 惶惶不安的人常有肠胃问题，如腹痛及与之相关的失眠、易怒、汗手、呼吸急促和憋闷等。

• 突发急症及中风、甲状腺或激素失衡等病理原因也会导致不安全感。

受损各轮

纯真轮、正道轮、仁爱轮和大同轮。

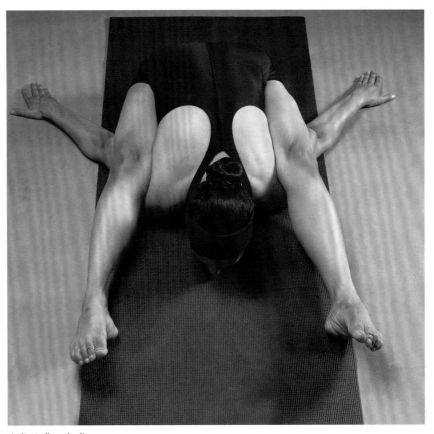

体式欣赏：龟式 Kurmasana

站姿体式系列（先完成表中体式1～12，再接续下列体式13～21）

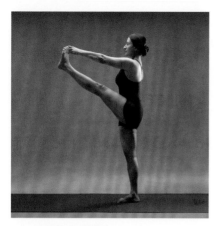

13. 单腿站立伸展式
Utthita Hasta Padangustasana

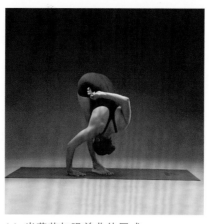

14. 半莲花加强前曲伸展式
Ardha Baddha Padmottanasana

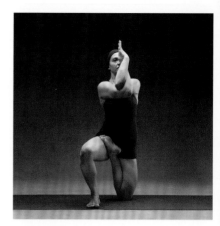

15. 马面式
Vatayanasana

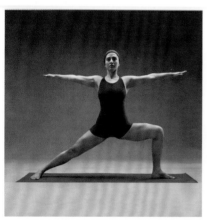

16. 武士三式
Veerabhadrasana 3

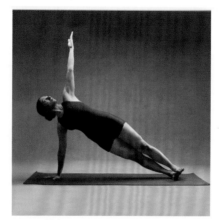

17. 侧板式一式
Vasisthasana 1

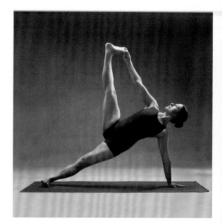

18. 侧板式二式
Vasisthasana 2

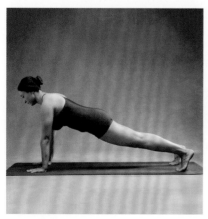

19. 俯卧撑式
Chaduranga Dandasana

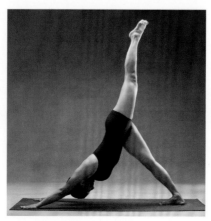

20. 单腿下犬式
Eka Pada Adho Mukha Svanasana

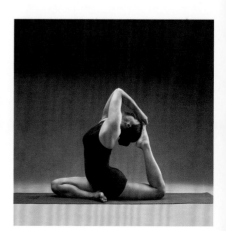

21. 单腿鸽式
Eka Pada KapotasAna

坐姿体式系列（先完成表中体式 1~3，再接续下列体式 4~15）

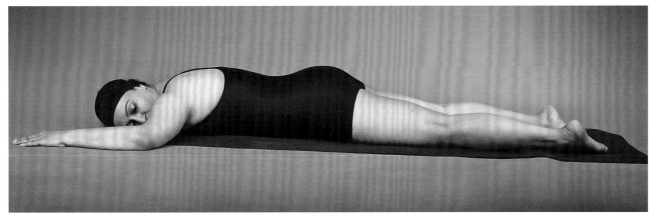

4. 俯卧摊尸式
Adho Mukha Shavasana

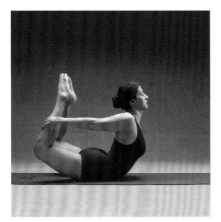

5. 弓式
Dhanurasana

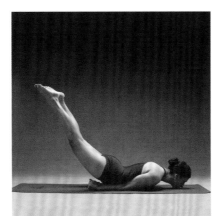

6. 蝗虫式：背部放松。俯卧、屈膝，
双足上下移动
Shalabhasana
Follow with relaxing the back. Lie with chest down
and move feet up and down with bent knees.

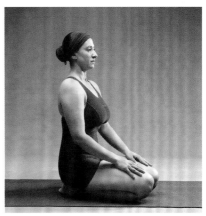

7. 英雄式
Vajrasana

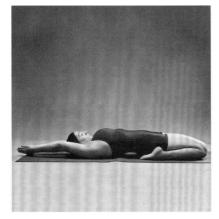

8. 卧英雄式
Supta Virasana

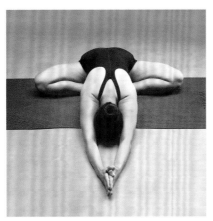

9. 束角式
Baddha Konasana

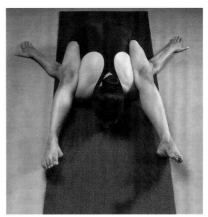

10. 龟式
Kurmasana
Featured asana

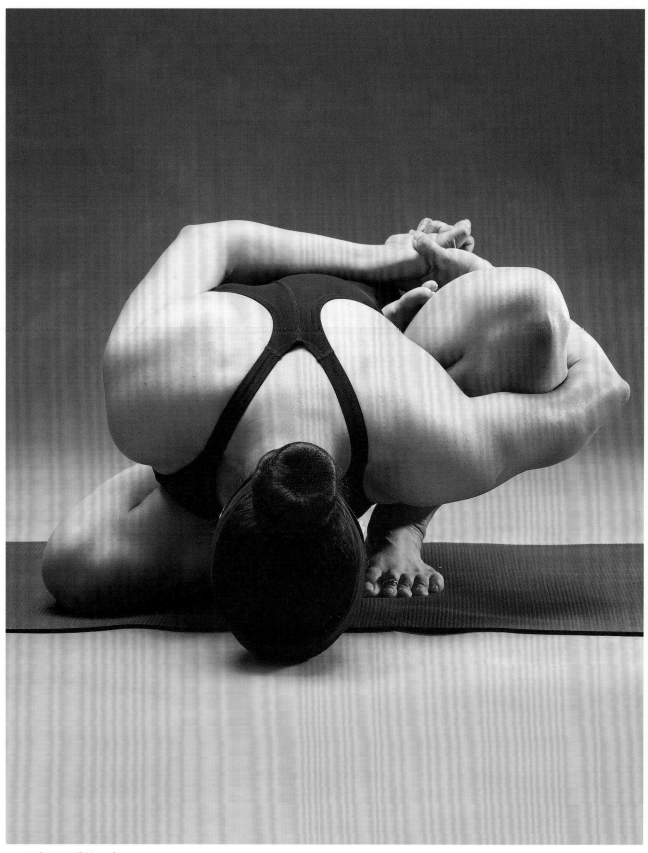

11. 圣哲玛里琪第二式
Marichyasana 2

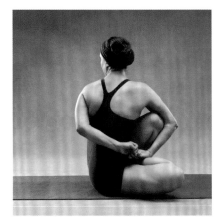

12. 圣哲玛里琪第四式
Marichyasana 4

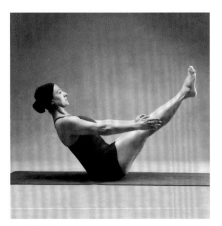

13. 船式
Navasana

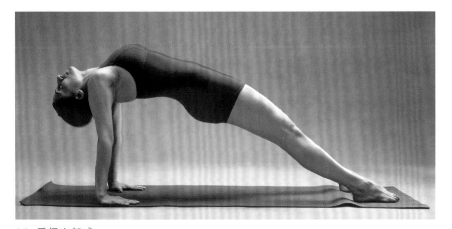

14. 后仰支架式
Purvottanasana

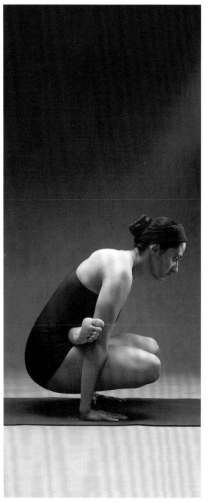

15. 莲花支撑式
Tolasana

镇静体式系列（先完成下列体式1～2，再接续表中体式3～8及收束体式）

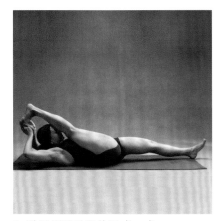

1. 卧手抓脚趾腿伸展式一式
Supta Padangusthasana 1

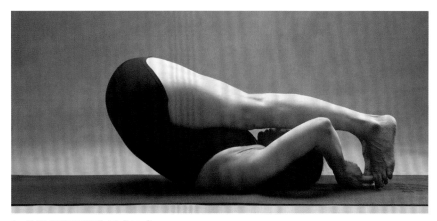

2. 卧手抓脚趾腿伸展式二式
Supta Padangusthasana 2

促 进 新 陈 代 谢 系 列

热身的常规动作

- 节奏轻柔地跳 50 次
- 前后用力摆臂 10 次
- 前后绕肩 10 次
- 双臂张开，扭腰，向左右两侧伸展，各 5 次
- 轻绕膝部，左右各 5 次
- 脚跟抬起，前脚掌着地，顺时针、逆时针绕脚踝，各 5 次

调息的常规动作

选用舒适的瑜伽坐姿，放松。平心凝神

- 胜利调息法 5 分钟
- 胜利调息法加内屏息（吸气后屏息）5 分钟
- 阴阳互换调息法 10 分钟
- 风箱式呼吸 50 次，其间要有足够的间歇

站姿体式的常规动作

1. 山式
2. 上山式
3. 树式
4. 单腿平衡式
5. 手抓脚趾站立前曲式
6. 拜日式：A 式与 B 式交替，各 5 次
7. 三角式
8. 扭转三角式
9. 加强侧伸展式
10. 三角扭转侧伸展式
11. 加强侧伸展式
12. 双角式
13. 手抓脚腕轮式
14. 单腿站立伸展式
15. 半莲花加强前曲伸展式
16. 鸟王式 / 马面式
17. 武士三式
18. 幻椅式
19. 蛙式
20. 双臂反抱腿式 / 流萤式

坐姿体式的常规动作

1. 俯卧撑式
2. 上犬式
3. 下犬式
4. 俯卧摊尸式
5. 弓式：背部放松。俯卧、屈膝，双足上下运动
6. 骆驼式
7. 单腿头碰膝前曲伸展式
8. 头碰膝扭转前曲伸展坐式
9. 束角式
10. 船式
11. 后仰支架式
12. 牛面式
13. 莲花式
14. 莲花支撑式

镇静的常规动作

1. 卧手抓脚趾腿伸展式二式
2. 卧手抓脚趾腿伸展式三式
3. 肩倒立式
4. 犁式
5. 桥式
6. 车轮式
7. 鱼式
8. 摊尸式（保持 5 分钟）

然后以莲花式收束，呼吸 5 次，离开瑜伽垫

要 点

确保所有体式及调息技巧皆为瑜伽导师所授。有些修习必须经医生同意方可修习。在开始系列修习之前，修习者务必以拜日式 A 和拜日式 B（见第二部分·第五章）及相关体式热身和全面休息（见第二部分·第三、第四章；第三部分·第九章）。

而风箱式调息法的加入将对促进身体新陈代谢大有裨益。

理解"新陈代谢"

· 新陈代谢受身体构成——尤其是肌肉量与脂肪量之比的影响。

· 爱运动、健康的人新陈代谢率更高。就医学角度而言，新陈代谢是指燃烧热量的比率。新陈代谢缓慢的症状包括：疲惫、发冷、皮肤干燥、便秘、低血压。

· 内分泌系统负责协调新陈代谢活动。甲状腺生成的激素可调节新陈代谢。

受损各轮

正道轮和大同轮。

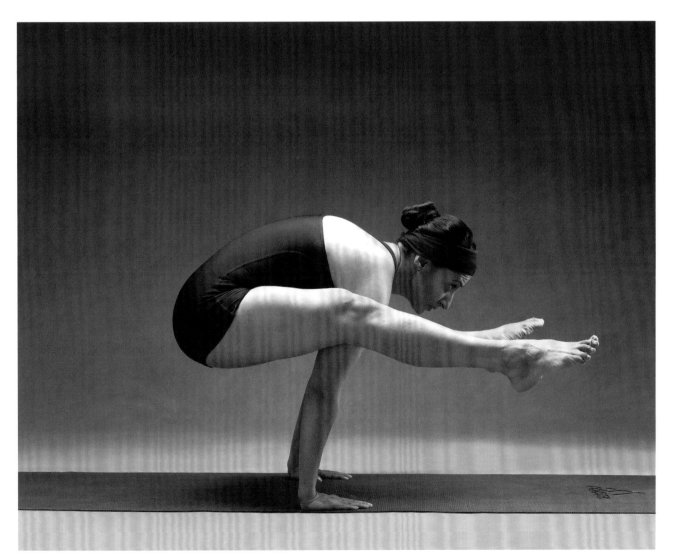

体式欣赏：双臂反抱腿式/流萤式 Tittibhasana

站姿体式系列（先完成表中体式 1 ~ 12，再接续下列体式 13 ~ 20）

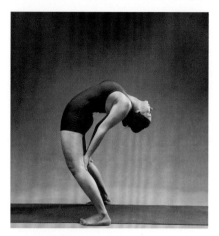

13. 手抓脚腕轮式
Tirieng Mukhottanasana

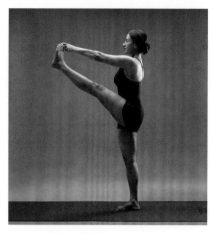

14. 单腿站立伸展式
Utthita Hasta Padangustasana

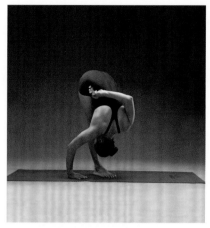

15. 半莲花加强前曲伸展式
Ardha Baddha Padmottanasana

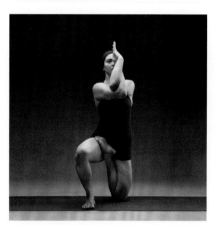

16. 鸟王式/马面式
Garudasana / Vatayanasana

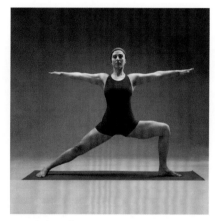

17. 武士三式
Veerabhadrasana 3

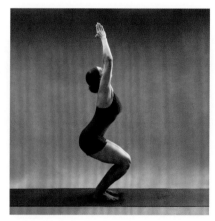

18. 幻椅式
Utkatasana

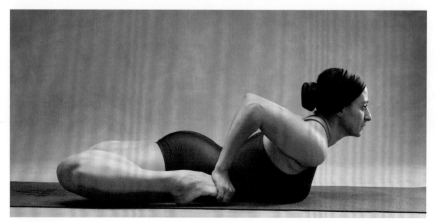

19. 蛙式
Bhekasana

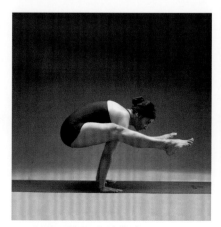

20. 双臂反抱腿式/流萤式
Tittibhasana
Featured asana

坐姿体式系列（先完成表中体式1~4，再接续下列体式5~14）

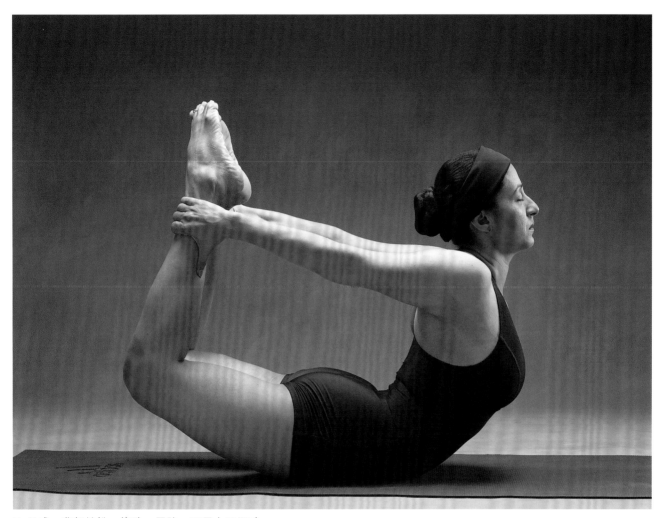

5. 弓式：背部放松。俯卧、屈膝，双足上下运动
Dhanurasana
Follow with relaxing the back. Lie with chest down and move feet up and down with bent knees

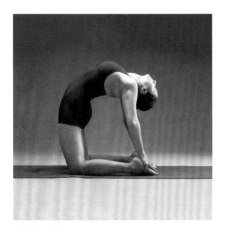

6. 骆驼式
Ustrasana

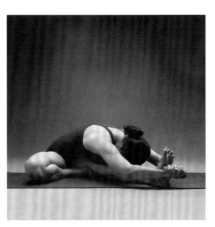

7. 单腿头碰膝前曲伸展式
Janu Shirsasana

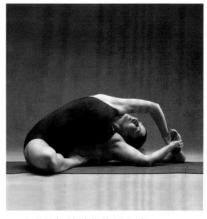

8. 头碰膝扭转前曲伸展坐式
Parivrtta Janu Sirsasana

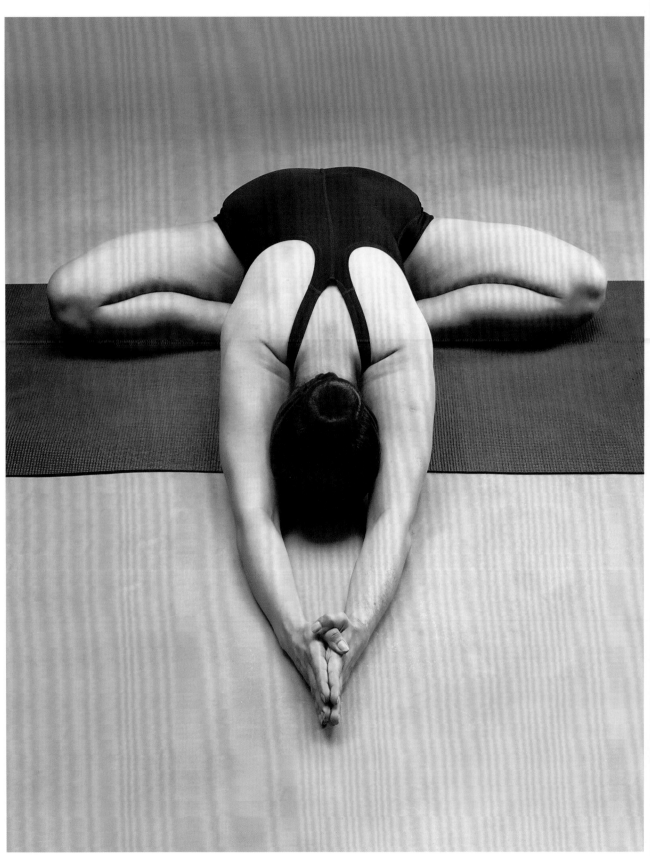

9. 束角式
Baddha Konasana

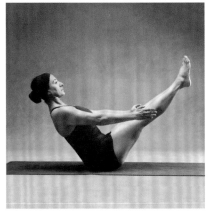

10. 船式
Navasana

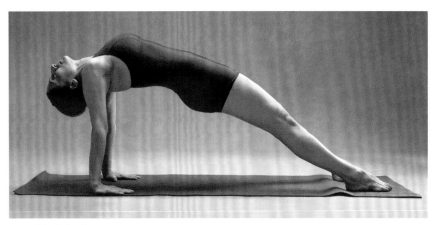

11. 后仰支架式
Purvottanasana

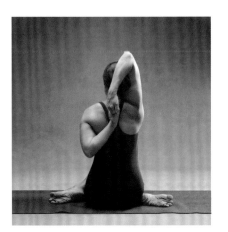

12. 牛面式
Gomukhasana

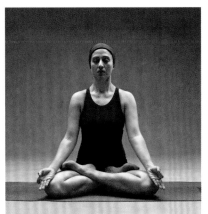

13. 莲花式
Padmasana

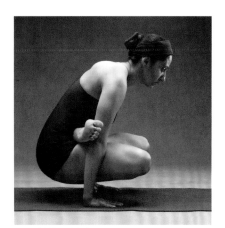

14. 莲花支撑式
Tolasana

镇静体式系列（先完成下列体式1～2，再接续表中体式3～8及收束体式）

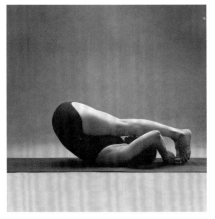

1. 卧手抓脚趾腿伸展式二式
Supta Padangusthasana 2

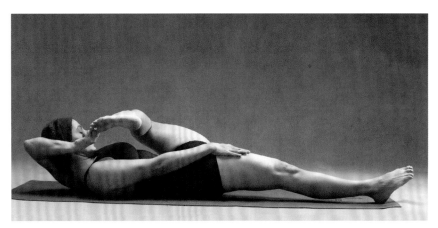

2. 卧手抓脚趾腿伸展式三式
Supta Padangusthasana 3

保 持 大 脑 活 跃 系 列

热身的常规动作
• 节奏轻柔地跳 50 次
• 前后用力摆臂 10 次
• 前后绕肩 10 次
• 双臂张开，扭腰，向左右两侧伸展，各 5 次
• 轻绕膝部，左右各 5 次
• 脚跟抬起，前脚掌着地，顺时针、逆时针绕脚踝，各 5 次

调息的常规动作
选用舒适的瑜伽坐姿，放松。平心凝神
• 胜利调息法 5 分钟
• 胜利调息法加内屏息（吸气后屏息）5 分钟
• 修习阴阳互换呼吸法 10 分钟
• 蜂式调息法 5 次，调息间隙休息要充分
• 悬息 300 下，悬息间隙休息要充分

站姿体式的常规动作
1. 山式
2. 上山式
3. 树式
4. 单腿平衡式
5. 手抓脚趾站立前曲式
6. 拜日式：A 式与 B 式交替，各 5 次
7. 三角式
8. 扭转三角式
9. 加强侧伸展式
10. 三角扭转侧伸展式
11. 加强侧伸展式
12. 双角式
13. 单腿站立伸展式
14. 半莲花加强前曲伸展式
15. 马面式
16. 武士一式
17. 武士二式
18. 武士三式
19. 武士四式
20. 武士式
21. 幻椅式

坐姿体式的常规动作
1. 俯卧撑式
2. 上犬式
3. 下犬式
4. 俯卧摊尸式
5. 弓式：背部放松。俯卧、屈膝，双足上下运动
6. 骆驼式
7. 霹雳坐式
8. 头倒立式
9. 圣哲玛里琪第一式
10. 圣哲玛里琪第二式
11. 牛面式
12. 船式
13. 后仰支架式

镇静的常规动作
1. 肩倒立式
2. 犁式
3. 桥式
4. 车轮式
5. 鱼式
6. 摊尸式（保持 5 分钟）
然后以莲花式收束，呼吸 5 次，离开瑜伽垫

要 点

确保所有体式及调息技巧皆为瑜伽导师所授。有些修习必须经医生同意方可修习。在开始系列修习之前，修习者务必以拜日式 A 和拜日式 B（见第二部分·第五章）及相关体式热身和全面休息（见第二部分·第三、第四章；第三部分·第九章），并将蜂式调息和悬息加入调息修习系列中。

理解"人脑"

人脑至关重要。其主要功能为智力与记忆，故务必令其保持活跃。在人的一生中，大脑记录了海量的信息与经验。如果这些经验得不到很好管理，它就会凌乱不堪，进而使人精神涣散、心不在焉，缺少警醒与判断力，如是等等。而在修习体式之前，务求澄心静虑，这一点颇为重要。譬如：

• 记忆一段经文，反复诵念 21 次，以此培养专注力。

• 以冥想美丽的风景，如宁谧的蓝天、宽阔的大海、连绵不绝的群山来澄思静虑。

• 保证充足睡眠，按时进餐。总之，有很多调养的技巧，个人可以依据自己的喜好来选择。

受损各轮

自觉轮和宽恕轮。

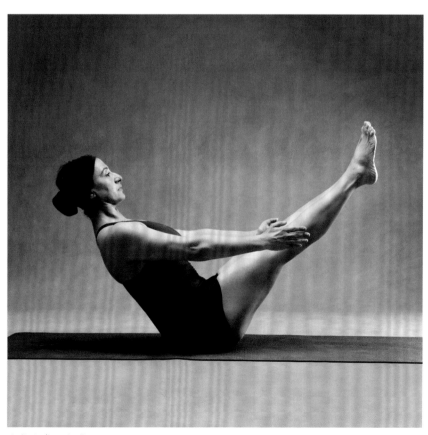

体式欣赏：船式 Navasana

站姿体式系列（先完成表中体式 1～12，再接续下列体式 13～21）

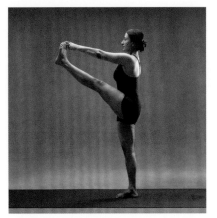

13. 单腿站立伸展式
Utthita Hasta Padangustasana

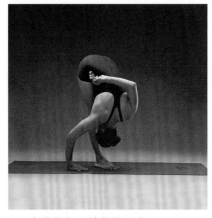

14. 半莲花加强前曲伸展式
Ardha Baddha Padmottanasana

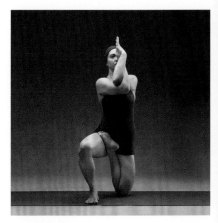

15. 马面式
Vatayanasana

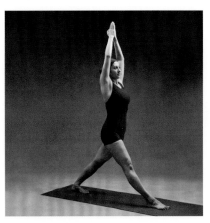

16. 武士一式
Veerabhadrasana 1

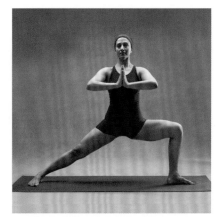

17. 武士二式
Veerabhadrasana 2

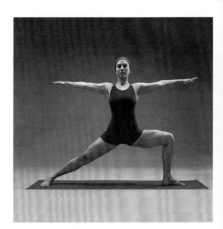

18. 武士三式
Veerabhadrasana 3

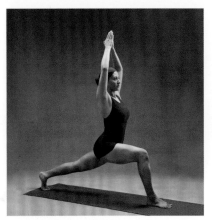

19. 武士四式
Veerabhadrasana 4

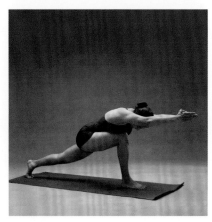

20. 武士式
Veerabhadrasana

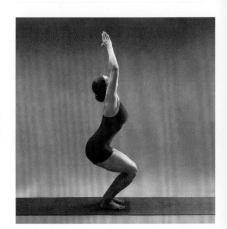

21. 幻椅式
Utkatasana

坐姿体式系列（先完成表中体式1~4，再接续下列体式5~13）

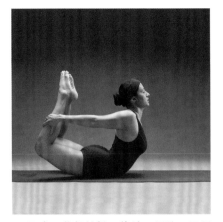

5. 弓式：背部放松。俯卧、屈膝，双足上下移动
Dhanurasana
Follow with relaxing the back. Lie with chest down and move feet up and down with bent knees

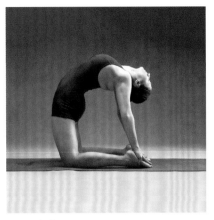

6. 骆驼式
Ustrasana

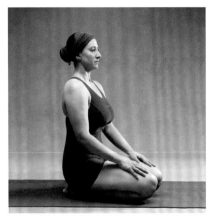

7. 霹雳坐式
Vajrasana

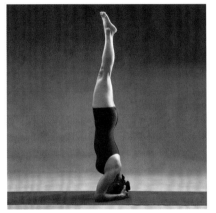

8. 头倒立式
Shirsasana

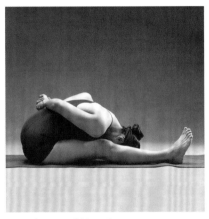

9. 圣哲玛里琪第一式
Marichyasana 1

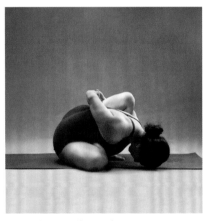

10. 圣哲玛里琪第二式
Marichyasana 2

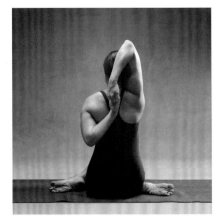

11. 牛面式
Gomukhasana

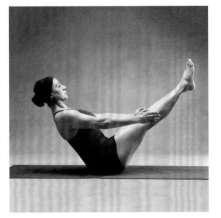

12. 船式
Navasana
Featured asana

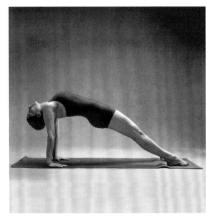

13. 后仰支架式
Purvottanasana

增 强 耐 力 系 列

热身的常规动作
• 节奏轻柔地跳 50 次
• 前后用力摆臂 10 次
• 前后绕肩 10 次
• 双臂张开，扭腰，向左右两侧伸展，各 5 次
• 轻绕膝部，左右各 5 次
• 脚跟抬起，前脚掌着地，顺时针、逆时针绕脚踝，各 5 次
调息的常规动作
选用舒适的瑜伽坐姿，放松。平心凝神
• 胜利调息法 5 分钟
• 胜利调息法加内屏息（吸气后屏息）5 分钟
• 修习阴阳互换呼吸法 10 分钟
• 蜂式调息法 5 次，调息间隙休息要充分
• 悬息 300 下，悬息间隙休息要充分
站姿体式的常规动作
1. 山式
2. 上山式
3. 树式
4. 单腿平衡式
5. 手抓脚趾站立前曲式
6. 拜日式：A 式与 B 式交替，各 5 次
7. 三角式
8. 扭转三角式
9. 侧角伸展式
10. 三角扭转侧伸展式
11. 加强侧伸展式
12. 双角式
13. 单腿站立伸展式
14. 半莲花加强前曲伸展式
15. 马面式
16. 武士三式
17. 幻椅式
18. 舞王式
19. 侧板式
20. 卡拉巴哈拉瓦式

坐姿体式的常规动作
1. 俯卧撑式
2. 上犬式
3. 下犬式
4. 俯卧摊尸式
5. 蝗虫式
6. 弓式：背部放松。俯卧、屈膝，双足上下运动
7. 骆驼式
8. 霹雳坐式
9. 榻式
10. 束角式
11. 龟式
12. 船式
镇静的常规动作
1. 肩倒立式
2. 犁式
3. 桥式
4. 车轮式
5. 轮式
6. 鱼式一式
7. 倒手杖式
8. 鱼式二式
9. 摊尸式（保持 5 分钟）
然后以莲花式收束，呼吸 5 次，离开瑜伽垫

要 点

　　确保所有体式及调息技巧皆为瑜伽导师所授。有些修习必须经医生同意方可修习。在开始系列修习之前，修习者务必以拜日式 A 和拜日式 B（见第二部分·第五章）及相关体式热身和全面休息（见第二部分·第三、第四章；第三部分·第九章），并将蜂式调息和悬息加入调息常规动作中。

增强耐力

能力和耐力不足与生活方式、身体状况乃至情绪、心境有关。

•生活方式层面的诸多因素包括：不良的饮食习惯，如饮酒及喝咖啡，不良的作息习惯，以及睡眠不足和久坐不动等。

•身体方面的因素则包括：各种过敏病症、长期肌肉伤痛、肥胖、营养不良，慢性病如糖尿病、甲亢或甲减，等等。

•情绪方面的因素包括：抑郁、压抑、忧伤等。低落的情绪令人虚弱、疲惫；心灰意冷更使人少气乏力。

受损各轮

仁爱轮和真知轮。

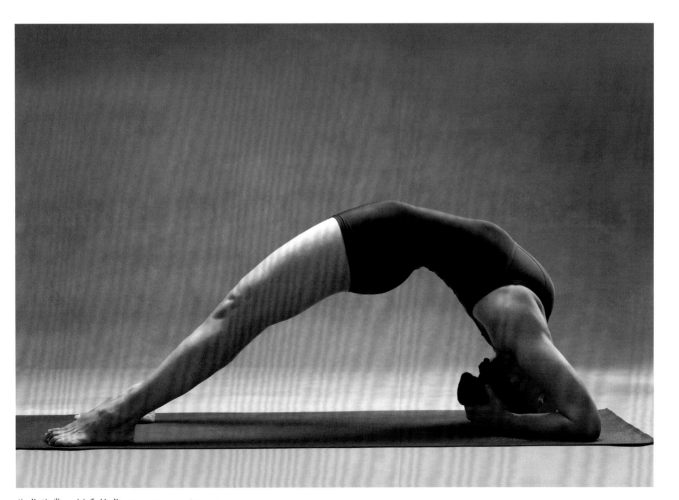

体式欣赏：倒手杖式　Viparita Dandasana

站姿体式系列（先完成表中体式1~12，再接续下列体式13~20）

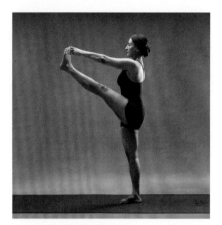

13. 单腿站立伸展式
Utthita Hasta Padangustasana

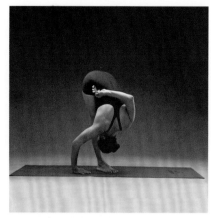

14. 半莲花加强前曲伸展式
Ardha Baddha Padmottanasana

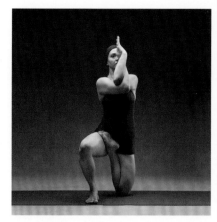

15. 马面式
Vatayanasana

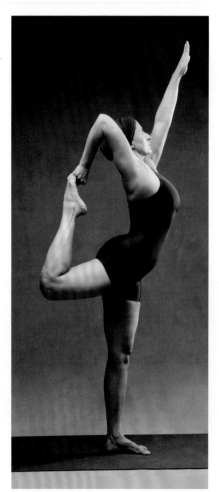

18. 舞王式
Natarajasana

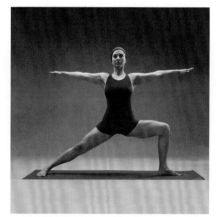

16. 武士三式
Veerabhadrasana 3

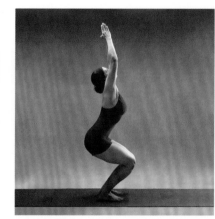

17. 幻椅式
Utkatasana

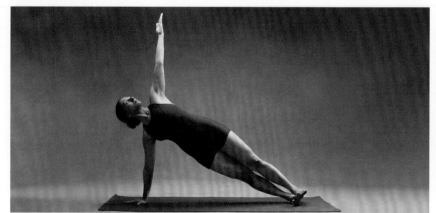

19. 侧板式
Vasisthasana

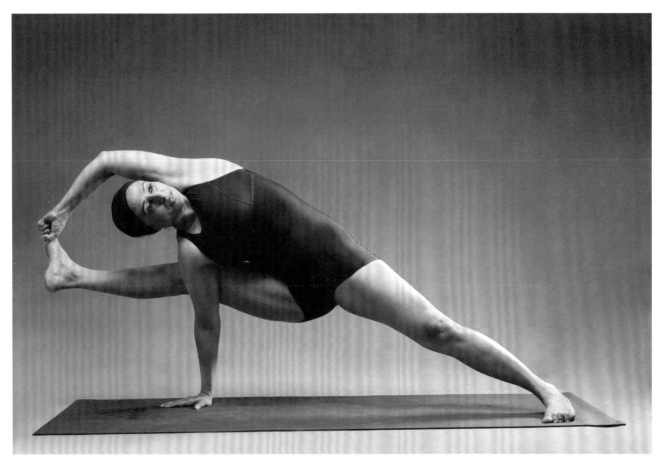

20. 卡拉巴哈拉瓦式
Kala Bhairavasana

坐姿体式系列（先完成表中体式 1~4，再接续下列体式 5~12）

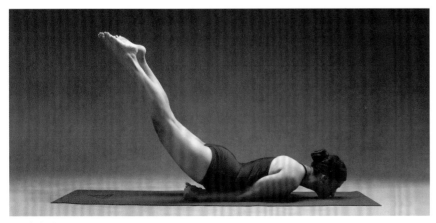

5. 蝗虫式
Shalabhasana

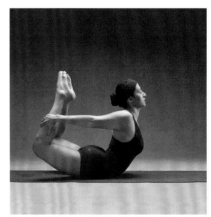

6. 弓式：背部放松。俯卧、屈膝，双
足上下移动
Dhanurasana
*Follow with relaxing the back. Lie with chest
down and move feet up and down with bent knees*

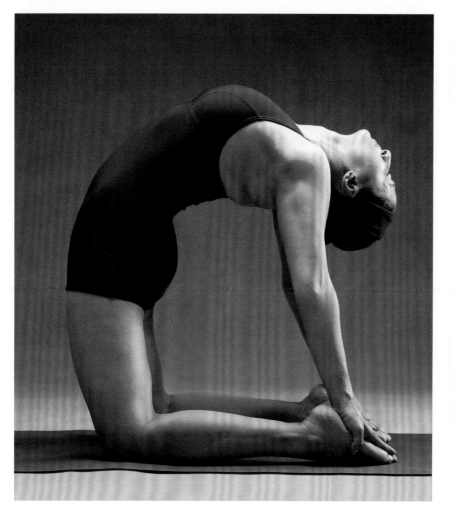

7. 骆驼式
Ustrasana

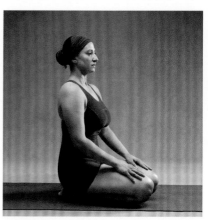

8. 霹雳坐式
Vajrasana

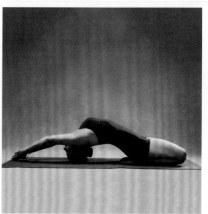

9. 榻式
Paryankasana
Featured asana

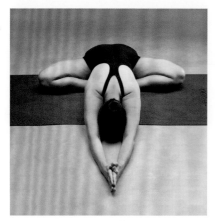

10. 束角式
Baddha Konasana

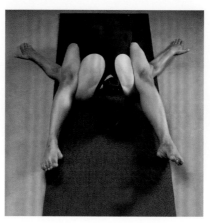

11. 龟式
Kurmasana

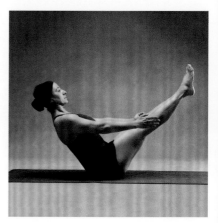

12. 船式
Navasana

镇静体式系列（先完成表中体式 1～4，再接续下列体式 5～9 及收束体式）

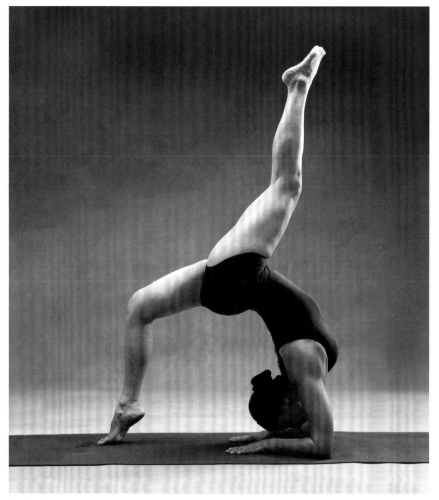

5. 轮式
Urdhva Dhanurasana

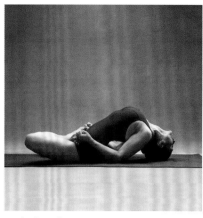

6. 鱼式一式
Matsyasana 1

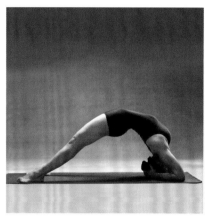

7. 倒手杖式
Viparita Dandasana
Featured asana

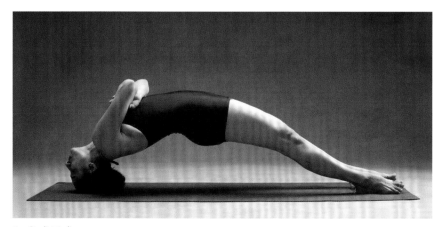

8. 鱼式二式
Matsyasana 2

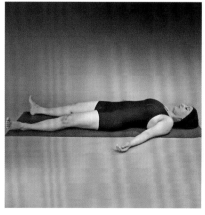

9. 摊尸式 5分钟
Shavasana *5 min*

第八章

日常修习系列
周一修习系列

热身的常规动作
• 节奏轻柔地跳 50 次
• 前后用力摆臂 10 次
• 前后绕肩 10 次
• 双臂张开，扭腰，向左右两侧伸展，各 5 次
• 轻绕膝部，左右各 5 次
• 脚跟抬起，前脚掌着地，顺时针、逆时针绕脚踝，各 5 次

调息的常规动作
选用舒适的瑜伽坐姿，放松。平心凝神
• 胜利调息法 5 分钟
• 胜利调息法加内屏息（吸气后屏息）5 分钟
• 阴阳互换调息法 5 分钟
• 阴阳互换调息法加内屏息（吸气后屏息）10 分钟

站姿体式的常规动作
1. 山式
2. 上山式
3. 树式
4. 单腿平衡式
5. 手抓脚趾站立前曲式
6. 拜日式：A 式与 B 式交替，各 5 次
7. 三角式
8. 扭转三角式
9. 侧角伸展式
10. 三角扭转侧伸展式
11. 加强侧伸展式
12. 双角式
13. 单腿站立伸展式
14. 半莲花加强前曲伸展式
15. 马面式
16. 武士三式
17. 幻椅式
18. 舞王式
19. 单腿轮式
20. 手碰脚前曲伸展式一式

坐姿体式的常规动作
1. 俯卧撑式
2. 上犬式
3. 下犬式
4. 俯卧摊尸式
5. 蝗虫式
6. 半蝗虫式
7. 弓式二式
8. 弓式三式：背部放松。俯卧、屈膝，双足上下移动
9. 骆驼式
10. 霹雳坐式
11. 卧英雄式
12. 束角式
13. 龟式
14. 船式
15. 双腿背部前曲伸展坐式
16. 牛面式
17. 胎儿式

镇静的常规动作
1. 卧手抓脚趾腿伸展式一式
2. 卧手抓脚趾腿伸展式二式
3. 卧毗湿奴式
4. 肩倒立式
5. 犁式
6. 桥式
7. 车轮式
8. 单腿轮式
9. 鱼式
10. 锁莲式
11. 瑜伽身印
12. 摊尸式（保持 5 分钟）
然后以莲花式收束，呼吸 5 次，离开瑜伽垫

要　点

　　确保所有体式及调息技巧皆为瑜伽导师所授。有些体式必须经医生同意方可修习。在开始系列修习之前，修习者务必以拜日式 A 和拜日式 B（见第 42 页，第二部分·第五章·日礼）及相关体式进行热身（见第二部分·第三、第四章；第三部分·第九章），并将阴阳顺逆调息法（见第 38 页，第二部·第四章·调息法导论）加入调息系列中。

重要提示：

　　"日常修习系列"中的"周一至周五修习系列"，奠基于笔者自我修习的心得与多年瑜伽教授经验。众多学员从这些系列中收益，他们的良好反馈激发作者将其整理归类。学员在修习中，如有任何不适都应密切关注，并向有资质的瑜伽导师、医生和心理医师咨询。

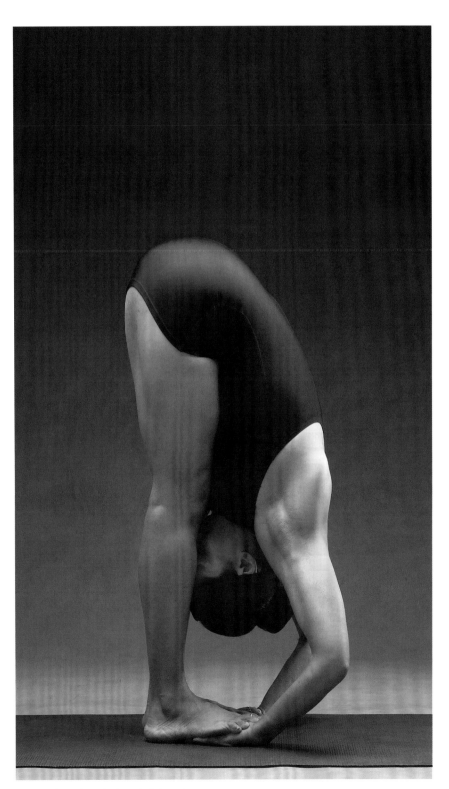

体式欣赏：手碰脚前曲伸展式一式　Padahastasana 1

站姿体式系列（先完成表中体式 1～17，再接续下列体式 18～20）

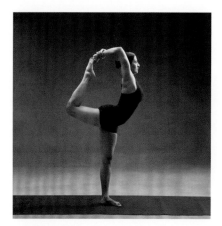

18. 舞王式
Natarajasana

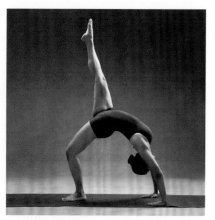

19. 单腿车轮式
Eka Pada Urdhva Dhanurasana

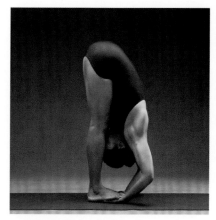

20. 手碰脚前曲伸展式一式
Padahastasana 1
Featured aasana

坐姿体式系列（先完成表中体式 1-4，再接续下列体式 5-17）

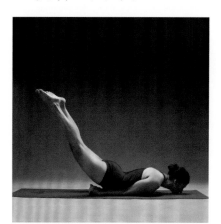

5. 蝗虫式
Shalabhasana

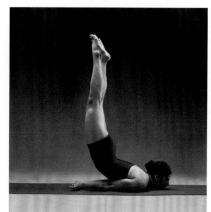

6. 半蝗虫式
Urdhva Shalabhasana

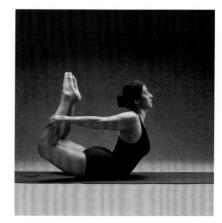

7. 弓式二式
Dhanurasana 2

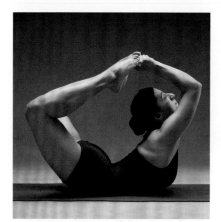

8. 弓式三式：背部放松。俯卧、屈膝，双足上下移动
Dhanurasana 3
Follow with relaxing the back. Lie with chest down and move feet up and down with bent knees

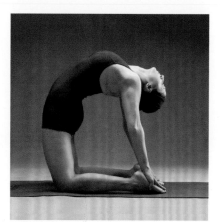

9. 骆驼式
Ustrasana

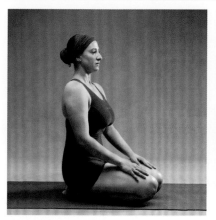

10. 霹雳坐式
Vajrasana

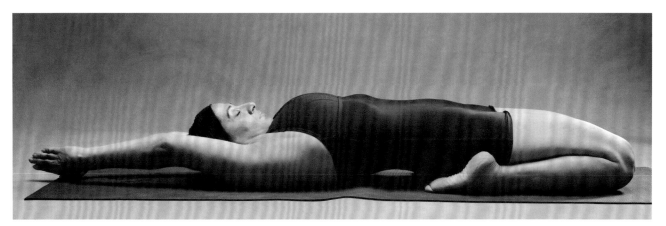

11. 卧英雄式
Supta Virasana

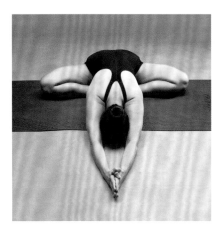

12. 束角式
Baddha Konasana

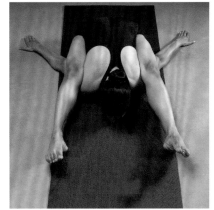

13. 龟式
Kurmasana

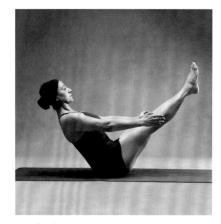

14. 船式
Navasana

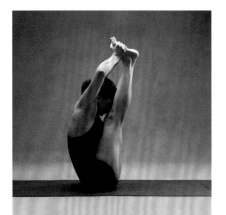

15. 双腿背部前曲伸展坐式
Ubhaya Paschimottanasana

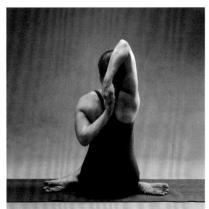

16. 牛面式
Gomukhasana

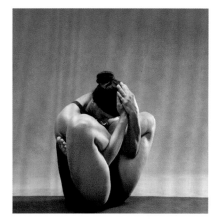

17. 胎儿式
Garbha Pindasana

周二修习系列

热身的常规动作
·节奏轻柔地跳 50 次
·前后用力摆臂 10 次
·前后绕肩 10 次
·双臂张开，扭腰，向左右两侧伸展，各 5 次
·轻绕膝部，左右各 5 次
·脚跟抬起，前脚掌着地，顺时针、逆时针绕脚踝，各 5 次

调息的常规动作
选用舒适的瑜伽坐姿，放松。平心凝神
•胜利调息法 5 分钟
•胜利调息法加内屏息（吸气后屏息）5 分钟
•修习阴阳互换呼吸法 10 分钟
•蜂式调息法 5 次，调息间隙休息要充分

站姿体式的常规动作
1. 山式
2. 上山式
3. 树式
4. 单腿平衡式
5. 手抓脚趾站立前曲式
6. 拜日式：A 式与 B 式交替，各 5 次
7. 三角式
8. 扭转三角式
9. 侧角伸展式
10. 半月式
11. 扭转半月式
12. 加强侧伸展式
13. 双角式
14. 单腿站立伸展式
15. 半莲花加强前曲伸展式
16. 马面式
17. 武士三式
18. 幻椅式二式
19. 单腿下犬式
20. 鹤式
21. 双臂反抱腿式 / 流萤式
22. 单腿鸽式
23. 神猴哈努曼式
24. 扭转神猴哈努曼式
25. 侧拉弓支撑式

坐姿体式的常规动作
1. 俯卧撑式
2. 上犬式
3. 下犬式
4. 俯卧摊尸式
5. 背部前曲伸展坐式
6. 后仰支架式
7. 束角式
8. 坐角式
9. 牛面式
10. 巴拉瓦伽式
11. 船式
12. 双坐角式
13. 仰面坐角式

镇静的常规动作
1. 肩倒立式
2. 犁式
3. 桥式
4. 车轮式
5. 鱼式
6. 锁莲式
7. 瑜伽身印
8. 摊尸式（保持 5 分钟）
然后以莲花式收束，呼吸 5 次，离开瑜伽垫

要点

确保所有体式及调息技巧皆为瑜伽导师所授。有些修习必须经医生同意方可修习。在开始系列修习之前，修习者务必以拜日式 A 和拜日式 B（见第二部分·第五章）及相关体式热身和全面休息（见第二部分·第三、第四章；第三部分·第九章），并将蜂式调息法加入调息系列中。

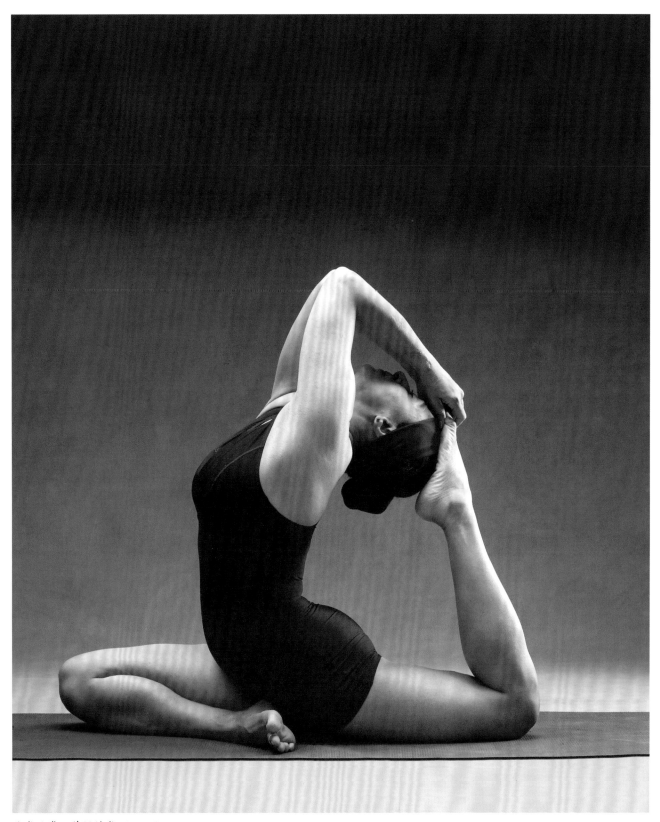

体式欣赏：单腿鸽式 Eka Pada Kapotasana

站姿体式系列（先完成表中体式 1 ～ 9，再接续下列体式 10 ～ 25）

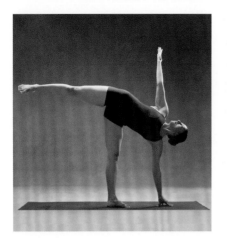

10. 半月式
Ardha Chandrasana

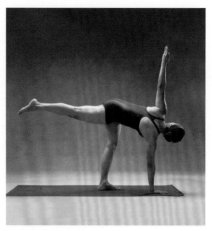

11. 扭转半月式
Parivrtta Ardhachandrasana

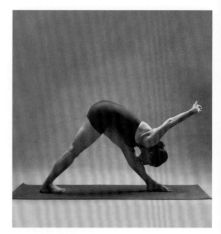

12. 加强侧伸展式
Parsvottanasana

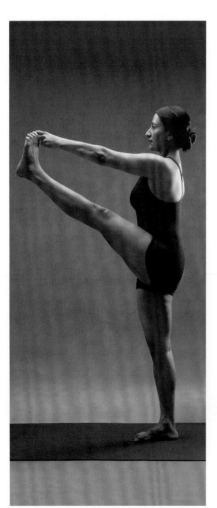

14. 单腿站立伸展式
Utthita Hasta Padangustasana

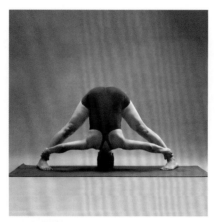

13. 双角式
Prasarita Padottanasana

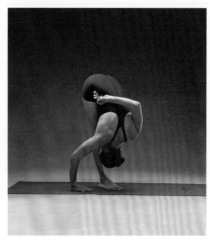

15. 半莲花加强前曲伸展式
Ardha Baddha Padmottanasana

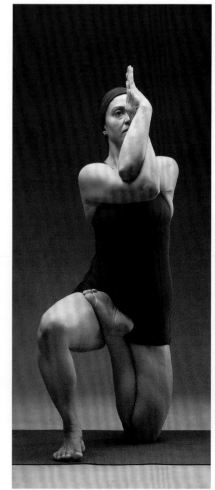

16. 马面式
Vatayanasana

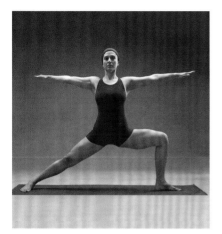

17. 武士三式
Veerabhadrasana 3

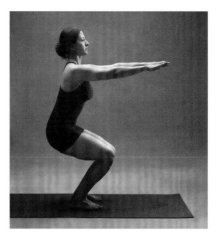

18. 幻椅式二式
Utkatasana 2

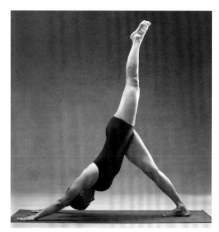

19. 单腿下犬式
Eka Pada Adho Mukha Svanasana

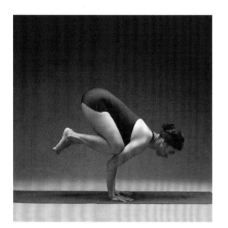

20. 鹤式
Bakasana

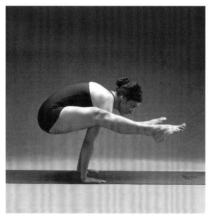

21. 双臂反抱腿式/流萤式
Tittibhasana2

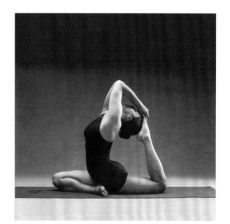

22. 单腿鸽式
Eka Pada Kapotasana
Featured asana

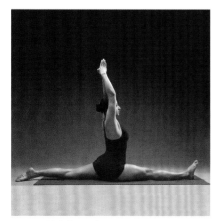

23. 神猴哈努曼式
Hanumanasana

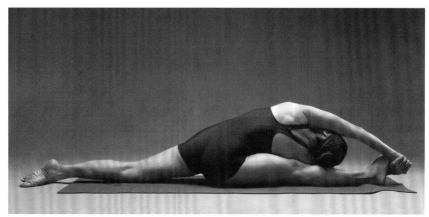

24. 扭转神猴哈努曼式
Parivrtta Hanumanasana

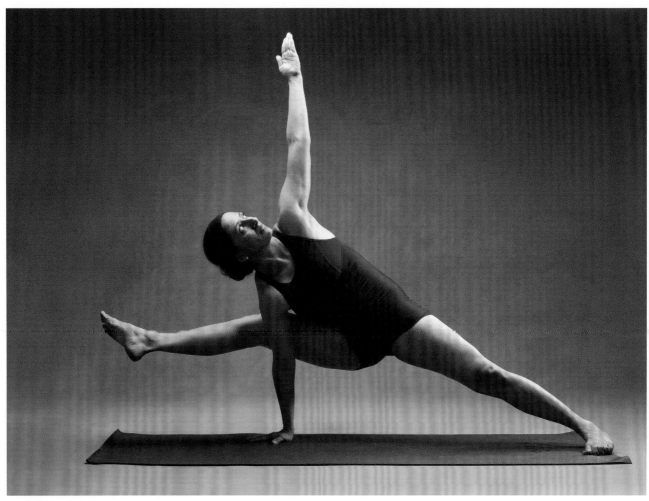

25. 侧拉弓支撑式
Vishwamitrasana

坐姿体式系列（先完成表中体式 1~4，再接续下列体式 5~13）

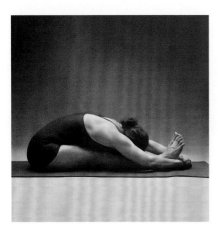

5. 背部前曲伸展坐式
Paschimottanasana

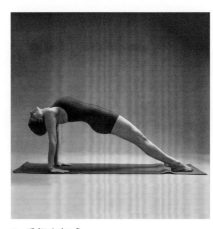

6. 后仰支架式
Purvottanasana

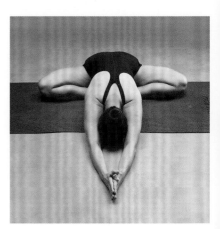

7. 束角式
Baddha Konasana

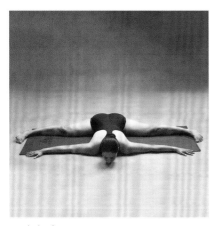

8. 坐角式
Upavishtakonasana

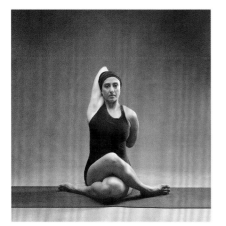

9. 牛面式
Gomukhasana

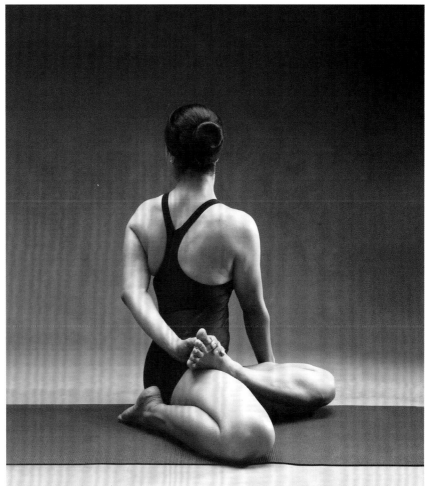

10. 巴拉瓦伽式
Bharadwajasana

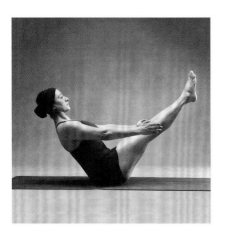

11. 船式
Navasana

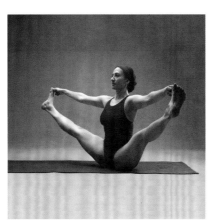

12. 双坐角式
Ubhaya Upavishtakonasana

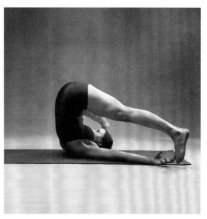

13. 仰面坐角式
Urdhva Mukha Upavishtakonasana
Roll backward to this asana.

周三修习系列

热身的常规动作
·节奏轻柔地跳 50 次
·前后用力摆臂 10 次
·前后绕肩 10 次
·双臂张开，扭腰，向左右两侧伸展，各 5 次
·轻绕膝部，左右各 5 次
·脚跟抬起，前脚掌着地，顺时针、逆时针绕脚踝，各 5 次

调息的常规动作
选用舒适的瑜伽坐姿，放松。平心凝神
·胜利调息法 5 分钟
·胜利调息法加内屏息（吸气后屏息）5 分钟
·修习阴阳互换呼吸法 10 分钟
·悬息 300 下，悬息间隙休息要充分

站姿体式的常规动作
1. 山式
2. 上山式
3. 树式
4. 单腿平衡式
5. 手抓脚趾站立前曲式
6. 单腿下犬式
7. 拜日式：A 式与 B 式交替，各 5 次
8. 三角式
9. 扭转三角式
10. 侧角伸展式
11. 三角扭转侧伸展式
12. 加强侧伸展式
13. 双角式
14. 单腿站立伸展式
15. 半莲花加强前曲伸展式
16. 马面式
17. 手抓脚腕轮式
18. 幻椅式
19. 扭转幻椅式
20. 侧板式一式
21. 侧板式二式
22. 侧拉弓支撑式
23. 卡拉巴哈拉瓦式

坐姿体式的常规动作
1. 俯卧撑式
2. 上犬式
3. 下犬式
4. 俯卧摊尸式
5. 蝗虫式
6. 半蝗虫式
7. 王公式
8. 休闲王公式
9. 英雄式
10. 卧英雄式
11. 骆驼式
12. 霹雳坐式
13. 头倒立式
14. 圣哲玛里琪第一式
15. 圣哲玛里琪第三式
16. 束角式
17. 坐角式
18. 船式
19. 双坐角式
20. 仰面坐角式

镇静的常规动作
1. 肩倒立式
2. 犁式
3. 桥式
4. 车轮式
5. 鱼式
6. 锁莲式
7. 瑜伽身印
8. 摊尸式（保持 5 分钟）
然后以莲花式收束，呼吸 5 次，离开瑜伽垫

要 点

确保所有体式及调息技巧皆为瑜伽导师所授。有些修习必须经医生同意方可修习。在开始系列修习之前，修习者务必以拜日式 A 和拜日式 B（见第二部分·第五章）及相关体式热身和全面休息（见第二部分·第三、第四章；第三部分·第九章），并将悬息法加入调息系列。

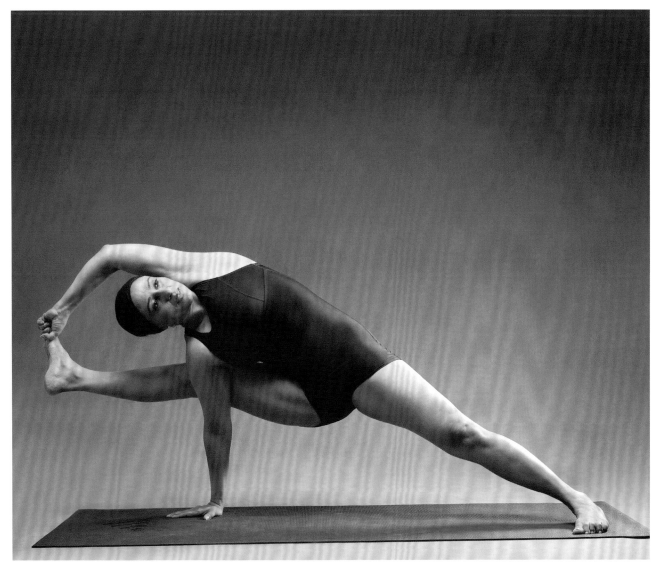

体式欣赏：卡拉巴哈拉瓦式 Kala Bhairavasana

站姿体式系列（先完成表中体式 1 ~ 16，再接续下列体式 17 ~ 23）

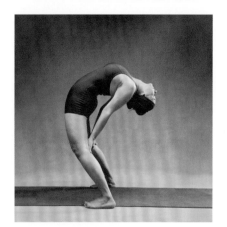

17. 手抓脚腕轮式
Tirieng Mukhottanasana

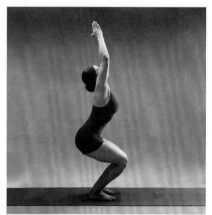

18. 幻椅式
Utkatasana

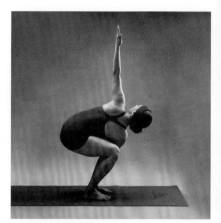

19. 扭转幻椅式
Parivrtta Utkatasana

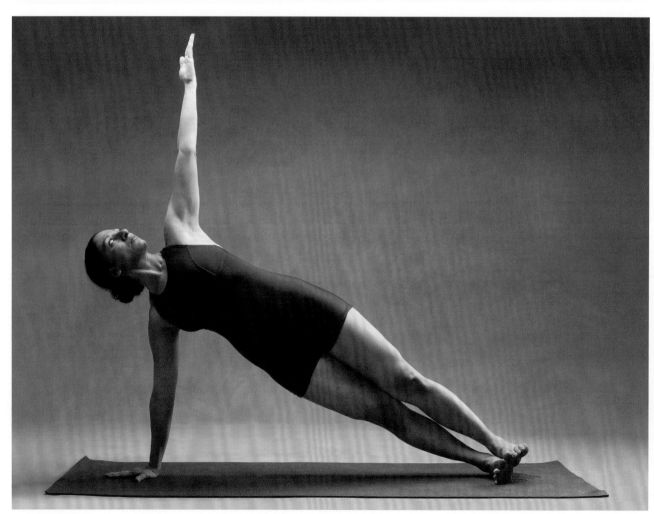

20. 侧板式一式
Vasisthasana 1

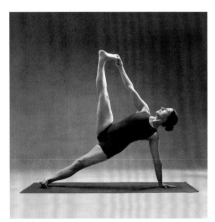

21. 侧板式二式
Vasisthasana 2

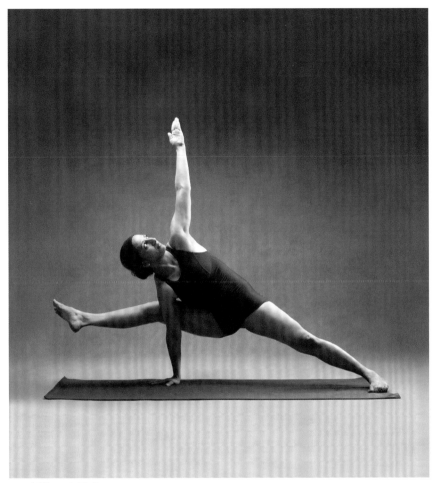

22. 侧拉弓支撑式
Vishwamitrasana

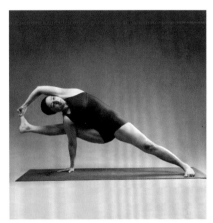

23. 卡拉巴哈拉瓦式
Kala Bhairavasana
Featured asana

坐姿体式系列（先完成表中体式1~4，再接续下列体式5~20）

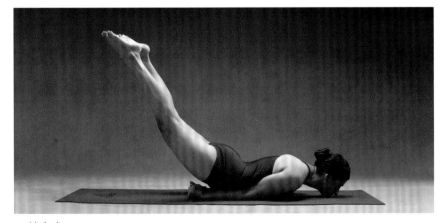

5. 蝗虫式
Shalabhasana

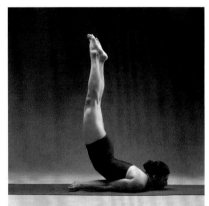

6. 半蝗虫式
Urdhva Shalabhasana

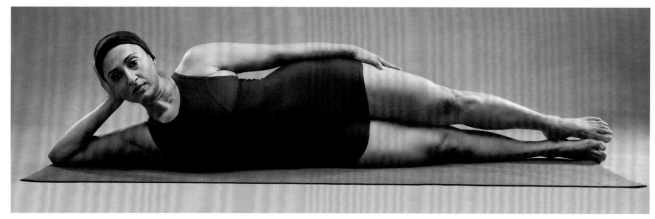

7. 王公式
Shayanasana

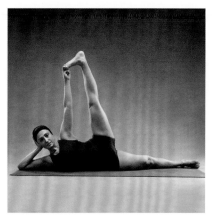

8. 休闲王公式
Ananta Shayanasana

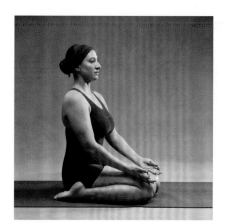

9. 英雄式
Virasana

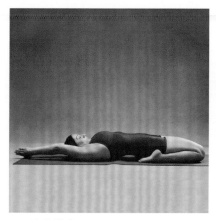

10. 卧英雄式
Supta Virasana

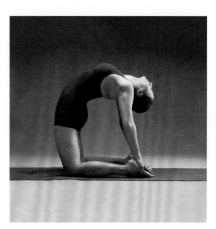

11. 骆驼式
Ustrasana

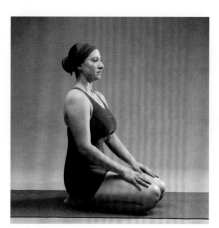

12. 霹雳坐式
Vajrasana

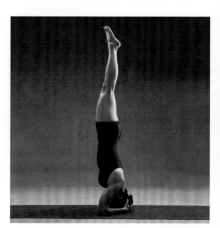

13. 头倒立式
Shirsasana

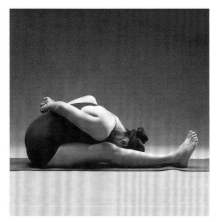

14. 圣哲玛里琪第一式
Marichyasana 1

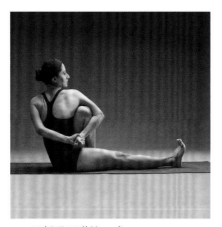

15. 圣哲玛里琪第三式
Marichyasana 3

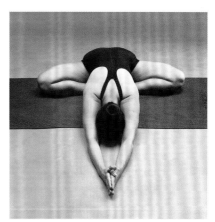

16. 束角式
Baddha Konasana

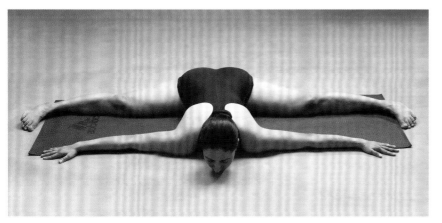

17. 坐角式
Upavishtakonasana

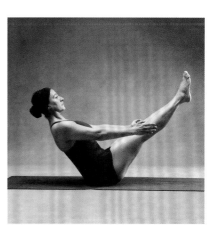

18. 船式
Navasana

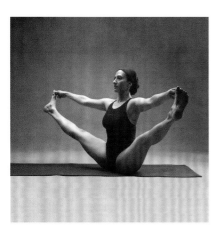

19. 双坐角式
Ubhaya Upavishtakonasana

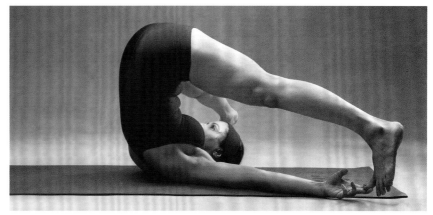

20. 仰面坐角式
Urdhva Mukha Upavishtakonasana
Roll backward to this asana.

周四修习系列

热身的常规动作
·节奏轻柔地跳 50 次
·前后用力摆臂 10 次
·前后绕肩 10 次
·双臂张开，扭腰，向左右两侧伸展，各 5 次
·轻绕膝部，左右各 5 次
·脚跟抬起，前脚掌着地，顺时针、逆时针绕脚踝，各 5 次

调息的常规动作
选用舒适的瑜伽坐姿，放松。平心凝神
·胜利调息法 5 分钟
·胜利调息法加内屏息（吸气后屏息）5 分钟
·修习阴阳互换呼吸法 10 分钟
·风箱式调息 50 下，间隙休息要充分

站姿体式的常规动作
1. 山式
2. 上山式
3. 树式
4. 单腿平衡式
5. 手抓脚趾站立前曲式
6. 拜日式：A 式与 B 式交替，各 5 次
7. 三角式
8. 扭转三角式
9. 侧角伸展式
10. 三角扭转侧伸展式
11. 加强侧伸展式
12. 双角式
13. 单腿站立伸展式
14. 半莲花加强前曲伸展式
15. 马面式
16. 武士五式
17. 武士六式
18. 幻椅式
19. 单腿轮式
20. 轮式
21. 手碰脚前曲伸展式二式
22. 单腿加强脊柱前曲伸展式

坐姿体式的常规动作
1. 俯卧撑式
2. 上犬式
3. 下犬式
4. 俯卧摊尸式
5. 套索扭转式
6. 背部前曲伸展坐式
7. 后仰支架式
8. 束角式
9. 牛面式
10. 霹雳坐式
11. 榻式
12. 半脊柱扭转式
13. 船式
14. 双腿背部前曲伸展坐式
15. 后仰支架式

镇静的常规动作
1. 卧手抓脚趾腿伸展式一式
2. 卧手抓脚趾腿伸展式二式
3. 卧手抓脚趾腿伸展式三式
4. 卡比里亚式
5. 肩倒立式
6. 犁式
7. 桥式
8. 车轮式
9. 鱼式
10. 锁莲式
11. 瑜伽身印
12. 摊尸式（保持 5 分钟）
然后以莲花式收束，呼吸 5 次，离开瑜伽垫

要 点

　　确保所有体式及调息技巧皆为瑜伽导师所授。有些修习必须经医生同意方可修习。在开始系列修习之前，修习者务必以拜日式 A 和拜日式 B（见第二部分·第五章）及相关体式热身和全面休息（见第二部分·第三、第四章；第三部分·第九章），并将风箱式调息法加入调息系列中。

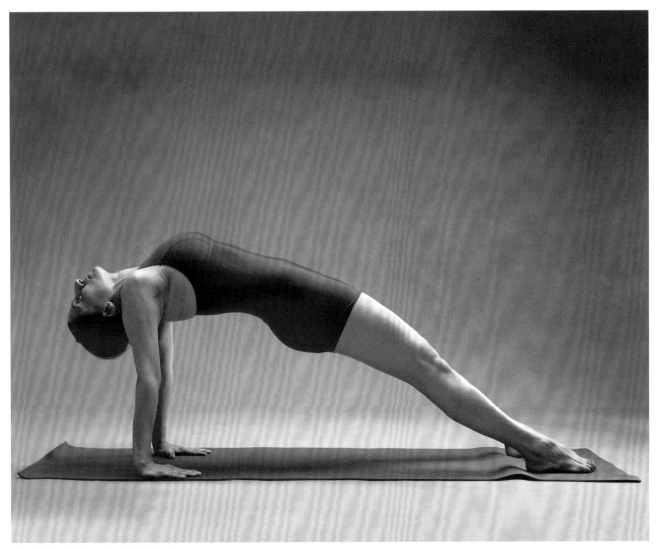

体式欣赏：后仰支架式 Purvottanasana

站姿体式系列（先完成表中体式 1～15，再接续下列体式 16～22）

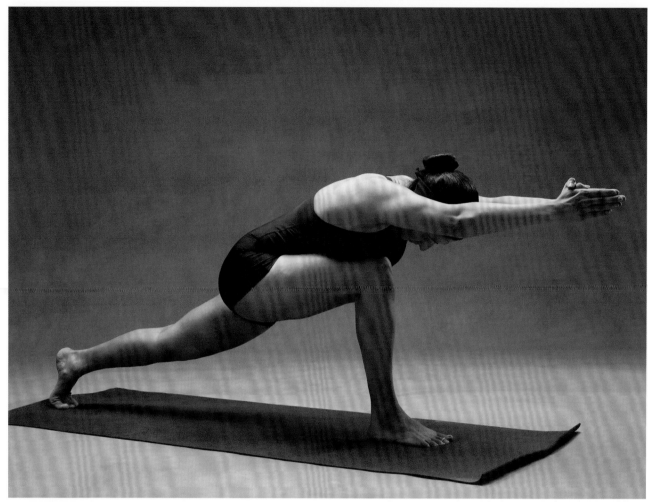

16. 武士五式
Veerabhadrasana 5

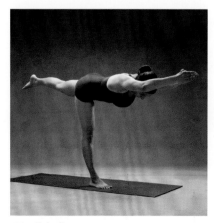

17. 武士式
Veerabhadrasana 6

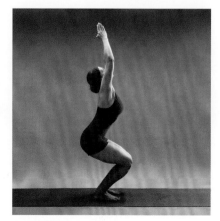

18. 幻椅式
Utkatasana

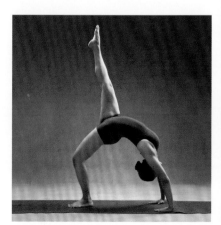

19. 单腿轮式
Eka Pada Urdhva Dhanurasana

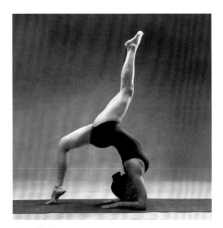

20. 轮式
Urdhva Dhanurasana

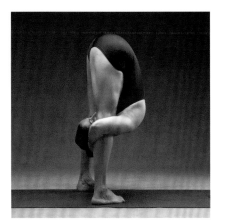

21. 手碰脚前曲伸展式二式
Padahastasana 2

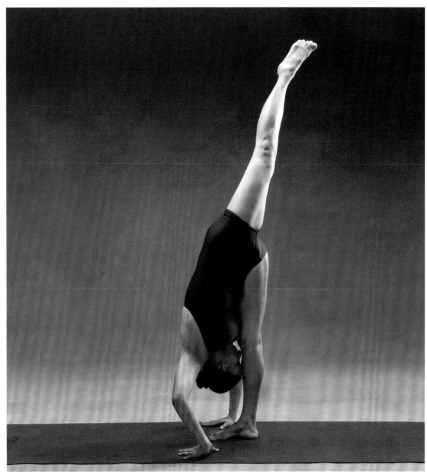

22. 单腿加强脊柱前曲伸展式
Eka Pada Uttanasana

坐姿体式系列（先完成表中体式 1~4，再接续下列体式 5~15）

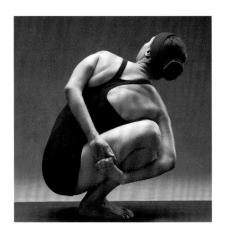

5. 套索扭转式
Pasasana

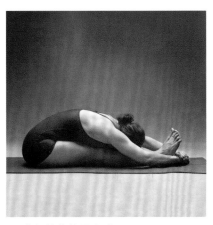

6. 背部前曲伸展坐式
Paschimottanasana

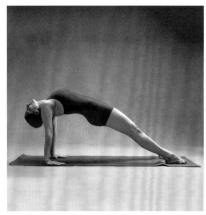

7. 后仰支架式
Purvottanasana

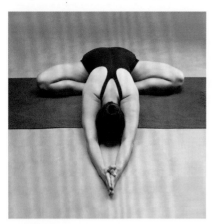

8. 束角式
Baddha Konasana

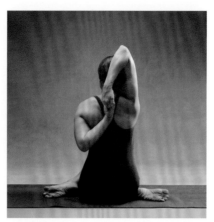

9. 牛面式
Gomukhasana

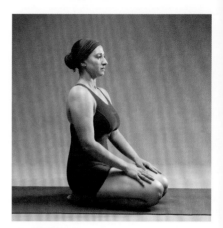

10. 霹雳坐式
Vajrasana

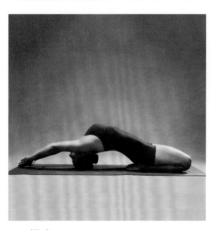

11. 榻式
Paryankasana

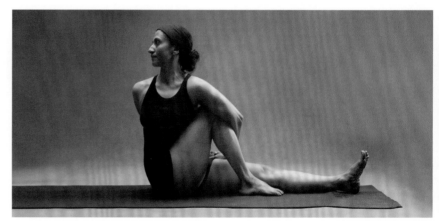

12. 半脊柱扭转式
Matsyendrasana

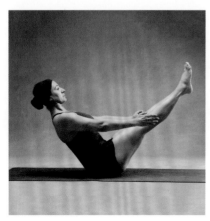

13. 船式
Navasana

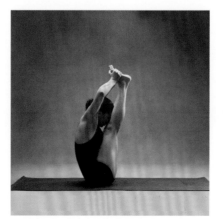

14. 双腿背部前曲伸展坐式
Ubhaya Paschimottanasana

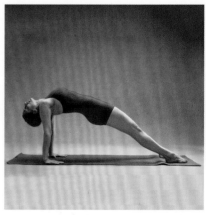

15. 后仰支架式
Purvottanasana

镇静体式系列（先完成下列体式 1 ~ 5，再接续表中体式 6 ~ 12 及收束体式）

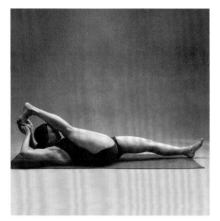

1. 卧手抓脚趾腿伸展式一式
Supta Padangusthasana 1

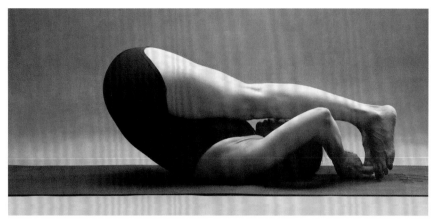

2. 卧手抓脚趾腿伸展式二式
Supta Padangusthasana 2

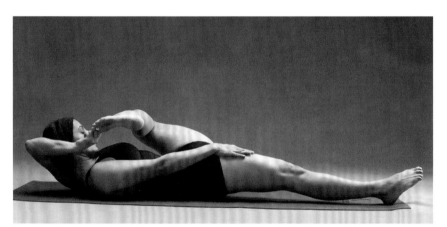

3. 卧手抓脚趾腿伸展式三式
Supta Padangusthasana 3

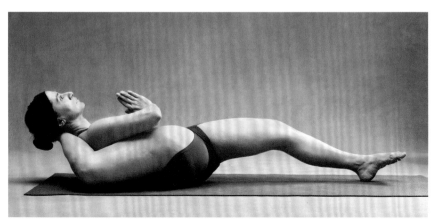

4. 卡比里亚式
Kapilasana

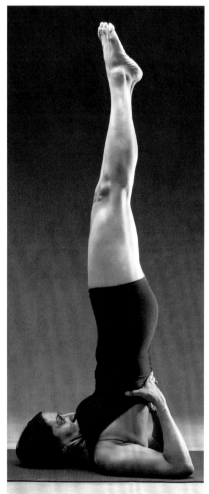

5. 肩倒立式
Sarvangasana

周 五 修 习 系 列

热身的常规动作
·节奏轻柔地跳 50 次
·前后用力摆臂 10 次
·前后绕肩 10 次
·双臂张开，扭腰，向左右两侧伸展，各 5 次
·轻绕膝部，左右各 5 次
·脚跟抬起，前脚掌着地，顺时针、逆时针绕脚踝，各 5 次

调息的常规动作
选用舒适的瑜伽坐姿，放松。平心凝神
·胜利调息法 5 分钟
·胜利调息法加内屏息（吸气后屏息）5 分钟
·修习阴阳互换呼吸法 10 分钟
·风箱式调息 50 下，间隙休息要充分

站姿体式的常规动作
1. 山式
2. 上山式
3. 树式
4. 单腿平衡式
5. 手抓脚趾站立前曲式
6. 拜日式：A 式与 B 式交替，各 5 次
7. 三角式
8. 扭转三角式
9. 侧角伸展式
10. 三角扭转侧伸展式
11. 半月式
12. 加强侧伸展式
13. 双角式
14. 单腿站立伸展式
15. 半莲花加强前曲伸展式
16. 马面式
17. 武士三式
18. 幻椅式
19. 鹤式
20. 单腿鹤式
21. 八字扭转式
22. 手倒立式
23. 孔雀起舞式

坐姿体式的常规动作
1. 俯卧撑式
2. 上犬式
3. 下犬式
4. 俯卧摊尸式
5. 蝗虫式
6. 弓式：背部放松。俯卧、屈膝，双足上下移动
7. 骆驼式
8. 鸽子式一式
9. 鸽子式二式
10. 霹雳坐式
11. 束角式
12. 双腿背部前曲伸展坐式
13. 后仰支架式
14. 英雄式
15. 苍鹭式
16. 射手式
17. 单腿绕头式
18. 翼式

镇静的常规动作
1. 卧手抓脚趾腿伸展式一式
2. 卧手抓脚趾腿伸展式二式
3. 卧毗湿奴式
4. 瑜伽睡眠式
5. 仰面背部伸展式
6. 单腿平衡式
7. 犁式
8. 桥式
9. 轮式
10. 鱼式
11. 锁莲式
12. 瑜伽身印
13. 摊尸式（保持 5 分钟）
然后以莲花式收束，呼吸 5 次，离开瑜伽垫

要 点

确保所有体式及调息技巧皆为瑜伽导师所授。有些修习必须经医生同意方可修习。在开始系列修习之前，修习者务必以拜日式 A 和拜日式 B（见第二部分·第五章）及相关体式热身及全面休息（见第二部分·第三、第四章；第三部分·第九章），并将风箱式调息法加入调息系列中。

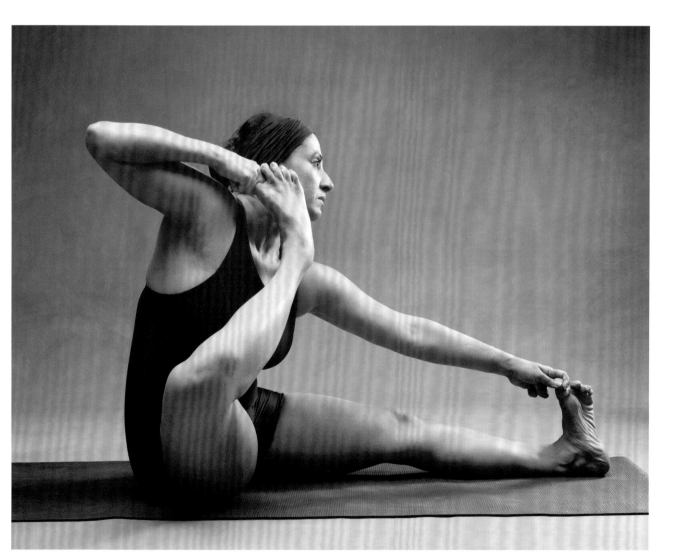

体式欣赏：射手式 Akarna Dhanurasana

站姿体式系列（先完成表中体式 1 ～ 17，再接续下列体式 18 ～ 23）

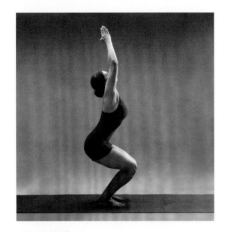

18. 幻椅式
Utkatasana

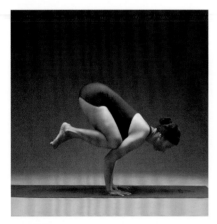

19. 鹤式
Bakasana

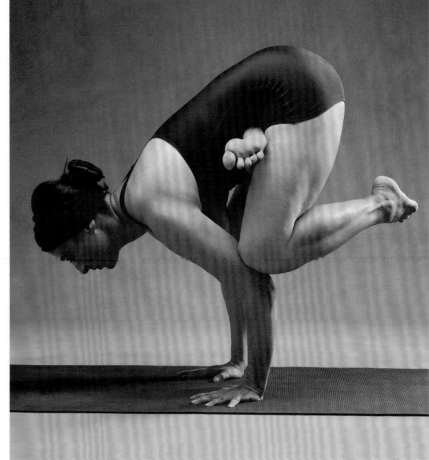

20. 单腿鹤式
Eka Pada Bakasana

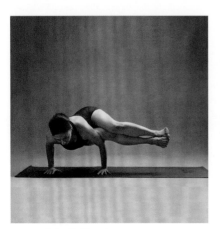

21. 八字扭转式
Dwi Pada Koundinyasana

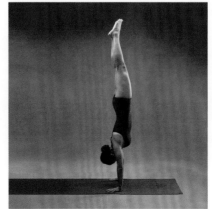

22. 手倒立式
Adho Mukha Tadasana

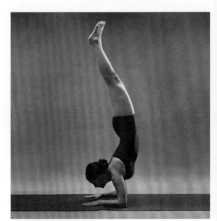

23. 孔雀起舞式
Pincha Mayurasana

坐姿体式系列（先完成表中体式 1~4，再接续下列体式 5~18）

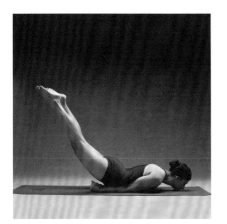

5. 蝗虫式
Shalabhasana

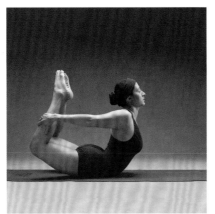

6. 弓式：背部放松。俯卧、屈膝，双足上下移动
Dhanurasana
Follow with relaxing the back. Lie with chest down and move feet up and down with bent knees

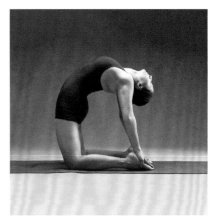

7. 骆驼式
Ustrasana

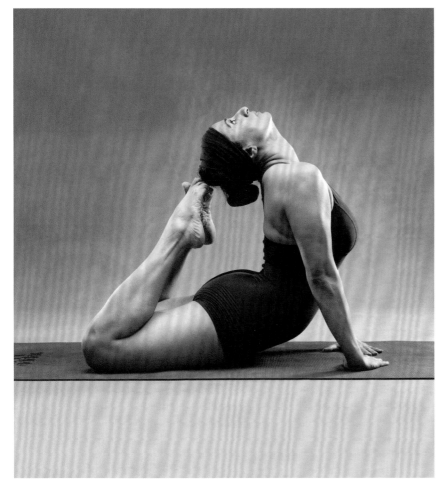

9. 鸽子式二式
Kapotasana 2

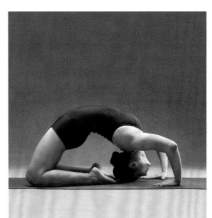

8. 鸽子式一式
Kapotasana 1

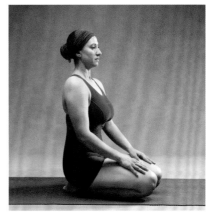

10. 霹雳坐式
Vajrasana

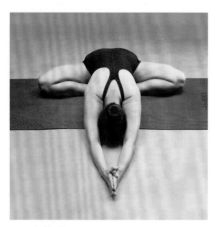

11. 束角式
Baddha Konasana

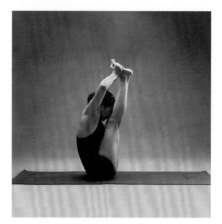

12. 双腿背部前曲伸展坐式
Ubhaya Paschimottanasana

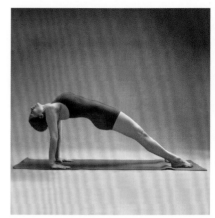

13. 后仰支架式
Purvottanasana

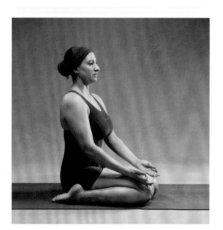

14. 英雄式
Virasana

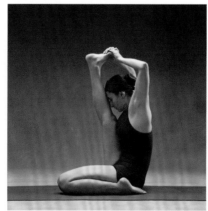

15. 苍鹭式
Krounchasana

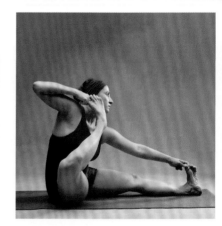

16. 射手式
Akarna Dhanurasana
Featured asana

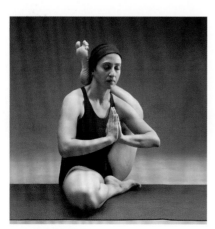

17. 单腿绕头式
Eka Pada Shirsasana

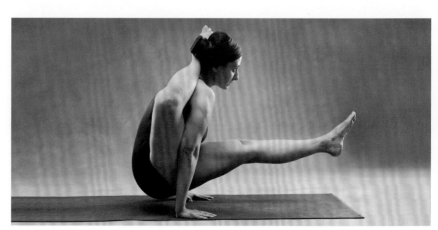

18. 翼式
Chakorasana

镇静体式系列 （先完成下列体式 1～5，再接续表中体式 6～13 及收束体式）

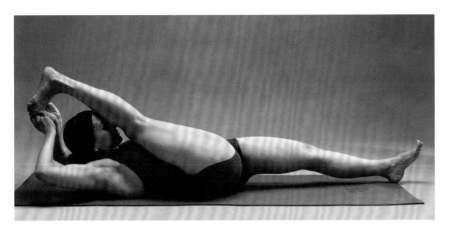

1. 卧手抓脚趾腿伸展式一式
Supta Padangusthasana 1

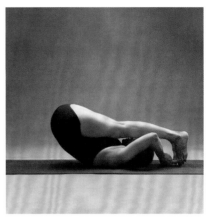

2. 卧手抓脚趾腿伸展式二式
Supta Padangusthasana 2

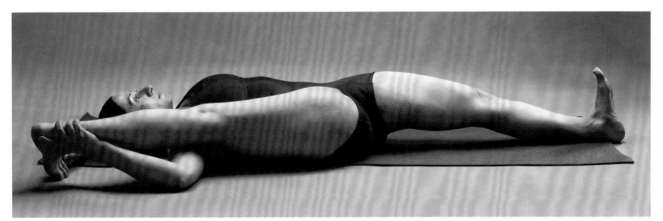

3. 卧毗湿奴式
Supta Trivikramasana

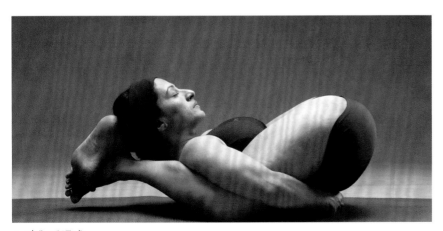

4. 瑜伽睡眠式
Yoga Nidrasana

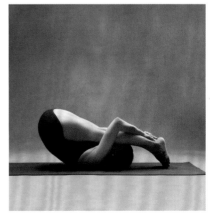

5. 仰面背部伸展式
Urdhva Mukha Paschimottanasana

周六修习系列

热身的常规动作
·节奏轻柔地跳 50 次
·前后用力摆臂 10 次
·前后绕肩 10 次
·双臂张开，扭腰，向左右两侧伸展，各 5 次
·轻绕膝部，左右各 5 次
·脚跟抬起，前脚掌着地，顺时针、逆时针绕脚踝，各 5 次

调息的常规动作
选用舒适的瑜伽坐姿，放松。平心凝神
●胜利调息法 5 分钟
●胜利调息法加内屏息（吸气后屏息）5 分钟
●修习阴阳互换呼吸法 10 分钟
●冷调息 5 次

站姿体式的常规动作
1. 山式
2. 上山式
3. 树式
4. 单腿平衡式
5. 手抓脚趾站立前曲式
6. 拜日式：A 式与 B 式交替，各 5 次
7. 三角式
8. 扭转三角式
9. 侧角伸展式
10. 三角扭转侧伸展式
11. 加强侧伸展式
12. 双角式
13. 单腿站立伸展式
14. 半莲花加强前曲伸展式
15. 马面式
16. 武士一式
17. 武士二式
18. 武士三式
19. 武士四式
20. 武士五式
21. 武士六式
22. 毗湿奴式
23. 舞王式
24. 半月舞王式
25. 幻椅式

坐姿体式的常规动作
1. 俯卧撑式
2. 上犬式
3. 下犬式一式
4. 俯卧摊尸式
5. 蝗虫式
6. 弓式：背部放松。俯卧、屈膝，双足上下移动
7. 霹雳坐式
8. 卧英雄式
9. 半英雄前曲伸展坐式
10. 半莲花加强背部前曲伸展坐式
11. 单腿头碰膝前曲伸展式一式
12. 单腿头碰膝前曲伸展式二式
13. 头碰膝扭转前曲伸展坐式
14. 圣哲玛里琪第二式
15. 圣哲玛里琪第四式
16. 半脊柱扭转式
17. 牛面式

镇静的常规动作
1. 卧手抓脚趾腿伸展式一式
2. 卧手抓脚趾腿伸展式二式
3. 卧毗湿奴式
4. 肩倒立式
5. 犁式
6. 桥式
7. 车轮式
8. 鱼式
9. 锁莲式
10. 瑜伽身印
11. 摊尸式（保持 5 分钟）
然后以莲花式收束，呼吸 5 次，离开瑜伽垫

要　点

　　确保所有体式及调息技巧皆为瑜伽导师所授。有些修习必须经医生同意方可进行。在开始系列修习之前，修习者务必以拜日式 A 和拜日式 B（见第二部分·第五章）及相关体式热身和全面休息（见第二部分·第三、第四章；第三部分·第九章），并将冷调息加入调息系列中。

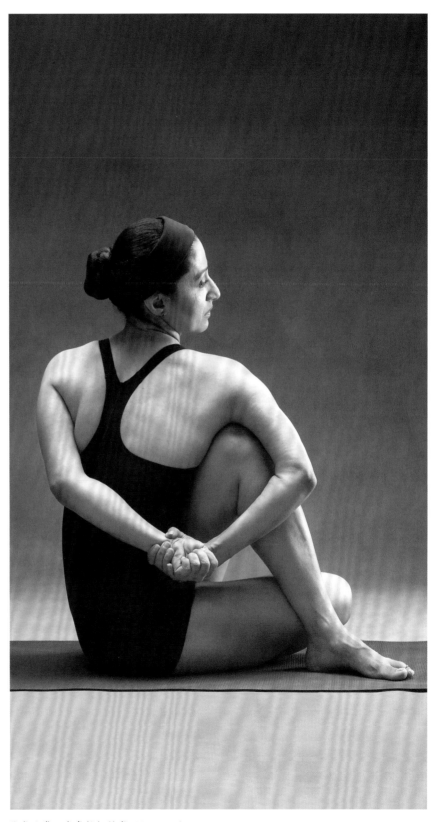

体式欣赏：半脊柱扭转式　Matsyendrasana

站姿体式系列（先完成表中体式 1～13，再接续下列体式 14～25）

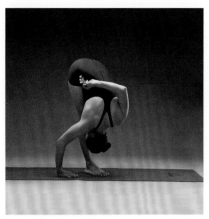

14. 半莲花加强前曲伸展式
Ardha Baddha Padmottanasana

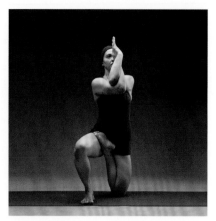

15. 马面式
Vatayanasana

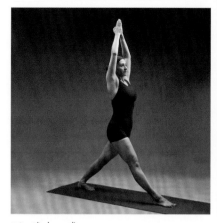

16. 武士一式
Veerabhadrasana 1

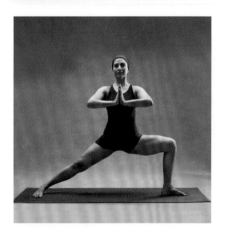

17. 武士二式
Veerabhadrasana 2

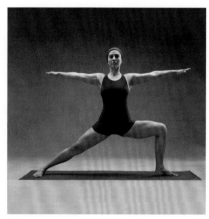

18. 武士三式
Veerabhadrasana 3

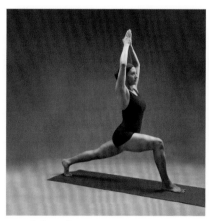

19. 武士四式
Veerabhadrasana 4

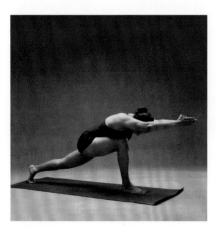

20. 武士五式
Veerabhadrasana 5

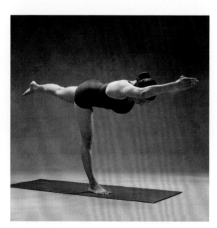

21. 武士六式
Veerabhadrasana 6

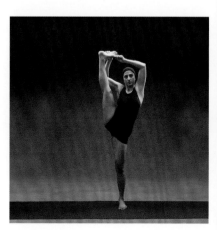

22. 毗湿奴式
Trivikramasana

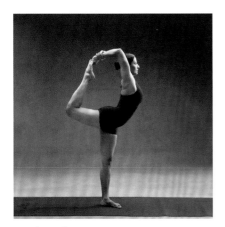

23. 舞王式
Natarajasana

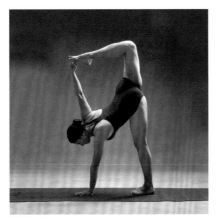

24. 半月舞王式
Ardha Chandra Natarajasana

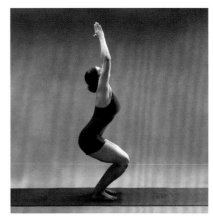

25. 幻椅式
Utkatasana

坐姿体式系列（完成下列体式 1~17）

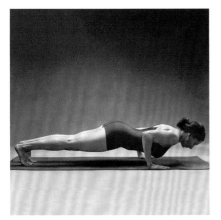

1.俯卧撑式
Chaduranga Dandasana

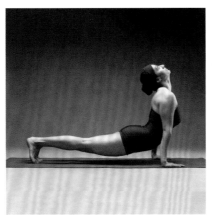

2. 上犬式
Urdhva Mukha Svanasana

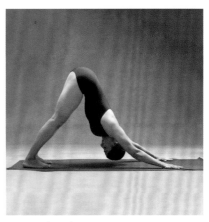

3. 下犬式一式
Adho Mukha Svanasana 1

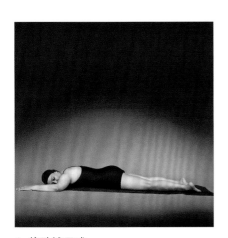

4. 俯卧摊尸式
Adho Mukha Shavasana

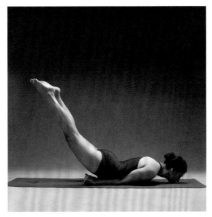

5. 蝗虫式
Shalabhasana

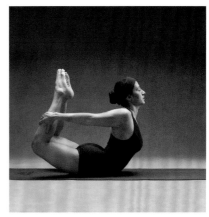

6. 弓式：背部放松。俯卧、屈膝，双
足上下移动
Dhanurasana
Follow with relaxing the back. Lie with chest down and move feet up and down with bent knees

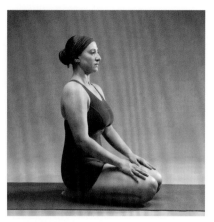

7. 霹雳坐式
Vajrasana

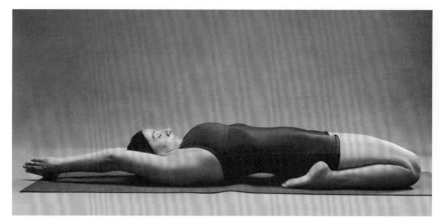

8. 卧英雄式
supta Virasana

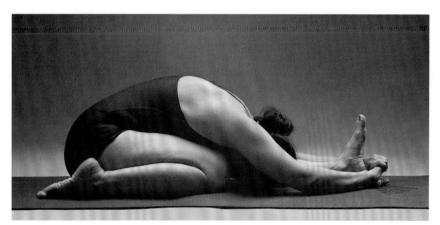

9. 半英雄前曲伸展坐式
Triang Mukhaikapada Paschimottanasana

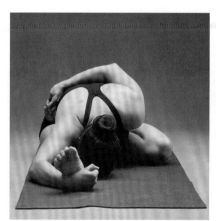

10. 半莲花加强背部前曲伸展坐式
Ardha Baddha Padma Paschimottanasana

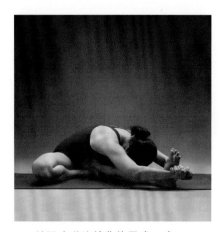

11. 单腿头碰膝前曲伸展式一式
Janu Shirsasana 1

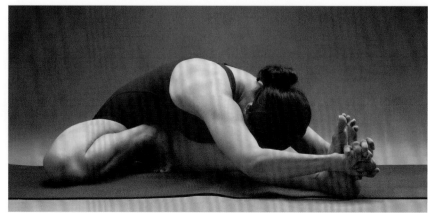

12. 单腿头碰膝前曲伸展式二式
Janu Shirsasana 2

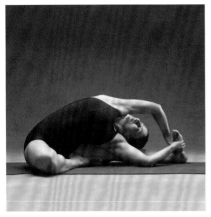

13. 头碰膝扭转前曲伸展坐式
Parivrtta Janu Sirsasana

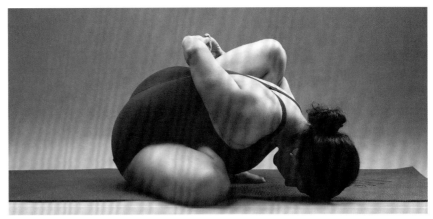

14. 圣哲玛里琪第二式
Marichyasana 2

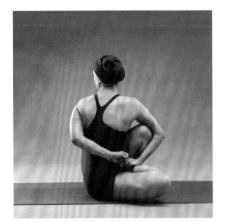

15. 圣哲玛里琪第四式
Marichyasana 4

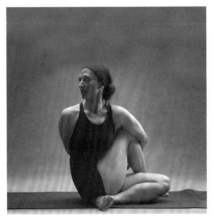

16. 半脊柱扭转式
Matsyendrasana
Featured asana

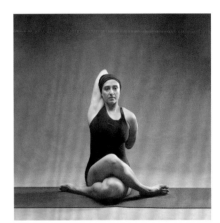

17. 牛面式
Gomukhasana

镇静体式系列（先完成下列体式1~3，再接续表中体式4~12及收束体式）

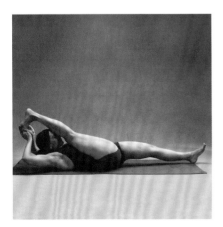

1. 卧手抓脚趾腿伸展式一式
Supta Padangusthasana 1

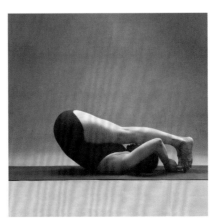

2. 卧手抓脚趾腿伸展式二式
Supta Padangusthasana 2

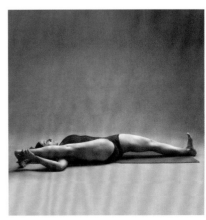

3. 卧毗湿奴式
Supta Trivikramasana

第九章

摊 尸 式（全面休息）

仰卧在地板上，像吹灭生日蜡烛一样，通过嘴部用力呼吸来消除身体肌肉的紧张。

- 休息片刻，任身体静卧在地板上。
- 注意呼吸和心率的均匀律动。
- 留心头顶、头、前额、太阳穴、眼睛、眉毛、眼睑、眼睛、脸颊、两颚、嘴及额。
- 留意鼻部，以稳健的方式正常呼吸 5 次。
- 然后将注意力依次转移到喉管、颈后、双肩、肩后部、上臂、双肩中心、卜臂、腕部、手和手指。并确保手和手指朝向天花板。
- 深呼吸 5 次（采用胜利调息法），并由鼻管到指尖追寻着气流。
- 继续采用胜利呼吸法，并依次关注胸部、两肋、腹部、髋部、臀部、骨盆底、大腿、小腿、脚和脚趾。
- 吸气，想象气流向下流至心脏中央，然后再将气流从鼻孔呼出。
- 逆转系列：将注意力由脚趾逐次移向头部。
- 留心呼吸节奏。放松，渐入摊尸式。

注 意

- 修习时切忌神志恍惚与昏昏欲睡。如有此现象，可暂停；当神智恢复时，再接续走神前的修习。
- 叮咛自己随时保持清醒。
- 有时，需要用全副心神来重建专注力。

简单易行的放松方法

放松有助于身体应对慢性伤痛。

窝在沙发里或看电视并非放松；全面放松是一项需要用心演练的技巧。

- 仰卧，将脊柱调至舒适位置。手脚伸展开，其距离以舒适为度。
- 闭目，口微张，面部保持松弛。
- 留意呼吸。注意横膈膜的吸气和呼气动作。研究表明，这可活跃副交感神经系统，进而使身体放松。
- 切勿神志恍惚，留意自己的呼吸。
- 休息几分钟，在这段时间，身体开始全面放松。可以觉察到：身体在渐渐变重，几乎沉向地面。
- 保持休息状态 5 分钟。
- 在休息过程中，唱诵 5 次"HAM"（活跃大同轮或喉轮），会进一步放松身心及澄思静虑。

在尝试全面放松之初，修习者会普遍感觉到：身体不够松弛。原因在于，受外界影响，太过忙碌、食物粗劣、久坐不动的习惯，如此等等。可稍事规划和调整一下日程安排，就会腾出足够时间来关注全面放松的身体。

平心静气的简单技巧

- 将注意力集中在某个令你心仪的客体上。选出它来，以令自己平心静虑。无论它是一盏灯、一朵花，还是一个精神象征，如是等等，不一而足。
- 跟从自己的瑜伽导师学习经文，并尝试唱诵。
- 闭目合眼，想象自然美景。
- 专心深呼吸。

•在以上修习过程中，应保持心思澄明，以便应对干扰时不至于焦虑、颓唐。

•将注意力专注于呼吸或某样物体，以此控制和平息那些扰人的思想、形象及情感。

•密切留意那些让人忐忑不安的思绪。

•聆听美妙的音乐或令人心旷神怡的经文。

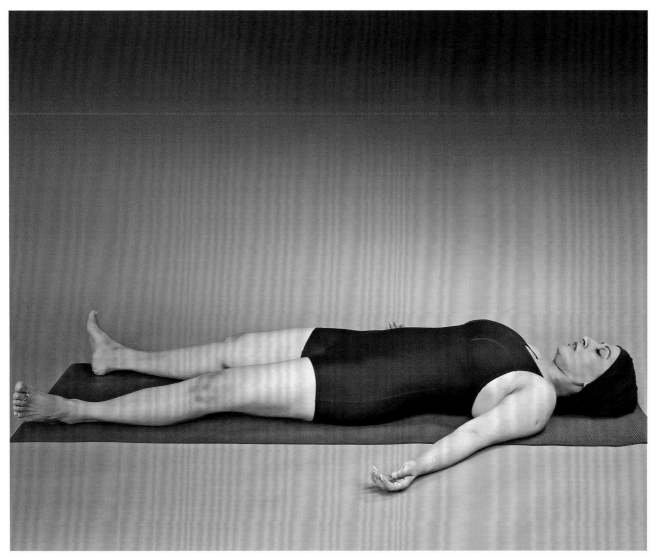

摊尸式 Shavasana

第十章

108个性化体式：益处与修习要领

由于篇幅所限，笔者无法十分详尽地教给大家如何修习某一体式，但本章将着力讲解每一体式的精微之处，为大家准确修习体式奉献一得之见，既指明每一体式的益处也列出避免伤病的预防措施。为了理解修习某一体式的法门，初学者则宜请教优秀的瑜伽导师。

1. 下犬式
Adho Mukha Svanasana

凝视点——鼻尖

要 领

• 髋骨、臀骨后扬。两脚脚跟稳立地面以成就伸展式。

• 向后扩展双肩，肩胛向内靠拢，同时躯干微放，下压大腿。

• 腹部肌肉向脊柱收缩，并以收腹收束法来保持及强化这一收缩。

功 效

• 促进脑部供血，更新脑细胞，消除疲惫，活跃大脑。

• 刺激神经系统，消除身心疲惫。

• 在不劳损心脏的前提下，可使胸腔供血丰沛。

• 缓解肩部和臂部僵直。

• 拉伸腿部和踝部，令其矫健有力。

• 可消除踝部疼痛。

• 防止女性经期痉挛及绝经期面部潮红。

能量流

• 气息上行有益于所有各轮，并能保存能量。

注 意

• 若有高血压及经常性头痛，切勿修习本体式。

• 怀孕末期，切勿修习本体式。

• 肩部如有伤痛，切勿转动。可双臂伸直，以此消除其紧张感。

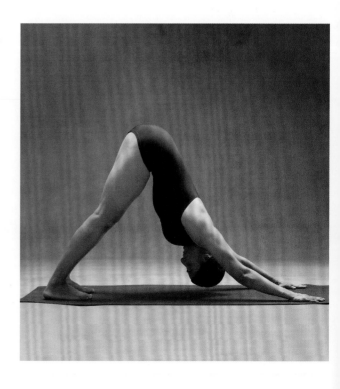

2. 俯卧摊尸式
Adho Mukha Shavasana

凝视点——鼻尖

要　领

• 俯卧地上。通过口部有力的呼吸来消除身体和肌肉的紧张。

• 休息片刻，感觉身体似乎沉入地面。

• 注意呼吸和心率的均匀律动。

• 采用均匀、稳定的胜利呼吸法。同时，关注胸部、两肋、腹部、髋部、臀部、骨盆底、大腿、小腿、脚和脚趾。

• 留心头顶、头、前额、太阳穴、眼睛、眉毛、眼睑、眼睛、脸颊、两颚、嘴及颌。

• 留意鼻部，以稳健的方式正常呼吸 5 次。

• 现在将注意力依次转移到喉管、颈后、双肩、肩后部、上臂、双肩中心、下臂、腕部、手和手指。并确保腕部和手指均轻柔地落于地面。

• 深呼吸 5 次（采用胜利调息法）。

• 吸气，想象气流流入胸腔深处，并向地面扩展，随之将气流由鼻孔呼出。

• 体察身体沉进地板里的凉意感受，同时，背部肌肉轻柔地小憩于呼吸的韵律中。

功　效

• 可彻底放松背部。

• 可令呼吸舒畅。

• 俯卧地板上，心脏的搏动会产生丰沛的供血。

• 为胸腔供氧并放松该部位。

注　意

• 本体式中，横膈膜迫压地板，会造成呼吸急促。

• 若修习者患有哮喘或其他呼吸道疾病，切勿尝试该体式。胸塞胸闷时，切勿修习该体式。

• 怀孕期间不要尝试这一体式。

能量流

• 所有各轮都可从这一体式中获益。能量流向地面，可放松处于压力下的所有各轮。

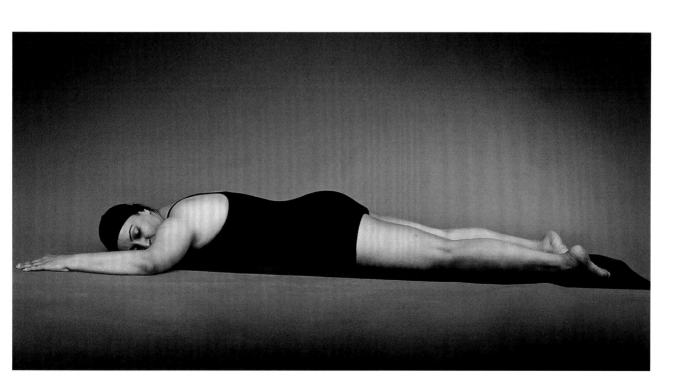

3. 手倒立式
Adho Mukha Tadasana

凝视点——地面

要 领

• 首次修习该体式时，将手掌置于距墙一足远处，以便倒立向上摆腿时不至于撞到墙上。

• 手不要远离墙壁，因为腿部向上摆动时，或许会屈背，造成身体摇晃。

功 效

• 所有倒立体式都有相似功效。

• 此外，因这一体式需要腹部支撑，因而可增进肩背力量。

• 本体式可提高专注力。

注 意

• 在充分练习诸如头倒立式之类的体式后，方得修习本体式。

• 修习的初始阶段可借助墙体的支撑。

能量流

• 与大多数倒立体式相同。

提 示

这一颇具难度的体式虽有许多益处，但在修习前也需要适当的准备。在充分练习所有基本体式之后，才可做这些高难度体式。在修习这一体式前，务必精通下列先行体式和后续体式：

先行体式

拜日式、俯卧撑式、幻椅式、鹤式。

后续体式

背部前曲伸展坐式、后仰支架式、巴拉瓦伽式、肩倒立式、犁式、鱼式。

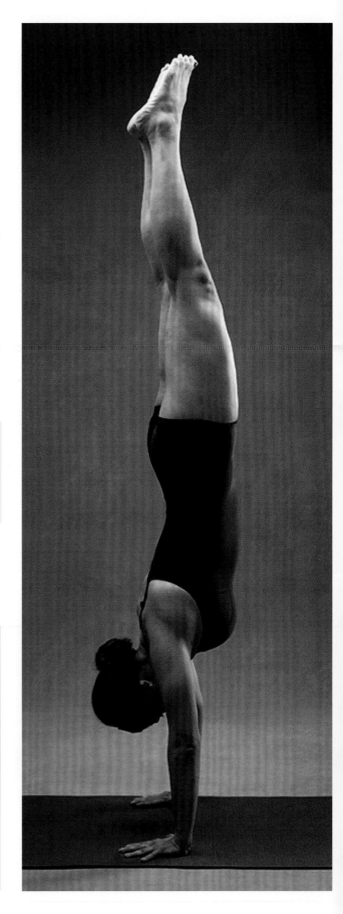

4. 射手式
Akarna Dhanurasana

凝视点——直视

要 领

- 屈体前伸，双手分别握住脚趾。
- 将气体完全呼出，将胃内气体排空，向耳边牵拉脚趾时屏息。
- 让肩部用力往后转。
- 双股内侧向外展开，挺胸，头部直立。

功 效

- 协调髋关节，可矫正轻微畸形。
- 放松后腰。
- 该体式可收缩腹部肌肉，从而通便利尿。

注 意

- 将伸展之腿紧贴地面，不要让髋部倾斜。
- 修习本体式时，密切注意后腰及膝部的正确姿势。

能量流

- 本体式可活跃正道轮、真知轮。

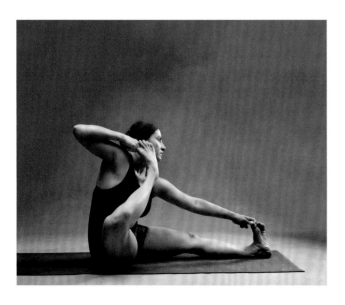

5. 休闲王公式
Ananta Shayanasana

凝视点——直视

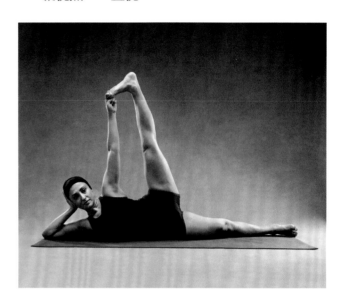

要 领

- 仰卧在地板上，舒展身体，呼气，随之往右侧身。
- 弯曲右手，肘部支撑头部，左手紧捉左脚脚趾。腿部尽量向上伸展，直至完全展开。深长呼吸，并保持体式。
- 保持身体平衡。通过收缩脐部和骨盆来稳定髋部。

功 效

- 骨盆区的舒展令这一部位的肌肉得以松弛。
- 骨盆周围器官获得充足供血，从而有益于生殖器官和消化器官。可缓解女性月经痉挛和腿部痉挛。

注 意

- 在髋部协调妥当和身体平衡后，才能举腿。
- 腿部一经举起，应确保髋部不要倾斜。

能量流

- 纯真轮将能量自如地输送给其他各轮，尤其是真知轮。

6. 半莲花加强前曲伸展式
Ardha Baddha Padmottanasana

凝视点——鼻尖

要 领

• 山式站立，吸气。将左脚脚背放在右大腿上。

• 现将右手抓住左脚。然后左手从背部绕过抓住左脚的大脚趾。这时松开右手，呼气。

• 向前屈体，右手撑开放在右脚旁。背部尽力下压，头部抬起，保持呼吸。右脚掌应用力撑开以稳立于地面。

• 头部和下巴紧贴腿部，呼气。用力向上牵引站立腿的股部肌肉。

功 效

• 可治愈膝部僵直。脚后跟紧压小腹可增进肠部蠕动，有助于排毒和促进消化。手臂交缠有助于双肩张开并进一步扩展胸部，促进深呼吸。

注 意

• 如有椎间盘突出症或感觉昏昏欲睡及胃酸时，切勿修习这一体式。修习过程中，应保持背部内凹，切勿强行伸展。修习应循序渐进。可从另一侧重复这个体式。

能量流

• 脚跟贴紧小腹——纯真轮的所在地，使能量有力地流向其他各轮。

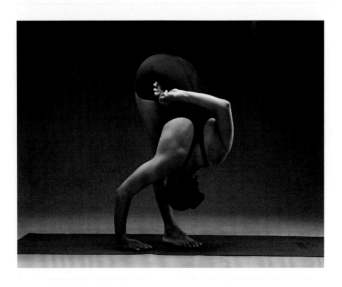

7. 半莲花加强背部前曲伸展坐式
Ardha Baddha Padma Paschimottanasana

凝视点——地面

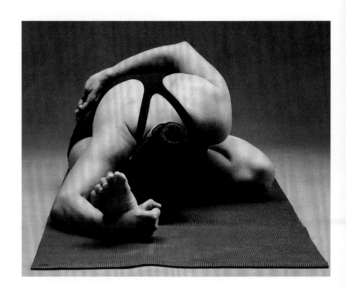

要 领

• 采取坐姿，双腿充分向前舒展。

• 左腿屈膝后放在右大腿上。让左腿脚跟按住肚脐。

• 呼气，同时左手从背部绕过抓住左脚大拇指。

• 右臂前伸握住右脚。颈部向前伸展并保持自如。

• 伸展背部时吸气；右臂前推时呼气。尽力保持这一姿势 1 分钟。

• 可从另一侧重复这个体式。

功 效

• 缓解心脏及心理压力。

• 可消除膝部、腿部、髋部、骨盆等处的僵直，增进上述部位的柔韧性。有益于前列腺增生者。

注 意

• 如果手臂不能从后面抓住脚趾，则可采用双手前伸抱腿。

• 保持脊柱前伸时挺直，可避免肩背变胖。

能量流

• 本体式会为纯真轮和真知轮注入活力。

8. 半月舞王式
Ardha Chandra Natarajasana

凝视点——脚趾尖

要　领

- 与舞王式相同。
- 可由半月式逐步过渡到本体式。
- 向前屈体时，站立的那条腿膝部微弯，直到手触及地板后，膝部再伸直。

功　效

- 与舞王式相同。
- 在下行体式期间，倒立的关节得到丰足的供血。
- 本体式中的前曲动作使包括腘绳肌腱与背部在内的部位得以伸展，可促进血液循环和该部位的灵活性。
- 可使脑部获得充沛供血。减缓心跳。
- 减轻身体倦怠。

注　意

- 将伸展之手紧贴地面，勿使髋部倾斜。
- 修习本体式时，密切注意后腰及膝部。

能量流

- 体式前倾，以强大的气息惠及所有各轮。

提　示

　　这一颇具难度的体式有许多益处，但在修习前也需要做适当的准备。在充分练习所有基本体式之后，才可为这些高难度体式做好准备。在修习这一体式前，务必精通下列先行体式和后续体式：

先行体式

　　单腿站立伸展式系列、半月式、舞王式、半月舞王式。

后续体式

　　半捆绑手抓脚趾单腿站立伸展式、幻椅式、鸟王式。

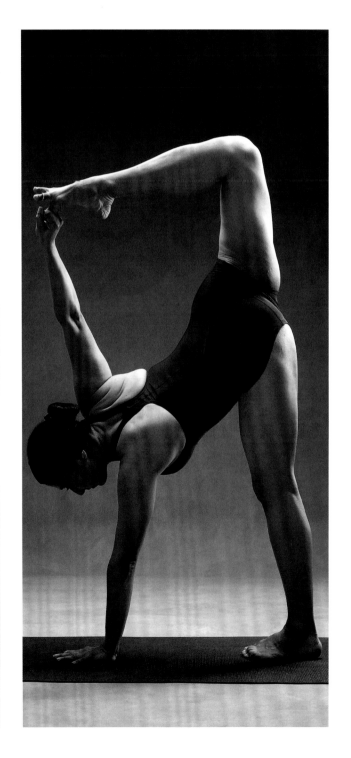

9. 半月式
Ardha Chandrasana

凝视点——手掌

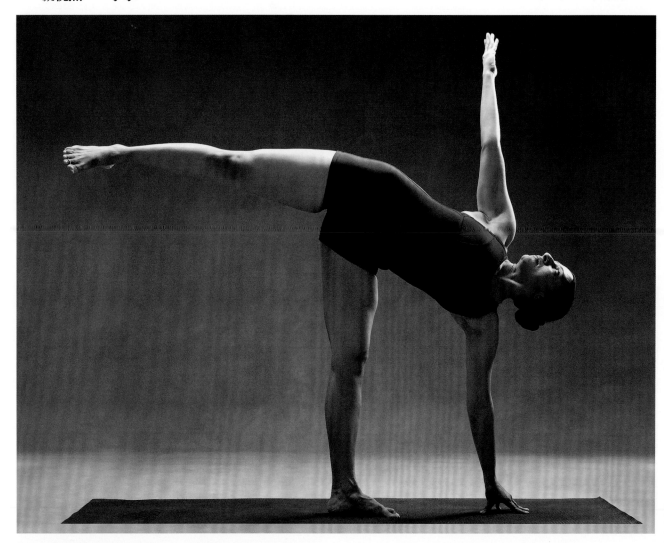

要 领

• 最好以侧角伸展式开始这一体式。若觉得难于伸直膝部，那么在起式时可向一侧倾斜（呈三角式）。

• 将手放在髋部倾斜的一侧，直至取得平衡。

• 扩展胸部，勿前倾。

• 身体重量由着地的手、脚和髋部支撑，另一只手则用以控制平衡。

功 效

• 有助于加强腿部力量。

• 强健脊柱下部区域及与其相连的神经。

• 可缓解治愈胃部疾病。

注 意

如膝部无力，则不要尝试这一体式。

能量流

• 该体式的能量由纯真轮流入身体头足两端。

10. 锁莲式
Baddha Padmasana

凝视点——鼻尖

要 领

• 双膝压紧以确保两脚充分地位于两股之上。

• 深呼吸，扩展胸部，感觉肩胛骨坠入体内，同时，打开锁骨。保证双手紧握。

• 伸直脊柱，收缩尾骨，从而调整髋部的位置，使其朝向股部而非背部。

功 效

• 脊柱挺直，从而使能量顺畅地贯通整个脊柱。

• 有助于提升专注力及保持心智清明。

• 保持腹部伸展与脊柱强健。

• 缓解膝部和踝部僵直。有益于腰部。

注 意

• 若修习者不习惯坐在地上，会觉得这一体式对其膝部不无挑战。

• 最初几次可坐在枕头上练习莲花式。

• 修习莲花式时，可先将一只脚——譬如右脚放在左脚根部，并轻轻摆动以松弛膝部和踝部，左脚也重复同样的动作。这样练习有助于消除膝部关节紧张。

能量流

• 活跃周身各轮。

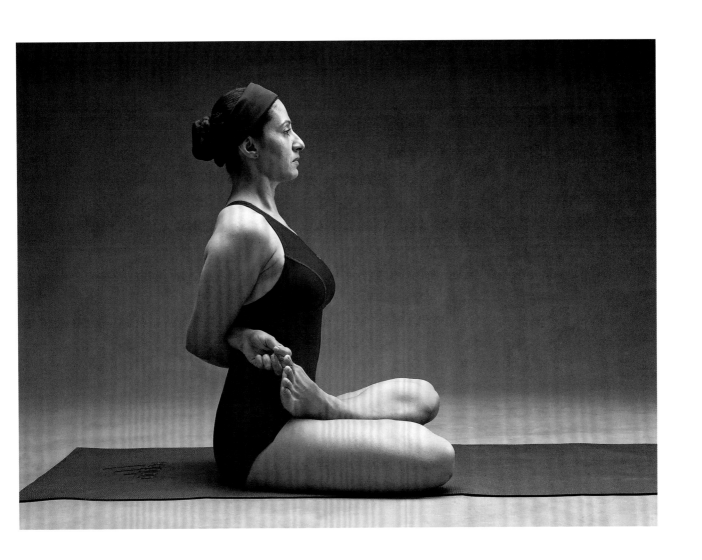

11. 束角式
Baddha Konasana

凝视点——鼻尖

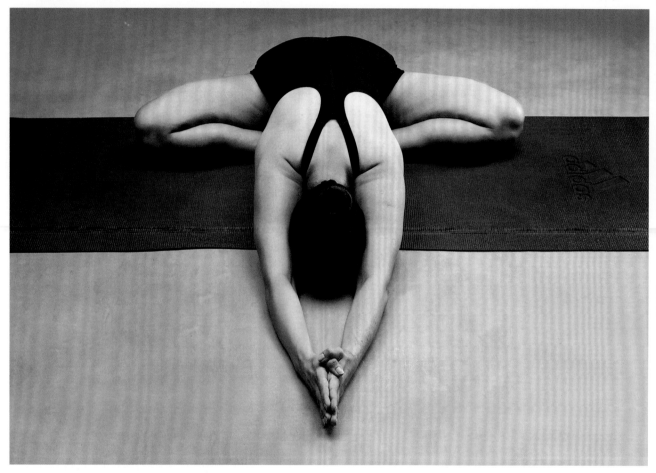

要 领

• 直背、挺胸、稳坐地面。保持这一坐姿，并开始修习收腹收束法。

• 用手抓住屈膝的脚趾，将脚后跟靠近会阴，分开大腿，放低膝盖，直到膝部外侧接触到地面。

• 合掌相扣，身体向前伸，将面部尽量接触地板。保持1分钟。吸气时，拉伸脊柱。

• 不要希图一蹴而就。每当遇到阻力时，可小憩一下，并伴着每次呼吸来拉伸背部。

功 效

• 放松紧张的背部。促进血液循环，有益于骨盆和腿部。恢复肾脏活力，有益于前列腺和膀胱的健康。

• 调节月经流量，激活卵巢活力。

• 孕妇修习本体式并无危险，因其可促进骨盆的灵活性并降低静脉曲张的可能性。

注 意

• 修习过程中，切勿塌背。扩展双肩，深呼吸。

• 怀孕期间，切勿向前屈体。

能量流

• 本体式可以释放来自纯真轮的能量并能令真知轮充满活力。

12. 鹤式
Bakasana

凝视点——地面

要　领

· 若将双膝置于肱三头肌上不舒服时，则可将其放在上臂近腋窝处。

· 尝试这一体式时，切勿将髋部抬得过高。

· 收腹、挺胸。

· 当踮起脚尖时，要挺直背脊。

功　效

· 增强臂部和肩部力量。

· 强健腹部肌肉。

· 强健肠道，改善肠道功能。

注　意

· 修习期间，切勿弯腰曲背。

· 扩展双肩。

· 深呼吸。

能量流

· 本体式可释放来自纯真轮的能量，并能令真知轮充满活力。

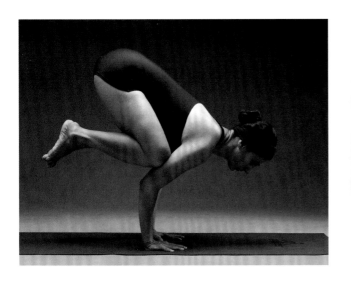

13. 蛙式
Bhekasana

凝视点——直视

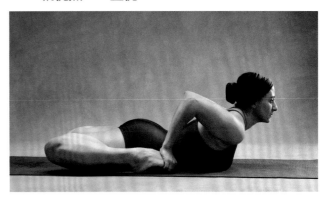

要　领

· 俯卧，屈膝，双腿前后轻柔移动约 20 次，以此为膝部热身，使其放松。

· 膝弯曲，脚朝臀部移动。两手分别抓住两脚，将其向前拉伸和向下压。双手尽量将足尖压向地面。

· 呼气，躯干从地板上挺起，平视。保持体式 15 ~ 30 秒。在这一过程中须循序渐进，切勿用力过猛。

功　效

· 本体式加诸于躯干和胸部的挑战，可增进呼吸道的力量。

· 本体式有益于腹腔器官。

· 膝部和踝部将变得灵活有力。

· 可缓解风湿痛。

· 有益于扁平足患者。

注　意

· 演练本体式时，须谨慎小心，因其对膝部的伸展用力颇为强烈。

· 在准备修习这一体式时，如膝部有任何疼痛都不应忽视。

能量流

· 本体式有益于真知轮和纯真轮。

14. 巴拉瓦伽式
Bharadwajasana

凝视点——直视

要 领

- 脊柱务必挺直。身体不得后仰。
- 坐骨须稳居地面。
- 髋部和对应的肩部应处在一条直线上，同时挺直躯干。
- 双膝贴紧地面，这有助于拉伸脊柱。

功 效

- 缓解背部、肩部和颈部的疼痛。可活跃背部和后腰，增进肩部和髋部的灵活性，充分扩展胸部。

注 意

如果有下列症状，不要尝试这一体式：
- 因压力产生的头痛、偏头痛、眼疲劳或高血压。
- 胃痛或痢疾还未痊愈。

能量流

- 正道轮、大同轮、宽恕轮被一并激活。

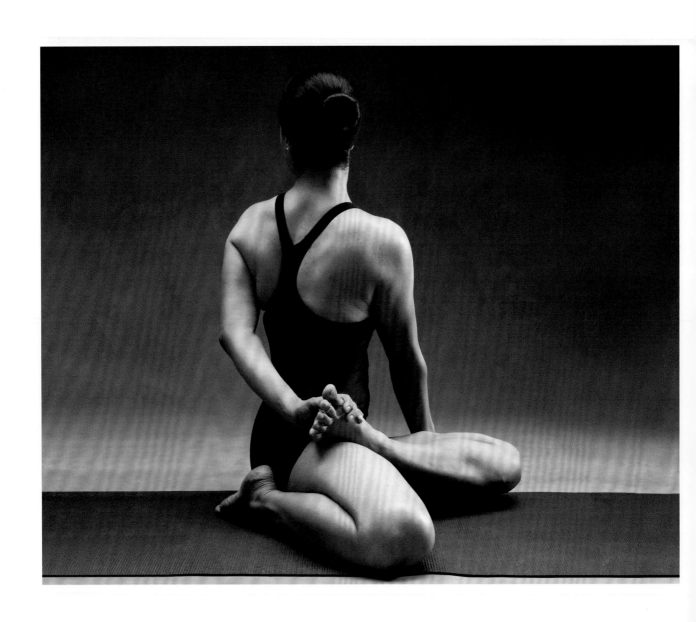

15. 眼镜蛇式
Bhujangasana

凝视点——鼻尖

要 领

- 俯卧在地板上，呈俯卧摊尸式。
- 腹部和双脚贴紧地板。
- 尽力呼气，将腹部轻柔抬起，扩展双肩和胸部。
- 抬头，凝视鼻尖。扩展锁骨，双手交叉抱于后背。
- 保持这一姿势，放松，然后呼吸。

功 效

- 可增进后腰部及腹部的力量。
- 腹部的充分扩展有助于增强胸部力量。

- 展开的双肩可松弛颈、胸和肩。
- 在这一体式中，呼吸有助于增强横膈膜的力量。

注 意

- 修习本体式的初始阶段，抬起胸部时，不要以颈部取代腹部。
- 修习这一体式时，不要将双腿悬空。
- 修习这一体式过程中，呼吸会有些困难，因此，在做伸展式时，不要屏息，而要在呼吸中保持均匀的呼吸节奏（5 次深呼吸是最为理想的）。

能量流

- 本体式可活跃胸部和腹部，从而有益于纯真轮、真知轮和仁爱轮。

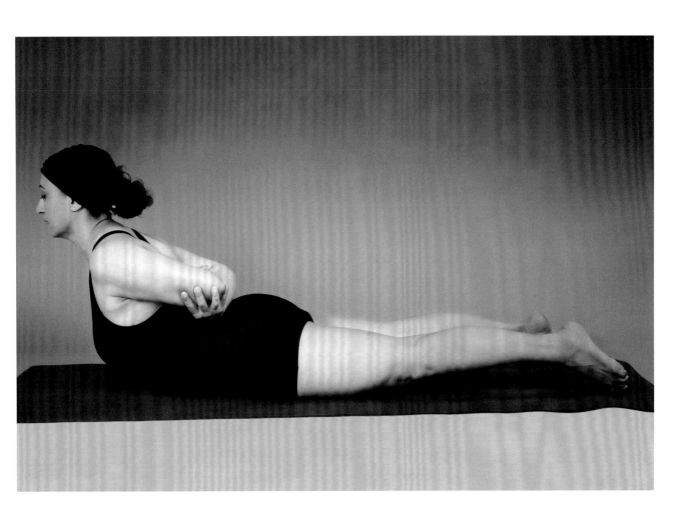

16. 俯卧撑式
Chaduranga Dandasana

凝视点——地面

要 领

· 身体完全伸展，齐足向后跃起进入本体式。若觉得齐足跃起不舒服，可将双腿伸直。

· 支撑肩部，双手分开，与肩同宽，手指张开，手掌按压地板。

· 在做俯卧撑式时，两肘分别靠近肋骨侧，借为支撑，以免倒下。小腹离开地板时以便支撑起脊柱。

· 双股用力，以免髋部松垮。

功 效

· 可增进全身力量。

· 有助于增强臂部、腕部和肘部的力量。

· 校正脊柱，收缩腹肌。

能量流

· 本体式可活跃由尾椎到头部的所有各轮。

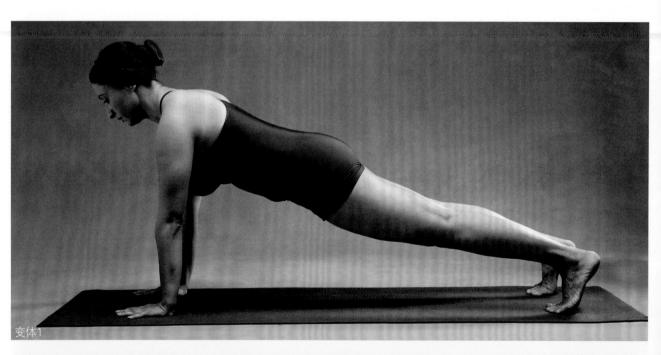

变体1

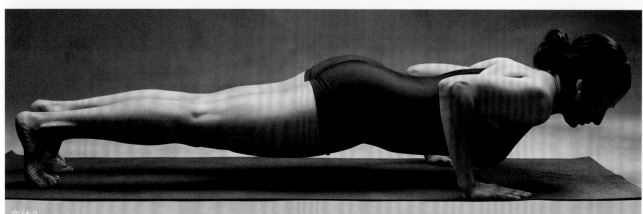

变体2

17. 翼式
Chakorasana

凝视点——直视

提 示

这一颇具难度的体式虽然有许多益处，但在修习前也需要做适当的准备。在充分练习所有基本体式之后，身体才能为这种高难度体式做好准备。在修习这一体式前，务必精通下列先行体式和后续体式：

先行体式

俯卧撑式、鹤式、双臂反抱腿式／流萤式、船式、后仰支架式、苍鹭式、单腿绕头式。

后续体式

背部前曲伸展坐式、后仰支架式、肩倒立式、犁式、鱼式。

要 领

· 以卧姿卡比里亚式为起式。然后，身体前推呈坐姿，这样进入本体式会容易些。手指张开以更利于贴住地板，这样还可以增强手臂的力量。

· 以双手手掌在身体两侧作为支撑，将髋部举离地板。

功 效

· 强健肌肉及神经和循环系统功能。

注 意

· 在修习这一体式时，呼吸有些难度。尤其要注意呼气的目的在于：它会令身体柔韧、轻盈，在举体时感觉舒适。

· 修习本体式须循序渐进；首次修习，切勿躁进。

· 持之以恒是掌握这一体式的唯一方法。

能量流

所有各轮都可从这一体式中获益。

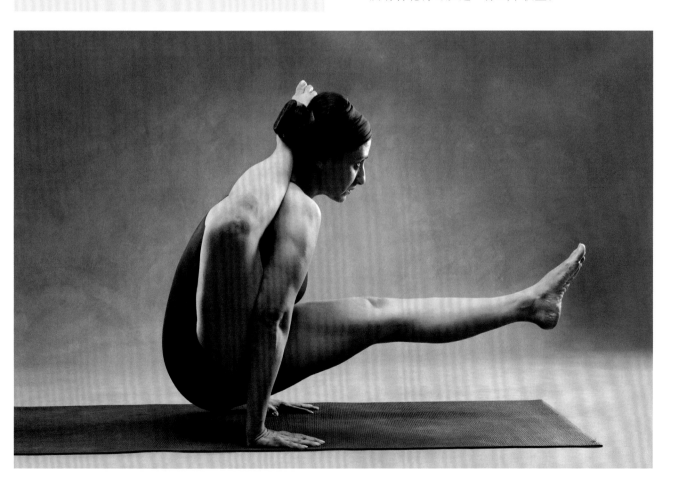

18. 车轮式
Chakrasana

凝视点——向后

要 领

• 吸气，背部初呈弧形，随着弧度的加大，尤其在手临近地面时，开始呼气。

• 在两手手掌触及地面前，要伸直双肘。将双股举起并向骨盆区伸展。

• 在身体呈现的整个弧形中，可稍稍减小胸与头之间的曲度。

• 在身体形成弧形的过程中，确保身体的重心移向股部与双足。

• 弧形一经形成，务必将身体重量均衡地分布于手掌与双足之间。

• 双脚保持平行。

• 让双脚内缘紧压地板上。

功 效

• 令脊柱强健、灵活。

• 充分扩展胸部有益于心脏。

• 使腹腔和盆腔器官更有力。

• 可改善周身血液循环。

• 可促进甲状腺功能。

• 保持子宫健康、有力，防止子宫脱垂。

注 意

如果有如下状况，不要修习这一体式：

• 疲惫不堪或压力重重。

• 高血压或低血压。

• 头痛或偏头痛。

• 胃部不适、便秘、腹泻。

能量流

• 能量由纯真轮贯通全身。

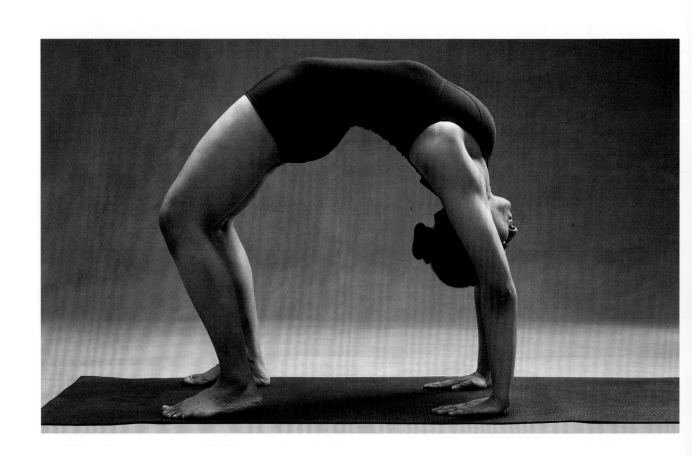

19. 弓式
Dhanurasana

凝视点——直视或鼻尖

要 领

- 紧握双踝。
- 两膝分开直至达成完全伸展式为止。
- 两腿和双股自腹股沟处展开。
- 将平衡点置于腹部而非骨盆或肋部。
- 自始至终保持自然呼吸。
- 当横膈膜伸展时，做深呼吸，同时，可感受到身体轻柔的摇动。
- 不要为了摇动而上下活动颈部。轻柔的摇动应由呼吸自然达成。

功 效

- 有助于矫正身姿。
- 可增进脊柱弹性。
- 可促进周身血液循环。
- 可强健背部肌肉和脊柱。
- 椎间盘错位的患者亦可安全修习本体式。
- 整个身体重量落于腹部中央，此举可加速腹腔器官周围的血液流动。
- 肩胛完全伸展，可缓解肩部僵直。
- 让身体保持匀称，充满青春活力。

注 意

- 可通过熟悉眼镜蛇式和蝗虫式来为本体式做准备。
- 如果胃部不适，胃酸过重，便秘或腹泻，不要修习本体式。
- 患有子宫疾病的女性不应修习本体式。

能量流

- 所有各轮都可从这一体式中获益，尤其是正道轮和仁爱轮。

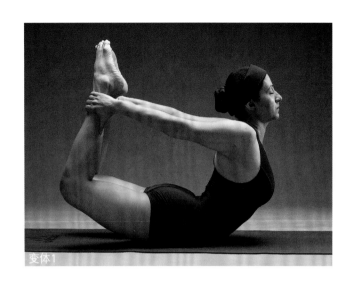

变体1

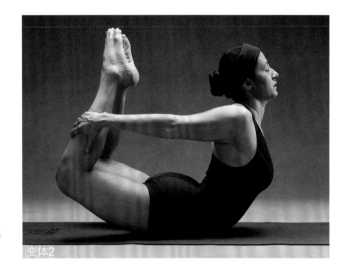

变体2

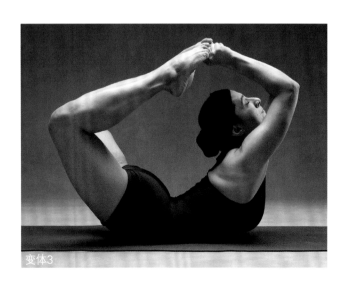

变体3

20. 八字扭转式
Dwi Pada Koundinyasana

凝视点——地面

提 示

这一颇具难度的体式虽然有许多益处，但在修习前也需要适当的准备。在充分修习所有基本体式之后，身体方可为这些高难度体式做好准备。在修习这一体式前，务必精通下列先行体式和后续体式：

先行体式

俯卧撑式、鹤式、双臂反抱腿式/流萤式、船式、后仰支架式、苍鹭式、单腿绕头式。

后续体式

背部前曲伸展坐式、后仰支架式、肩倒立式、犁式、鱼式。

保持腰背挺直，以便容纳髋部之力。腿部完全举起，必须由髋部发力，可稍稍倾侧身体以便将双脚引离地面。

要 领

• 双手手掌稳置于地面，手指张开。
• 双肩用力展开。
• 收紧脐部，凝聚腹部力量。

功 效

• 可增强臂部、肩部和胸部力量。可增强腹肌力量。
• 有益于腹腔器官。可强健肠道，改善肠道功能。

注 意

• 首先，务必在修习鹤式时感觉舒适。臂部和腕部必须有足够的力量才能应对这一体式。
• 如果髋部位置不当，本体式会拉伤修习者的背部。
• 如果尚处于腹泻或痢疾的恢复期，不要修习本体式。试图怀孕时，应避免修习本体式。
• 修习者患有高血压或眼疲劳时，切勿练习本体式。

能量流

• 真知轮、纯真轮和宽恕轮都受益于本体式。

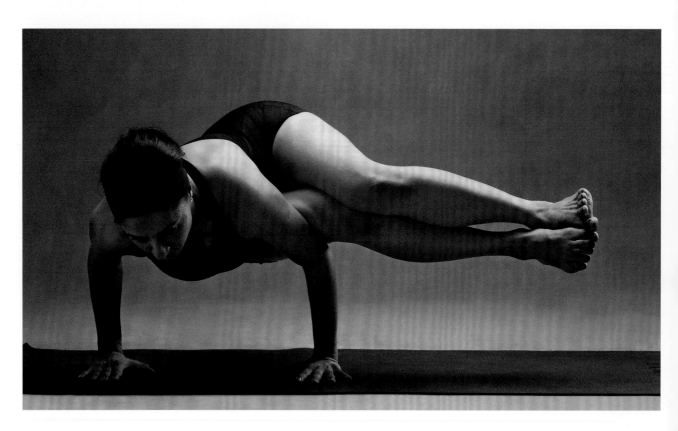

21. 半蝗虫式
Urdhva Shalabhasana

凝视点——地面

要 领

- 与蝗虫式相同。
- 双肩贴紧地面以便更为迅捷地举起双腿。

功 效

- 可增大心脏供血量，改善心脏功能。

- 其余与上文提及的蝗虫式功效相同。此外，肩部的加入对横膈膜提出了进一步的挑战。

注 意

- 不要将身体强行举起，因为那样会影响呼吸。
- 怀孕期间不要修习这一体式。

能量流

- 该体式有益于仁爱轮并为所有各轮注入活力。

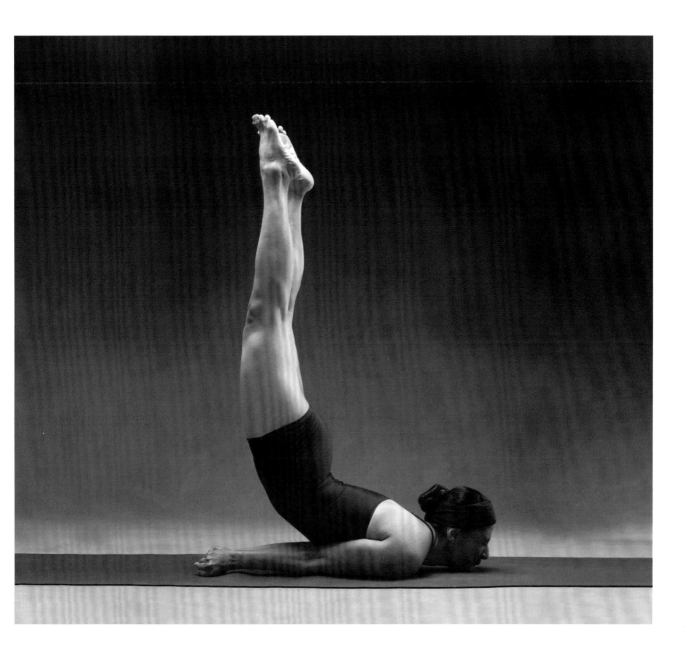

22. 单腿鹤式
Eka Pada Bakasana

凝视点——地面

要 领

- 与鹤式相同。
- 由山式进入单腿鹤式，须将一腿盘起，置于另一腿的腹股沟处。
- 屈体，下髋，将两膝略置于双肘之上。
- 收腹。

注 意

- 修习时，自始至终不得塌背。
- 扩展双肩。
- 深呼吸，进入该体式。
- 怀孕期间，避免向前屈体。

功效与能量流

- 与鹤式相同。
- 单腿盘起是本体式的难度所在，因其需要根部能量。
- 该体式可令心智清明。

提 示

这一颇具难度的体式虽有许多益处，但在修习前也需要进行适当的准备。在充分练习所有基本体式之后，身体方可为这些高难度体式做好准备。在修习这一体式前，务必精通下列先行体式和后续体式：

先行体式

下犬式、加强前曲伸展式、双角式、单腿鸽式、单腿下犬式、鹤式、单腿鹤式。

后续体式

与鹤式相同。

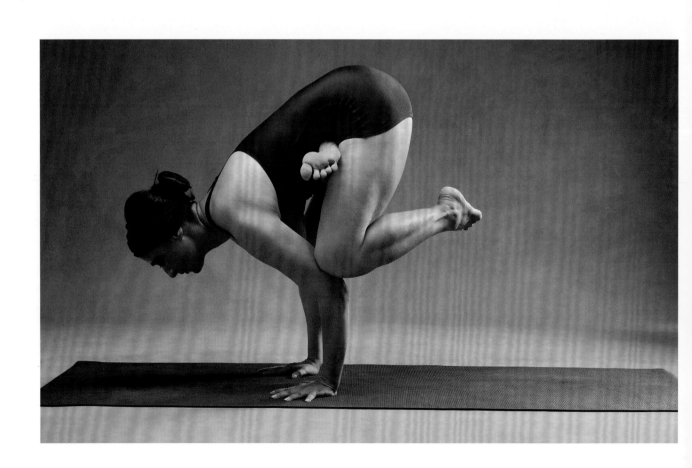

23. 单腿鸽式
Eka Pada Kapotasana

凝视点——向上

要 领

• 前腿盘起，将后面的腿举起，令其垂直于地面，脚趾触及头部，髋部用力压紧地面以保持平衡。

• 伸展胸部和颈部，抬头后仰。肩与髋形成一条直线，不得倾斜。

• 吸气，同时扩胸；而进一步扩胸时，则呼气。

功 效

• 增强脊柱下部区域的活力。促进盆腔周围的血液循环，有益于盆腔的健康。

• 有益于颈部和肩部肌肉。

• 为甲状腺、甲状旁腺和肾上腺提供丰富的血液，因此而增加活力。

注 意

• 在尝试本体式前要做好充分准备，应提前熟练掌握诸如弓式这样的后曲体式。

• 当做剧烈的扩胸动作时，可能会感觉呼吸不畅或受到限制，应努力做到自然呼吸。

能量流

所有各轮都从本体式中受益。真知轮、根轮受益于下行的能量流；而脐轮、心轮和喉轮则受益于上行的能量流。

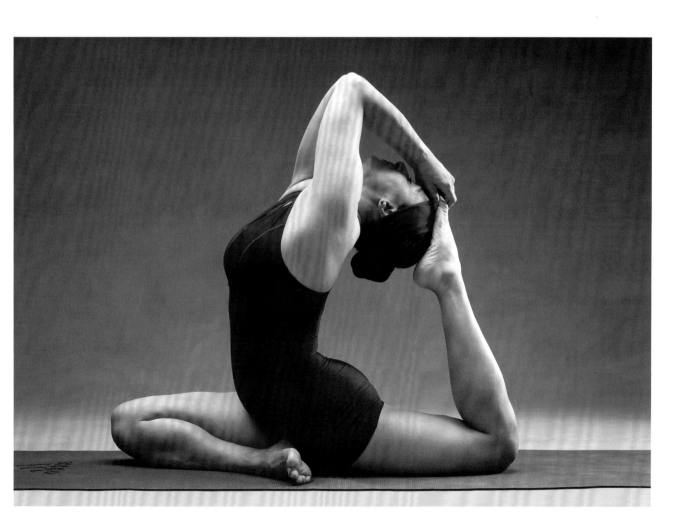

24. 单腿绕头式
Eka Pada Shirsasana

凝视点——直视

要 领

• 将右脚盘于面前，因这一体式可创造空间感及松弛的伸展式。保持该体式并尽力自然深呼吸。

• 颈部和躯干略微弯曲，容易将踝部置于颈后。

• 努力将上抬的小腿放于肩头。若腿的位置不对，则应调整膝部，并将脚趾调整使其指向上方。然后双手在胸前端正合十。

功 效

• 增强颈部和肩部的力量。

• 伸展两股下部及腘绳肌腱。

注 意

• 膝部和踝部若缺乏灵活性则将难以完成这一体式。

• 修习这一体式时，须反复练习，悉心体会腿对颈部产生的压力。

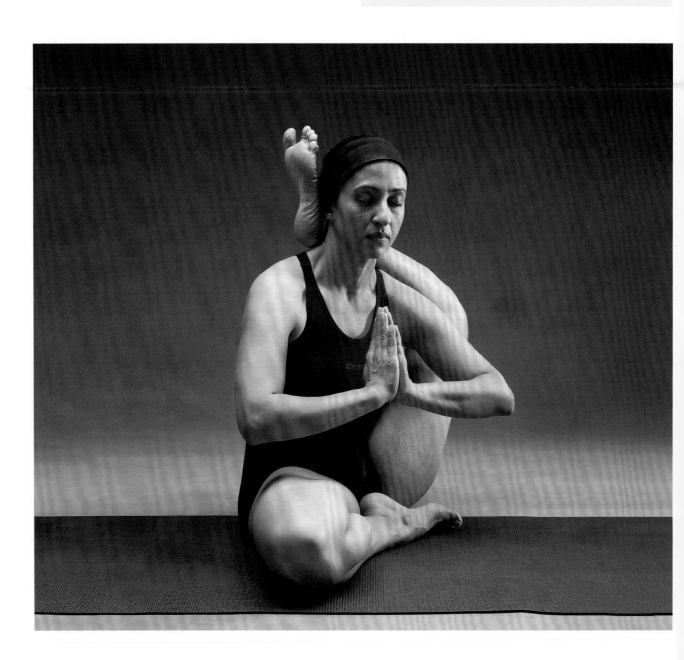

25. 单腿加强脊柱前曲伸展式
Eka Pada Uttanasana

凝视点——鼻尖

要 领

• 与加强脊柱前曲伸展式相同。加强脊柱前曲伸展式一旦形成，即可将一腿轻柔地尽力上举。

• 尽力避免髋部倾斜，并向地面拉伸脊柱。

• 在修习本体式时，背部挺直，自始至终不得塌背。

功 效

• 与加强脊柱前曲伸展式相同。

• 进一步增进骶骨和髋部的灵活性。

• 可增大脑部供血量并有益于脊柱。

注 意

• 同于加强脊柱前曲伸展式。

能量流

主要能量由纯真轮贯通自觉轮。

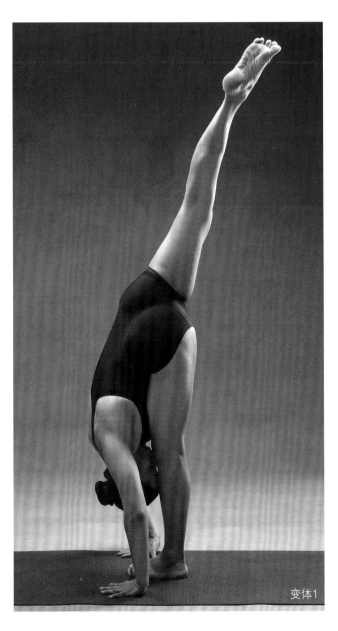

变体1

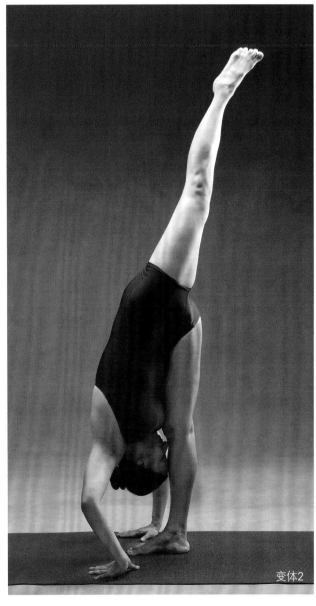

变体2

26. 单腿轮式
Eka Pada Urdhva Dhanurasana

凝视点——向后

要 领

· 吸气，背部初呈弧形，然后随着身体弧度的加大，尤其在手临近地面时，呼气。

· 在两手手掌触及地面前，伸直双肘。将双股举起并伸向骨盆区。

· 在整个弧形中，可稍稍减小胸与头之间的曲度。

· 在形成弧形的过程中，确保身体的重量移向股部与双足。弧形一经形成，务必将身体的重量均衡地分布于手掌与双足之间。

· 双足保持平行。让双足内缘紧压地面。一腿轻举，尽力向上，但不要倾侧髋部也不要将重量移到另一侧。

功 效

· 可强健脊柱，增加脊柱的灵活性。

· 充分扩展胸部有益于心脏。可改善周身的血液循环。可促进甲状腺功能。可锻炼腹部肌肉，增强双腿力量。

注 意

· 如果疲惫不堪或压力重重，有高血压或低血压、头痛或偏头痛、胃部不适、便秘、腹泻，就不要修习这一体式。

· 为将右腿（或左腿）最终举起，身体的重量务必均匀地分布在双手手掌和位于地面的腿上。为此，以髋来控制平衡是必要的。

· 调整腿部位置，使其与髋骨保持成一条直线。

能量流

· 本体式可为所有各轮注入能量。

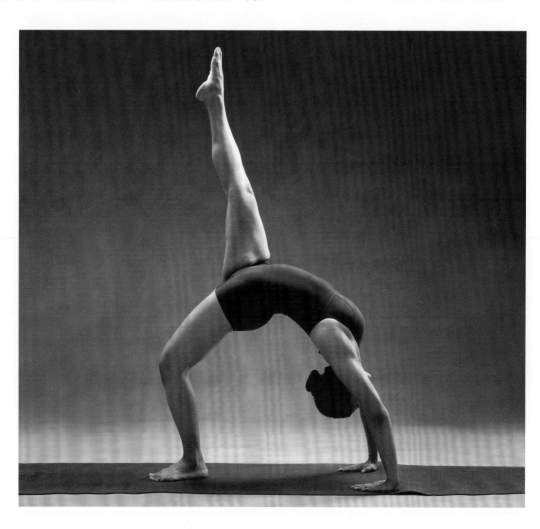

27. 胎儿式
Garbha Pindasana

凝视点——鼻尖

要 领

• 呈莲花式坐姿，放松双股及两腿小腿肌肉，保持松弛状态。

• 将手臂插入双股与两腿的小腿之间，尽力呼气；待双股与两腿的小腿到达头部之后，吸气。

• 为完成本体式，莲花坐必须向头部盘起。

功 效

• 可增大供血量，强健腹腔。可收缩腹腔器官，令其强健有力。在保持该体式时，转动几圈有益于脊柱和背部肌肉。

注 意

• 在该体式前后，可修习莲花支撑式。

• 修习该体式时，呼吸有些难度。但必须保持以相同比率呼吸的胜利调息法。

能量流

• 本体式使所有各轮都增加了活力。

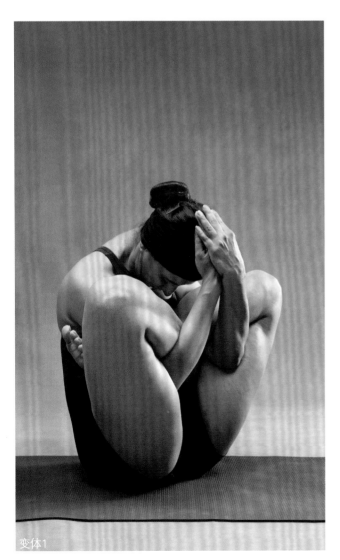

变体1

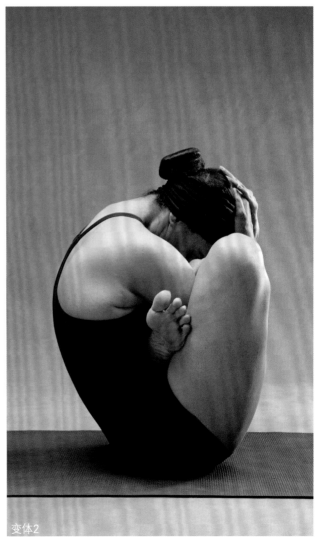

变体2

28. 牛面式
Gomukhasana

凝视点——直视

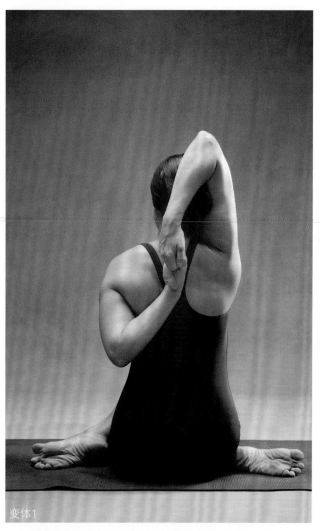

变体1

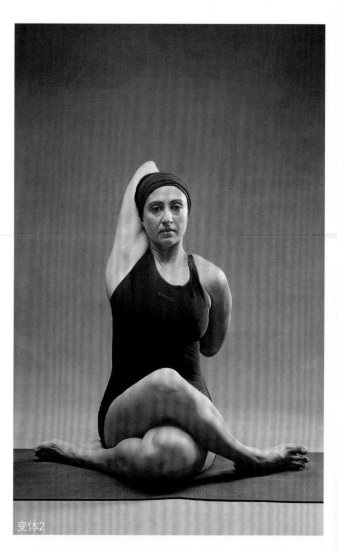

变体2

要 领

• 以霹雳坐式为起势，双膝叠放，两脚分开，臀部稳坐于地上。

• 通过扩胸、向下伸展脊柱来保持脊柱挺直。

• 让肱二头肌靠近耳际。

功 效

• 有益于腿和膝。有益于颈、肩和双臂。

• 肩周的强势扩展可活跃淋巴结，从而有益于免疫系统。

• 消除体内的疲惫与情绪的焦躁。腹部举起可深化呼吸。

注 意

• 体式一经形成，即放松肩部和臀部肌肉，以及腿部和两股紧张的肌肉。

能量流

本体式可协调受损各轮并让其恢复活力。

29. 犁式
Halasana

凝视点——鼻尖

要领

- 呼气，用力拉伸腹部，同时，将两腿伸向头后。
- 持续呼气以便排空胃内气体，同时，将双腿降至地板上。
- 在伸展式中，双肩下沉，持续转动。
- 扩展锁骨，挺胸、收颏，呈收腹收束法。
- 通过鼻端看向胸部。

功效

除兼具肩倒立式的功效外，本体式还有如下功效：

- 增添身体活力，缓解一天的疲惫和紧张。
- 促进脑部供血，令大脑保持冷静清醒。
- 增进腹腔器官活力，有助消化并可缓解便秘。
- 改善肩部协调性，有益于脊柱伸展。
- 让脊柱得到丰沛的供血并以此消除背部疼痛。
- 减轻肩肘僵直，缓解腰部疼痛和背部关节炎。
- 手指交互相扣以消除手指僵直，
- 消除因胀气引起的胃痛。
- 本体式为背部前曲伸展坐式的最佳预备体式。

注意

- 头部剧痛，偏头痛，颈椎炎，胃部不适或痢疾时，切勿修习本体式。
- 伤风或哮喘时，修习本体式会感觉不适，应暂缓进行。

能量流

所有各轮都从这一体式中获益。

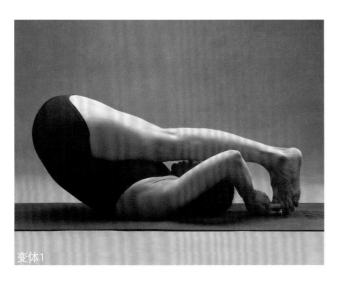

变体1

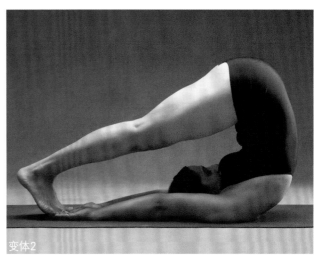

变体2

30. 神猴哈努曼式
Hanumanasana

凝视点——直视或向上

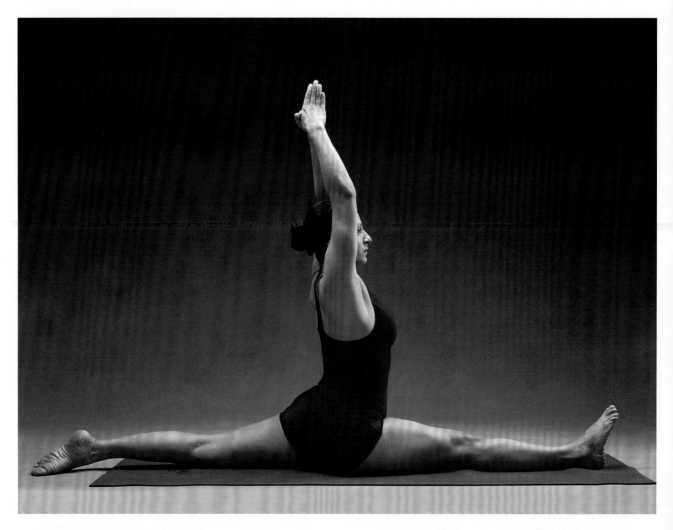

要 领

• 应循序渐进完成这一体式。从加强前曲伸展式进入本体式。屈体前伸，双手触地。

• 首先，缓缓伸展后腿，随之，前膝弯曲，呈弓箭步。

• 接下来，伸直前腿膝部，形成劈叉。

• 为进一步伸展，可将注意力移至后腿，并将其轻柔展开（从髋部起），以免前腿腘绳肌腱撕裂。

功 效

• 强健和放松腿部肌肉。

• 拉伸腿部肌肉，有助于治愈坐骨神经痛。

注 意

• 髋部和腿部务必充分热身方可修习本体式。

• 为完成这一体式，腹股沟的灵活性颇为重要。

能量流

• 在本体式中，纯真轮为能量中心，能量流入下肢，并为纯真轮之上的所有各轮注入活力。

31. 单腿头碰膝前曲伸展式
Janu Shirsasana

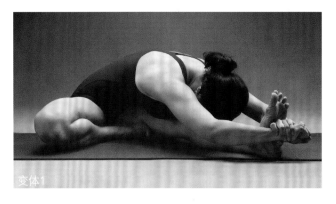

变体1

凝视点——地面

要 领

• 呼气，扩展双肘，沿股部向前屈体。

• 伸展腿部，小腿腿肚触地，脚部不得倾斜而股部亦不得抬起。

• 躯干两侧形成直线，以便背部平伸并扩展胸部。

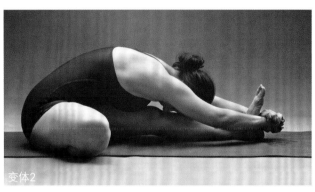

变体2

功 效

• 可平衡和强健肝、脾和肾。

• 有益于前列腺增生者。有益于发烧不退者。

• 可缓解腿部、膝部、骨盆的紧张度，并让上述部位柔韧敏捷。可缓解肩、髋、肘、腕等部位的僵直状况。

• 可缓解心脑压力。

注 意

• 若难于做到这一体式，可用绷带来防止肩背变圆。这也有助于保持脊柱直挺。

• 不要让膝部摇晃，应将其均匀地向两侧展开以免腘绳肌腱受伤。

能量流

• 前曲体式可将各轮聚集起来又疏散开去，因此，所有各轮都可从本体式中获益。本体式因为压迫－纾解效应而有助于提升各轮能量。

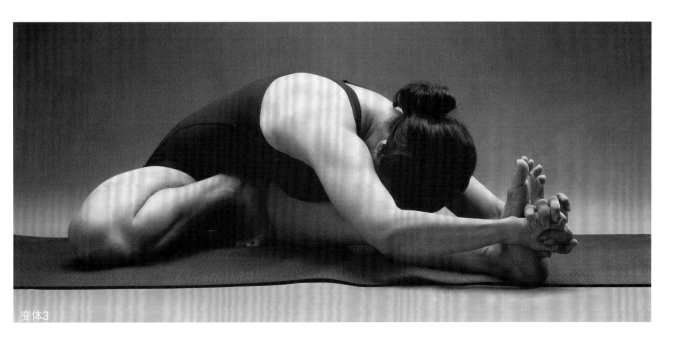

变体3

32. 卡拉巴哈拉瓦式
Kala Bhairavasana

凝视点——向上

要 领

修习本体式可从下犬式过渡到侧角伸展式，即：

· 右手掌用力支撑于地，右腿抬离地面，左手从头上部绕过伸出，握住左脚脚趾。

· 稳定这一体式，然后，将左腿尽力伸直。

功 效

· 增强臂部、腿部和腹部肌肉的力量。

注 意

· 本体式对腘绳肌腱而言是一个极大的挑战，因此，须花费一番工夫方能练成本体式。

· 修习本体式前，务必精通神猴哈努曼式。

能量流

· 该体式能量充沛，可为周身所有各轮注入活力。

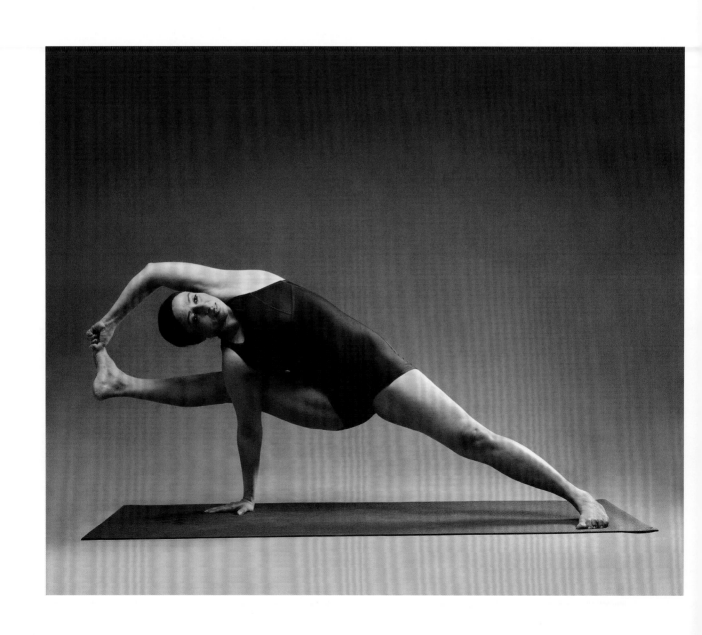

33. 卡比里亚式
Kapilasana

凝视点——直视

要 领

· 从单腿绕头式开始，向地面后仰。

提 示

这一颇具难度的体式虽有许多益处，但在修习前也需要适当的准备。在充分练习所有基本体式之后，身体方可为这种高难度的体式做好准备。在修习这一体式前，务必精通下列先行体式和后续体式：

先行体式

侧角伸展式、三角扭转侧伸展式、加强前曲伸展式、双角式、武士三式、单腿鸽式。

后续体式

与翼式相同。

· 体式一经完成，即放松肌肉，以便呼吸更易形成一种律动感。

功 效

· 增强脊柱灵活性。

· 为腰背提供丰沛的血量。

· 收缩胸部时增大了呼吸的难度，从而有助于增强膈膜肌的力量。

注 意

· 本体式中，呼吸颇具难度，尤其要留意呼气。这会令身体柔韧、轻盈，在举体时感觉舒适。

· 须循序渐进，首次修习时，切勿躁进。

· 持之以恒是掌握这一体式的唯一方法。

能量流

· 大同轮、仁爱轮、正道轮、真知轮、纯真轮都被注入了活力。本体式有益于沿脊柱神经丛各经脉的健康。

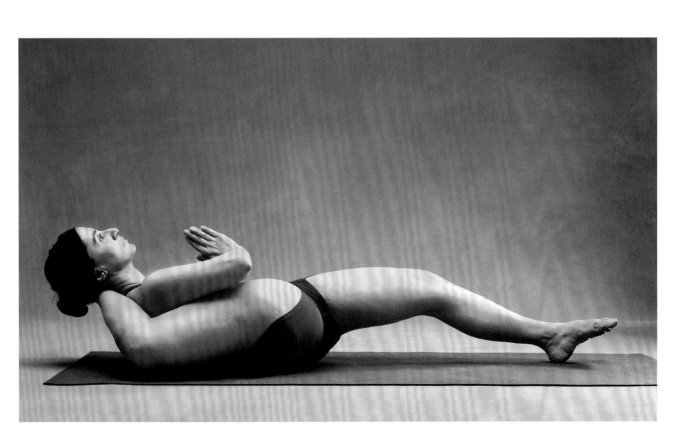

34. 鸽子式

Kapotasana

凝视点——向上

要 领

• 为达至准确的深弧形，须将双股向后伸展而腹部则向前、向上伸展。这样，腹股沟就成为该体式在地面的支撑点。

• 保持平衡。按压双手掌根以增强腕部力量。收紧

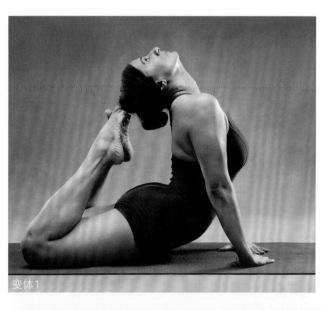

变体1

骨盆区以免脊柱弯曲。

• 吸气，同时身体上举，尽力扩展胸部。

• 上举动作一经完成并感觉脊柱放松，则可尽力呼气。

• 呼吸可能变得急促而不规则。注意不要乱了呼吸的节奏。

功 效

• 让神经系统及脊柱周边的血液循环得以改善，脊柱也变得有力。

• 横膈膜充分上举，胸部充分扩展，促进心脏搏动。增加体内供血量，以此增进呼吸肌的力量及两肋的灵活性。

• 骨盆区得以完全扩展。

注 意

• 修习本体式前，先练习弓式。

• 在修习这一难度较大的体式前，要确保脊柱具有足够的灵活性。

• 膝部和股部要有足够的力量支撑这一伸展式。

能量流

• 所有各轮都可从这一伸展式中获益。真知轮、纯真轮获益于下行的能量；而正道轮、仁爱轮和大同轮则受益于上行的能量。

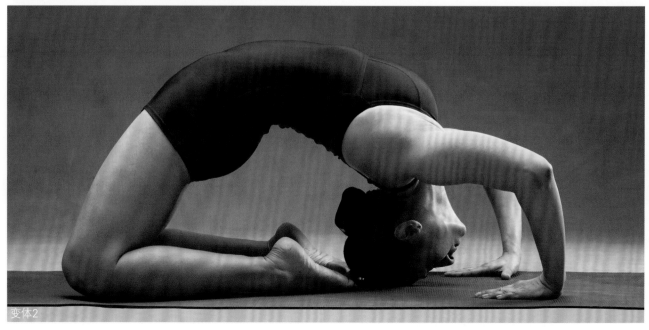

变体2

35. 膝碰耳犁式
Karnapidasana

凝视点——鼻尖

要 领

· 从犁式进入本体式。起初，双膝放在双耳旁或会有些难度，故而，切勿强行。

· 双膝弯曲，从双膝后部抱住双股，使脊柱更加伸展。保持这一体式不超过 1 分钟。

· 在本体式中，可依次运用收束法。

功 效

· 与犁式相同。当双膝弯曲时，脊柱可更为伸展，并且这有助于促进该部位血液循环。

· 躯干得以伸展，益于腰部及该部位的血液循环。

注 意

· 注意犁式当中所应注意的那些点。

· 颈部有伤痛时，不要强行修习本体式。

· 不要尝试突然间将双膝完全落向地面。

· 当结束这一体式时，可将双膝轻柔地置于地板上。

能量流

· 所有各轮都获益于这一体式。自觉轮会感觉轻松且充满活力。

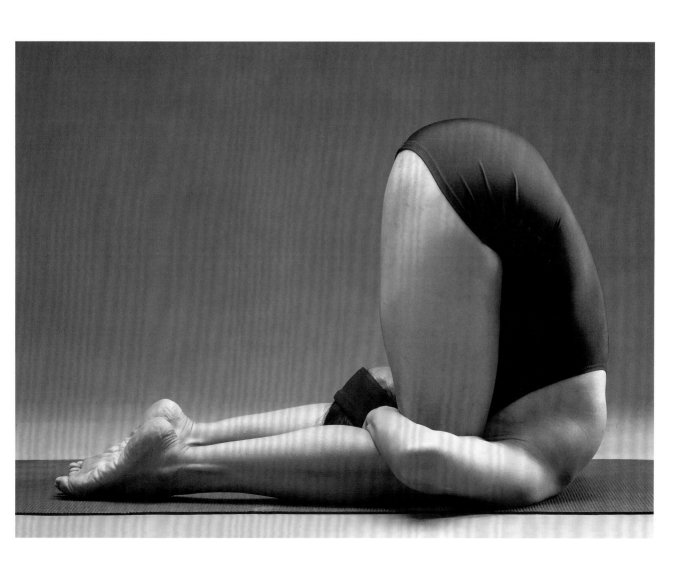

36. 苍鹭式
Krounchasana

凝视点——脚趾尖

要 领

- 空腹，以便惬意地舒展脊柱和腿部。
- 保持背部挺直，让臀部稳稳地坐在地板上。

功 效

- 伸展腿部肌肉。

- 轻柔地放松腘绳肌腱和髂胫束。
- 有益于强健腰背。
- 可增加腹部器官的活力。

注 意

- 这是个安全的体式。虽然有些难度，但常规修习会有助于改进像背部前曲伸展坐式之类的前曲体式。

能量流

- 纯真轮从这一体式中获得能量最多。

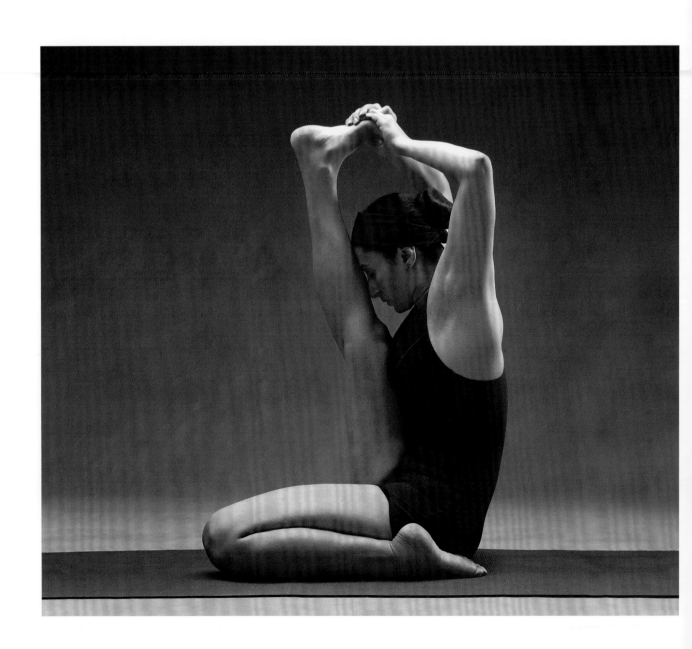

37. 龟式
Kurmasana

凝视点——眉心

要 领

- 从束角式开始这一体式。
- 双手依次位于两股之下，将双膝置于两肩之上。
- 一开始不要试图向前屈体，而要以双膝将两肩按向地面，并扩展胸部。

功 效

- 强势拉伸背部肌肉，扩展肩部和胸部。
- 消除脊柱和骶骨的紧张。缓解肌肉紧张。
- 可改善消化系统。
- 澄心静虑。

能量流

- 所有各轮都获得了能量而能量回流向脊柱，有益于各轮向后或向内运动。

注 意

- 肩部有问题时，审慎修习该体式。
- 未经充分热身，不要尝试这一体式。
- 在髋部和腿部肌肉感觉柔韧前，勿强行压腿。

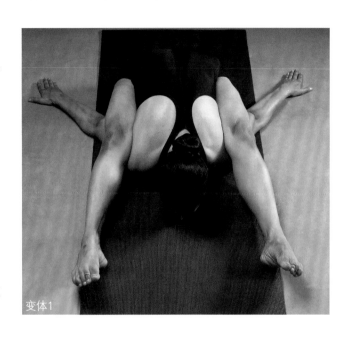

变体1

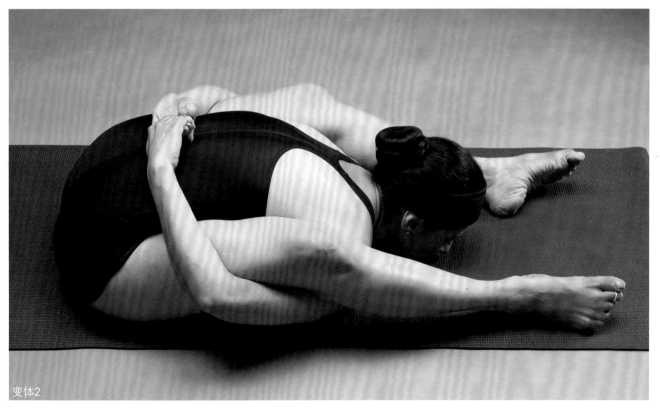

变体2

38. 花环式
Malasana

凝视点——鼻尖

要 领

- 重要的是以蹲坐姿势轻柔地进入这一体式。
- 将脚掌稳立于地面。
- 在修习过程中，将双足置于地面颇有难度，可将一个折好的毯子或一个卷好的垫子放在脚跟下。这样可以锻炼小腿和踝部，使之适应这一伸展式。
- 双膝分开，躯干前伸屈体，同时尽力呼气。

功 效

- 伸展脊柱，放松背部肌肉。
- 可缓解腹部痉挛，有助于消化。
- 强健腹部肌肉。

注 意

- 如头痛时修习本体式，切勿前伸屈体。
- 若因消化不良而想呕吐时，不要修习本体式。

能量流

- 可缓解纯真轮的紧张，该轮掌控消化。
- 有益于真知轮，该轮掌控生殖功能。

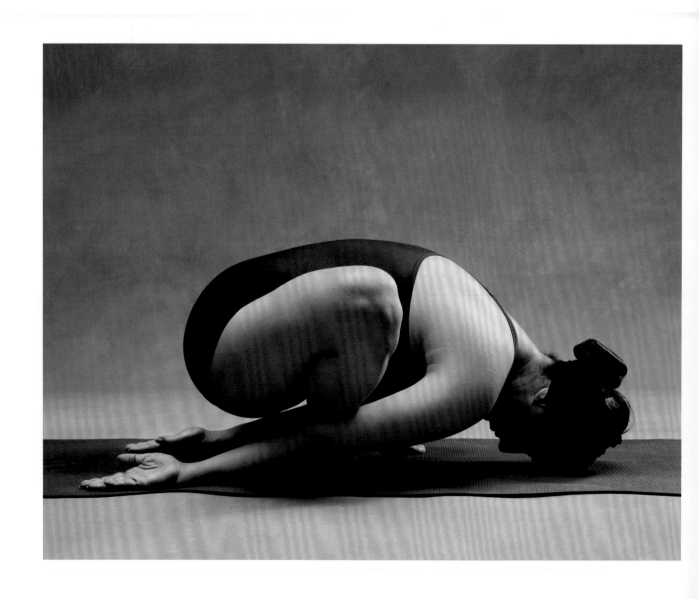

39. 巨蛙式
Mandukasana

凝视点——鼻尖

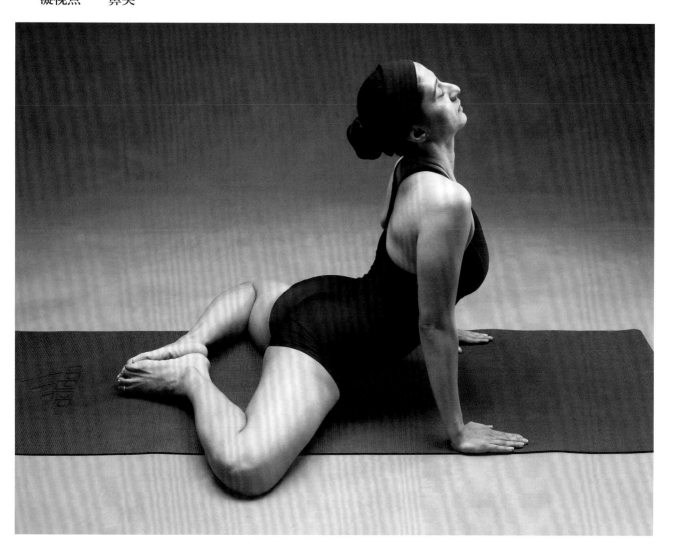

要　领

· 最好从束角式进入该体式。

· 髋部抬起，身体前倾，将双脚调整到感觉舒适的位置。用双手在面前支撑，髋部下俯。

· 髋部压向地板，挺胸，同时放松腰背。

功　效

· 丰盈髋部，减少多余脂肪，强健腹部肌肉。

· 激活腹股沟处的淋巴结，以此消除该处的毒素。

· 缓解腹部痉挛，有助于消化。

注　意

· 膝部乏力时，不要尝试这一体式。

· 修习本体式前，应先完成束角式。

能量流

· 有益于纯真轮和仁爱轮，其他各轮也同时获得丰沛的能量。

40. 圣哲玛里琪式
Marichyasana

凝视点——鼻尖

要 领

• 调整膝盖弯曲那条腿的足位，确保其指向正前方，并令这只脚与臀骨成一条直线。

• 两手握于背后，两肩端平，向前屈体。

• 吸气时，拉伸脊柱；而当呼气时，则向下伸展渐渐瘪下来的腹部，以达成一个舒适的伸展式。

• 可以在体式中尝试收腹收束法和会阴收束法。

功 效

• 有助于强健背部、肩部和颈部肌肉。

• 减小腰围，使腰部变得灵活。前曲可令腹部下移，从而按摩和强健腹腔器官，并起到瘦腹的作用。

• 有益于肝、脾。

注 意

• 胃部不适及胃酸过重者不要修习该体式。

• 已怀孕者、身体疲惫者不要修习该体式。

能量流

• 纯真轮、真知轮、正道轮、仁爱轮和大同轮都受益于本体式。

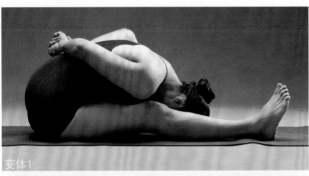
变体1

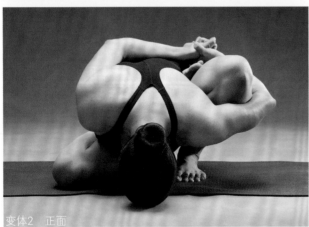
变体2　正面

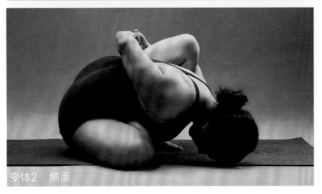
变体2　侧面

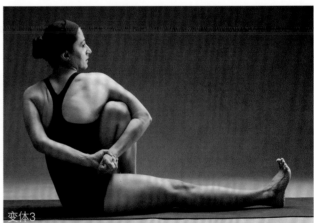
变体3

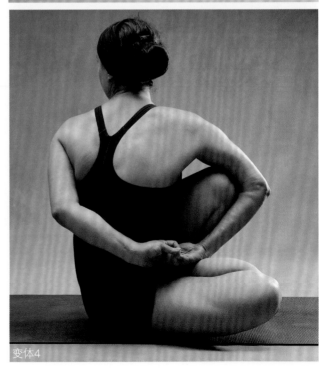
变体4

41. 鱼 式
Matsyasana

凝视点——向上

要 领

· 充分扩展胸部，让每侧胸骨都得到均衡的锻炼。

· 使两肘尽力靠紧，令肩胛骨内缩。

功 效

· 颈部伸展有益于甲状腺。可伸展腹部，锻炼背部。

· 胸部获得充分伸展，胸腔因此获益。

· 使骨盆区变得灵活有力。减少经期疼痛，有助于疗愈卵巢疾病。可缓解痔疮。

注 意

· 如果心脏有问题，腰背或椎间盘不适，不要修习这一体式。 · 如果修习时感觉疲惫，即可将两腿向前伸展成直线，并挺直胸部、颈部，可缓解。

能量流

· 正道轮、仁爱轮、大同轮、宽恕轮都从这一体式中获得能量。

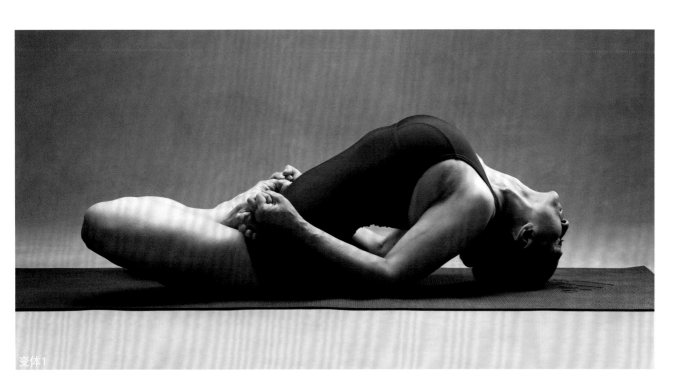
变体1

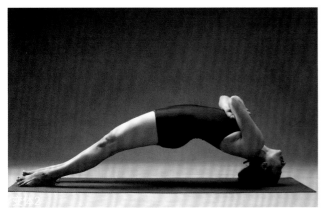
变体2

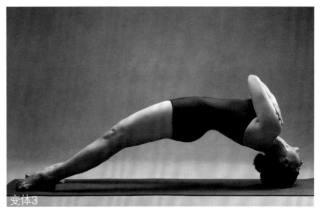
变体3

42. 半脊柱扭转式
Matsyendrasana

凝视点——直视

要 领

· 尽力扭转躯干，努力向后扭转肩部至90度。

· 颈部伴随肩部一同旋转，确保旋转后，颈与肩成一条直线。

· 保持躯干挺直并排空腹内气体。

· 目光直视某处。

功 效

· 减轻及缓解腰背疼痛。增加耐力。

· 改善肝、胰、肠、肾、肺等脏器的功能。

· 减少腰际脂肪。

注 意

· 脊柱扭转会压缩膈膜而使呼吸受限。但无论如何，要努力做到呼吸正常。

· 当耐力不足或感觉疲惫时，不要修习本体式。

· 伤风、头痛、偏头痛或腹泻及胃部不适时，切勿修习本体式。

· 在做这一体式前，要充分热身。

能量流

· 仁爱轮、大同轮、宽恕轮、自觉轮都获益于这一体式。

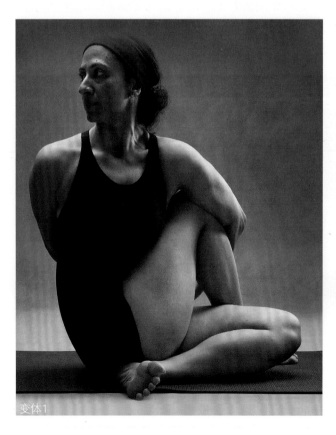

变体1

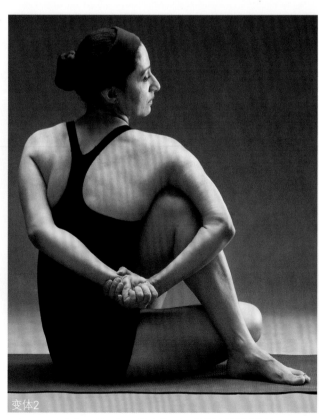

变体2

43. 舞王式
Natarajasana

凝视点——直视，手或手掌

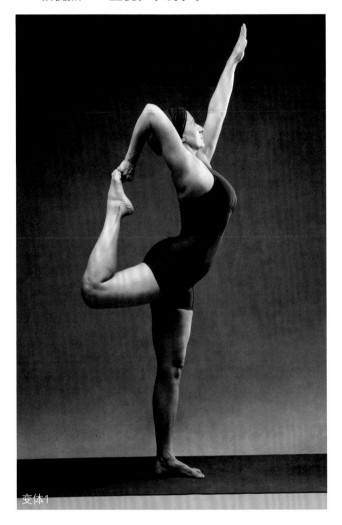

变体1

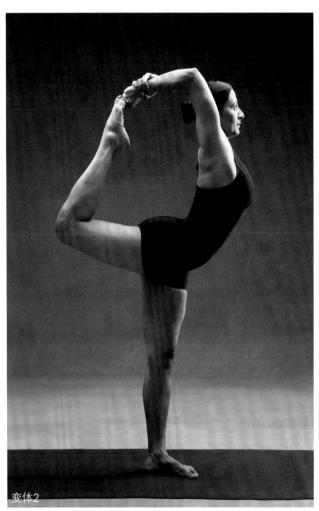

变体2

要 领

· 腿向后上方伸展时，膝部弯曲会令伸展式更易完成。

· 后脑及双肩保持放松。

· 肩窝保持灵活状态，以适应肘部动作。

功 效

· 利于脊柱有效收缩。

· 肩胛旋转自如，可增强肩部灵活性。

· 胸部得以充分扩展。

· 挑战平衡，有助于专注力的养成。

注 意

· 脊柱有伤病时，不要尝试这一体式。

· 不要匆促结束这一体式，而应悠缓、从容地结束修习。

· 先放松肘、臂，然后将其轻柔地置于髋部旁边。

· 在尝试这一体式前，须精通八字扭转鸽子式、单腿鸽王式、轮式及其他后曲体式。

能量流

· 强健纯真轮，促使各轮保持能量平衡。

44. 船 式
Navasana

功 效

- 强化腹部肌肉。
- 去除腰部及躯干的多余脂肪。

凝视点——双脚拇指指尖

要 领

- 挺胸，脊柱保持笔直。
- 放松颈部和肩部肌肉。
- 用会阴收束法稳固体式，以强健小腹。
- 以 5∶5 的比率进行呼吸。

注 意

- 若背部无力，则不要尝试这一体式。
- 修习这一体式前，应空腹进行热身。

能量流

- 活跃纯真轮，有益真知轮，可培养宽恕轮的专注力。

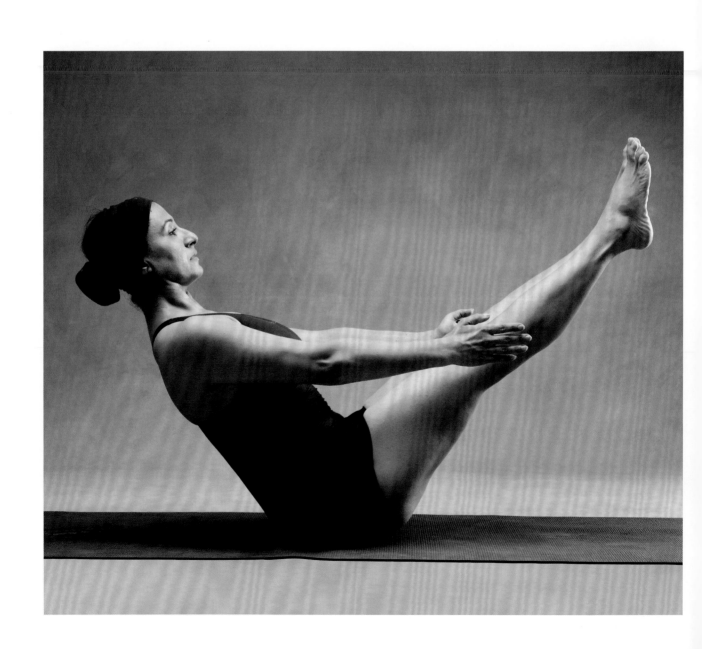

45. 手抓脚趾站立前曲式 / 手碰脚前曲伸展式
Padangusthasana / Padahastasana

凝视点——鼻尖

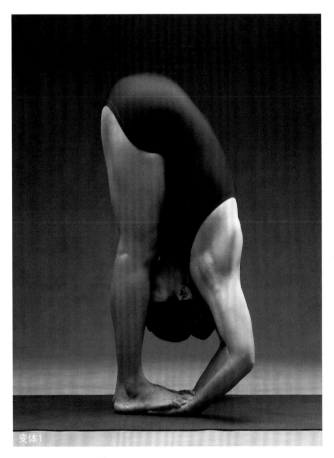

变体1

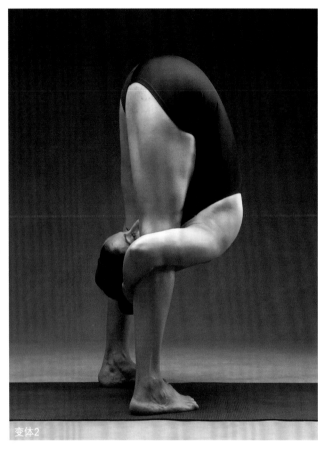

变体2

要 领

• 两脚分开，呼气，身体前曲。髋部尽量往上抬起。

• 垂头的同时，腿部伸直，背部尽量下压，骨盆上扬。双手紧抓大脚趾。双足紧压地面，两肩展开，保持呼吸。

• 头部放在两膝之间，呼气并保持体式。

注 意

• 椎间盘失调的修习者应避免修习这一体式。但其也可通过凹背、双膝微曲来修习这一体式。

• 血压有问题的修习者应规避这一体式。

• 若最初尝试修习这一体式时，切勿将头置于两膝之间。因为该动作可导致血流急促，可能导致眩晕。

功 效

• 可强壮腹腔器官，增加消化液，并活跃肝、脾。

• 有益于腹胀及胃病患者。

• 可消除身心疲劳。纾解颈部紧张，从而松弛背部。

能量流

• 能量流贯通脊柱，从纯真轮直抵白觉轮，使所有各轮都得以活跃。

• 试着做会阴收束法，可以感觉到能量流沿脊柱而下。

• 也可逐渐过渡到收腹收束法（在将上述收束法与这些体式修习结合前，应已修习过这些收束法）。

46. 莲花式
Padmasana

凝视点——鼻尖

要 领

- 将坐骨（臀部）稳着地面。双膝前曲，慢慢着地。
- 将身体重量让渡与地面并纾解脊柱紧张。
- 双膝靠拢以确保两脚充分交叉于大腿之上。

功 效

- 莲花式是瑜伽中最放松的体式之一。
- 修习莲花式时，脊柱不得向前弯曲，这有利于能量流顺畅地贯通脊柱。
- 有助于凝神，令头脑警醒、专注。
- 消除膝部和踝部的僵直。

注 意

- 修习莲花式时，可先将一只脚——譬如右脚——放在左腿根部，并轻摆轻动以松弛膝部和踝部。然后，左脚再重复同样的动作。这样练习有助于消除膝部的紧张感。

能量流

- 活跃和协调所有各轮。

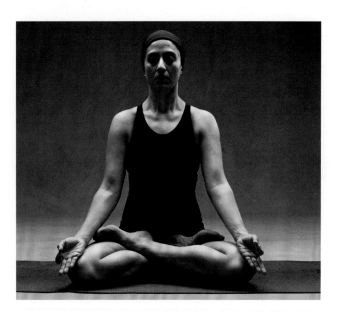

47. 扭转半月式
Parivrtta Ardhachandrasana

凝视点——手掌

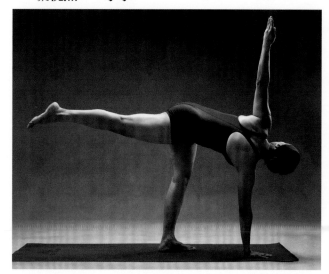

要 领

- 首先，力求动作平衡，然后再倾侧身体以完成这一体式。而待身体顺应重力后，保持静止。
- 渐渐加强肌肉力量，以便在 5：5 的呼吸比率下，体式保持的时间更久、更舒适。

功 效

- 这一体式可令髋部更为丰满，从而有益于髋部周围的所有器官。
- 这一体式可使体内器官侧向运动，从而促进其在器官壁内的蠕动。体式一旦平衡，就要放松颈部肌肉，然后再昂头。

注 意

- 修习时，若有血流加快、呼吸急促之感，即应停止或改换体式。
- 腿部或膝部疲累时切勿修习这一体式。

能量流

- 所有各轮都会从这一体式中获益。

48. 扭转神猴哈努曼式
Parivrtta Hanumanasana

凝视点——向上

要 领

- 与神猴哈努曼式相同。
- 将躯干转向一侧，直至形成后视点。后视点一经形成，即将躯干倚于前腿，双手抱紧前面的脚。

功 效

- 与神猴哈努曼式相同。

- 伸展躯干，有益于上体及上体器官。
- 放松肩颈，令其得以伸展。

注 意

- 髋部、腿部务必充分热身。
- 要做好这一体式，关键在于腹股沟韧带要灵活。

能量流

- 本体式与神猴哈努曼式相同，但体式中的扭转产生的是侧向能量流，而非向上的能量流。

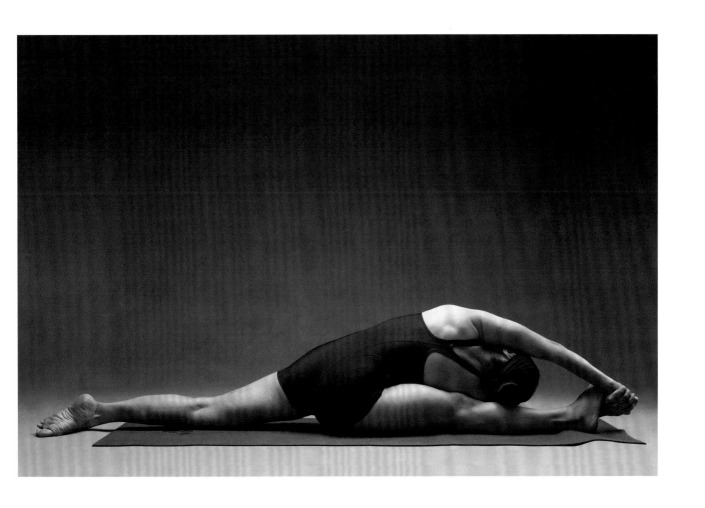

49. 头碰膝扭转前曲伸展坐式
Parivrtta Janu Shirsasana

凝视点——手掌

要 领

- 下颏扬起，胸部扩展开。坐稳，不要摇晃。
- 张开双肘，从腋窝处抬起，让手臂完全伸展。
- 弯曲的右腿膝盖和伸展的左腿之间呈钝角。
- 伸展躯干，同时吸气、提肋，以便腹内有更多的空间。
- 将弯曲的膝部进一步展开，使躯干得以充分扩展。
- 将右腿膝部和左腿腿肚牢牢地紧压地面，以免双足倒向地面。

功 效

- 平衡和强健肝脾。有助于消化，可活跃肾脏及强健腹腔器官。修习这一体式有利于前列腺增生者。
- 修习这一体式有益于发烧不退者。
- 可去除腿部、膝部、髋部及骨盆僵直，使上述部位更为柔韧。
- 缓和心中和脑海里的压力。
- 可纾解肩部、髋部、肘部和腕部僵直的状况。可扩展背部和胸部，有益于呼吸系统。
- 适宜的伸展可促进血液流向脊柱。舒缓背部和颈部疼痛。

注 意

- 如果躯干暂时不能充分扩展，切勿急拉或用力过猛，而应在修习过程中保持松弛，修习须循序渐进。
- 若难于做到这一体式，可用绷带来防止肩背变圆。这也有助于保持脊柱直挺。
- 不要让膝部摇晃，将其平均用力向两侧展开以免腘绳肌腱受伤。

能量流

- 纯真轮、正道轮、仁爱轮、大同轮都获益于这一体式。

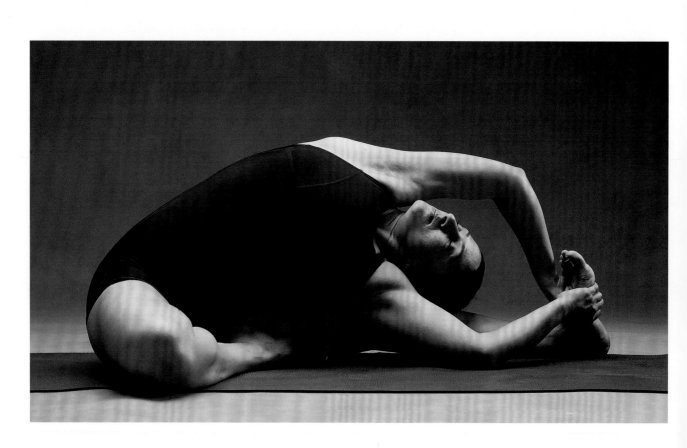

50. 三角扭转侧伸展式
Parivrtta Parsvakonasana

凝视点——手掌

要　领

• 在扭转躯干前将气完全呼出。

• 右弓步：左手臂从腋窝处伸出，将其放于右腿膝部外侧。

• 一腿前弓步，另一腿向后伸展，在力量与灵活性之间创造出动态的平衡。

• 旨在将左臂与两肩完全越过大腿。

• 向上伸展、转动胸部，确保脊柱得以舒展。

• 让凝视的目光保持平静，额头舒展。

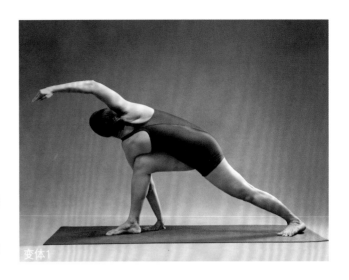

变体1

功　效

• 这一体式可强健踝部、膝部和大腿。

• 可减少腰部和髋部脂肪。

• 收缩腹腔器官，增加该器官周围及脊柱的血液供给，从而使这一部位更有活力。

• 增强肠道蠕动，促进排泄。

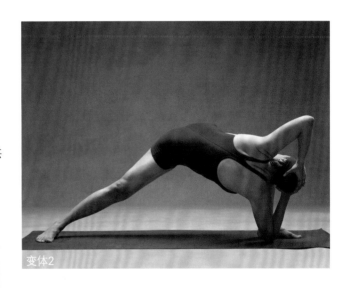

变体2

注　意

• 如感觉膝部乏力，就不要修习这一体式。

• 如果修习者有颈椎炎，修习这一体式时，不要抬头。

• 高血压、心脏病、胃灼热或痢疾患者切勿修习这一体式。

能量流

• 扭转躯干这一体式对纯真轮和真知轮大有裨益。但该能量的主流则从纯真轮出发，一路奔流到自觉轮。因此，这将使整个身体充满活力。

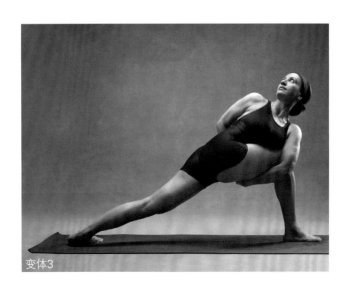

变体3

51. 扭转双角式
Parivrtta Prasarita Padottanasana

凝视点——鼻尖

要领

双膝微屈，以易于身体伸展，解除腰背的拉伤、紧张或压力。通过将髋部尽量抬起使双膝逐渐伸直。

- 缓缓呼气，将股部向髋臼处拉伸。
- 放松颈部肌肉，将头垂向地板。
- 舒展身体并下垂双肩，并将胸部轻轻转向一侧。
- 左手反转抓住右脚大脚趾；右手抓住左脚大脚趾。
- 换手，将胸部转向另一侧，以完成这一体式。

功效

- 促进腘绳肌腱和髋部处展肌更为发达。
- 增进躯干的灵活性。
- 增进肩部和颈部的灵活性。

注意

- 若修习者有高血压，则不要修习这一体式。
- 修习者胃部不适或患有痢疾时，不要尝试这一体式。

能量流

- 这一体式可活跃正道轮、大同轮及真知轮。

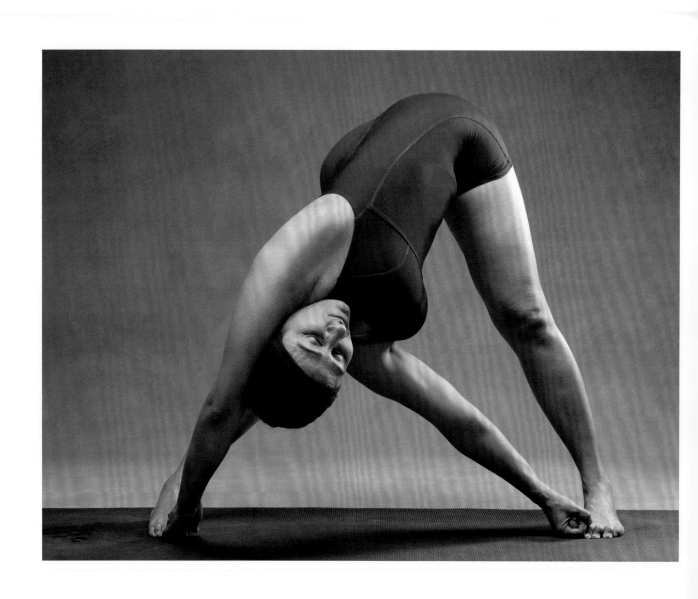

52. 扭转三角式
Parivrtta Trikonasana

凝视点——手或手掌

要 领

• 向左屈体，同时右脚和臀部向内旋转 60 度。同样地，向右屈体时，左脚及臀亦向内旋转 60 度。

• 大腿肌肉应向内旋转以确保正常的肌肉支撑。

• 双足要稳，落地生根。

• 将膝盖及大腿轻轻往上拉。

• 向上拉伸胸部而非向后伸展手臂。

功 效

• 改善脊柱健康。

• 加大脊椎下部的血液供给量。

• 活跃腹腔器官。

• 强健腿部及大腿肌肉。

• 消除背部疼痛，活跃腹部器官，强健髋部肌肉。

注 意

• 处于痢疾或胃病的恢复期时，不要修习这一体式。

• 头痛、偏头痛以及感冒伤风时，不要修习这一体式。

• 感觉疲倦时，不要练习这一体式。

能量流

• 将能量从地表引向扭曲的躯干，进入胸部，并进而贯通双臂。

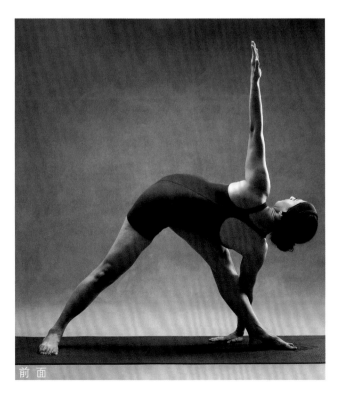

前面

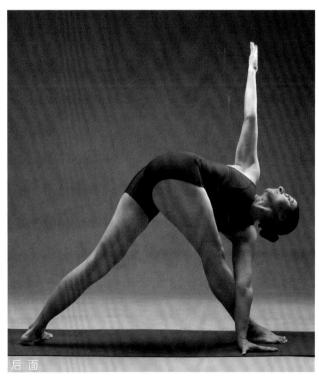

后面

53. 扭转幻椅式
Parivrtta Utkatasana

凝视点——向上

要 领

- 稳定臀位。
- 把胸推开，将手掌牢牢地置于地面。
- 注意背部挺直，不要弓背。
- 眼睛回望向上伸举的手掌心。

功 效

- 可矫正腿部的轻微畸形。
- 纾解肩部僵直。
- 强健踝部和小腿。

- 横膈膜被抬起，腹内空间增大，从而起到促进胃肠蠕动的作用。
- 强健腹部和腹内器官。
- 随着胸部的充分扩展，心脏亦从中获益。

注 意

- 胃部不适或刚患过痢疾的修习者，不宜修习这一体式。
- 头痛、偏头痛、感冒伤风时，不要修习这一体式。
- 觉得缺乏平衡感时，切勿修习这一体式。

能量流

- 维持这一伸展式的能量源自纯真轮。因此，该能量有益于修习者的周身上下，纯真轮与仁慈轮从这一体式中获益最多。

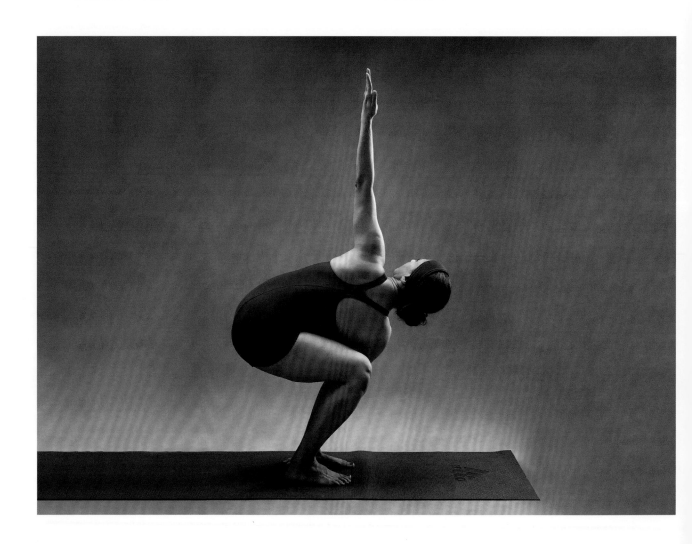

54. 侧角伸展式
Parsvakonasana

凝视点——手掌

要　领

•左前弓步，大腿和小腿保持直角。确保单膝弯曲时，不得超过踝部，而应与脚后跟成直线。一腿侧弓，一腿向后伸展，形成力量与灵活性的动态平衡。

•双腿动作须均衡，从骨盆、腹股沟向两侧伸展，后伸脚要绷直，以期在这一体式中创造能量平衡。

•身体慢慢向前、向上并往后侧，伸展大腿，随后，再将手掌置于地面。

•扩胸、面部侧上望，放松肩部，伸展脊柱，感觉全身都得到伸展。

功　效

•这一体式可强健踝部、膝部与大腿。

•扩展胸部，从而增益肺容量和强健心脏周围肌肉。减少腰部和髋部的脂肪，缓解坐骨神经痛与关节疼痛。增加胃肠的蠕动，促进消化和排泄。

注　意

•感觉双膝乏力时，切勿修习这一体式。

•患有颈椎病，切勿修习这一体式。

•患有高血压、心脏病、心悸、胃灼热、痢疾，切勿修习这一体式。

能量流

•伸展躯干、开阔胸部，有益于所有各轮。而该能量的主流从纯真轮出发，一路奔流到自觉轮，对整个身体都起到镇静作用。

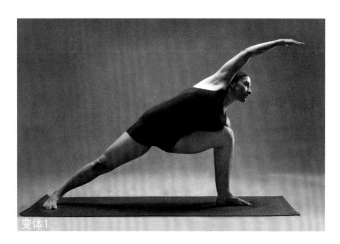

变体1

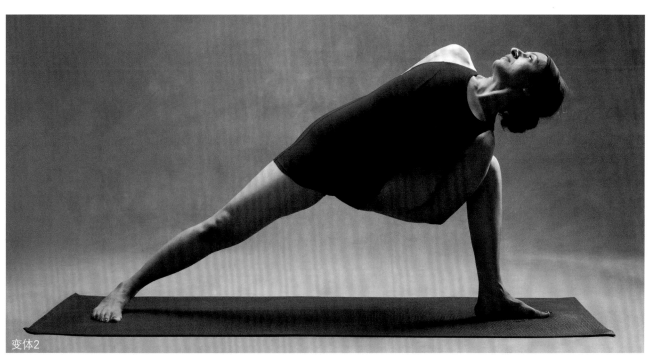

变体2

55. 加强侧伸展式
Parsvottanasana

凝视点——鼻尖

要 领

• 身体右转，右脚随之右转，并让脚趾与前脚脚跟在一条直线上。张开脚掌，令其彼此平行。

• 转臀时，随之转身，务求两者协调一致。

• 臀部、身体、胸部、面部都应转向前足所在方向。

功 效

• 镇定心神、消除紧张情绪。强健肝脾。

• 缓解腘绳肌腱紧张，增强腿部肌肉。

• 强健骨盆与髋部的同时，令其更为匀称、平衡。

• 深化呼吸，缓解颈部、肩部及腕部的紧张状况。

• 减轻经期不适，尤其是背部和腹部的不适。

注 意

如果有下列状况，切勿修习这一体式：

• 高血压、疝气。

• 痢疾刚刚痊愈。

能量流

• 在这一体式中，可体验到能量从纯真轮顺畅地流到自觉轮。

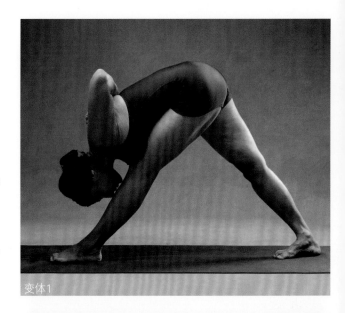

变体1

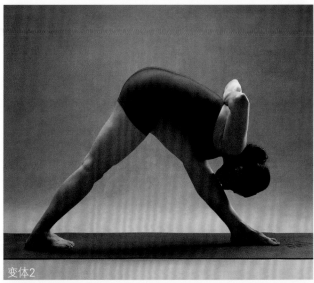

变体2

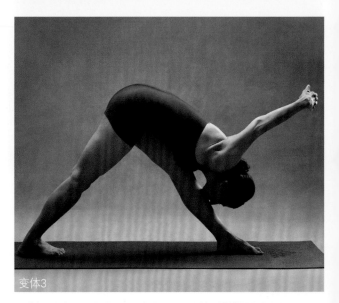

变体3

56. 榻式
Paryankasana

凝视点——鼻尖

要 领

• 膝部和踝部须已颇为灵活后的状态，才能掌控这一体式的伸展。

• 后仰，肘部置于地面，膝部仍保持触地。

• 胸部尽量抬起，颈部向后伸展，顶部慢慢到达地面。

• 将髋部沉向大腿，拉伸躯干，以便伸展得更为舒展。

功 效

• 后背得以完全舒展，有益于肺部。

• 伸展颈部，可活跃甲状腺及甲状旁腺。

注 意

• 初学者可将双膝分开，直至膝盖和踝部足够灵活。

• 如果在地板上做这一体式感觉不适，可在软垫上做这一体式。若在硬地上试练这一体式，可能会受伤。

• 尝试这一体式前，应精通霹雳坐式和英雄式。

能量流

• 大同轮掌控喉部功能，甲状腺会从该轮所产生的能量中获益。这一体式也可放松宽恕轮。

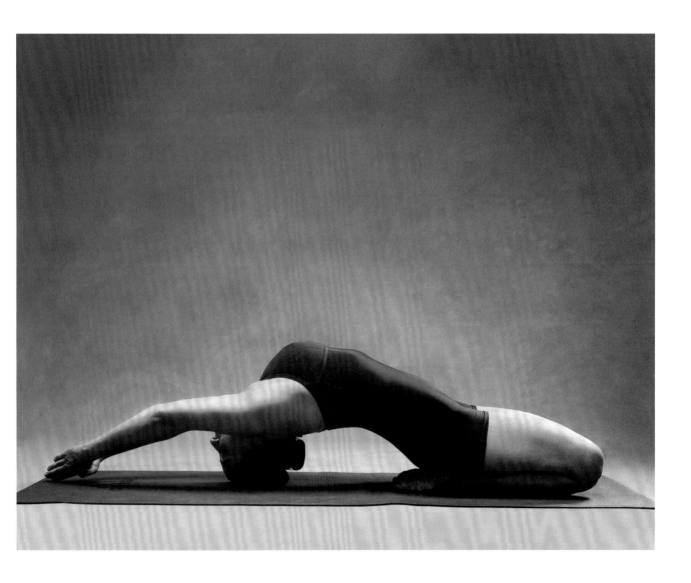

57. 背部前曲伸展坐式
Paschimottanasana

凝视点——直视

要 领

- 坐时,双腿伸开,而脊柱挺直,不要弓背。
- 将身体慢慢前曲,依于大腿之上。
- 不要前拉身体,因为那样会导致身体僵直。
- 用鼻子慢慢地、轻轻地触及膝部。
- 小腹收紧以拉伸腹部,从而为身体折叠创造空间。
- 前曲时,完全呼气。

功 效

- 整个背部得以伸展,令其成为最重要的前曲体式。

- 锻炼脊柱,为所有前曲体式做准备。
- 拉伸腹部时,有益于腹腔器官。
- 促进腿部的灵活性。

注 意

- 该体式为强烈的背部伸展式。
- 若背部拉伤或无力时,切勿修习这一体式。
- 不要前拉身体,因为那样会使腰背受伤。
- 务必先以其他体式放松身体之后,再修习这一体式。
- 在当天修习开始时,不要先尝试这一体式。

能量流

- 活跃各轮,释放出强人的能量流,贯通脊柱。随其渐趋完美,该体式会令宁静流布周身。

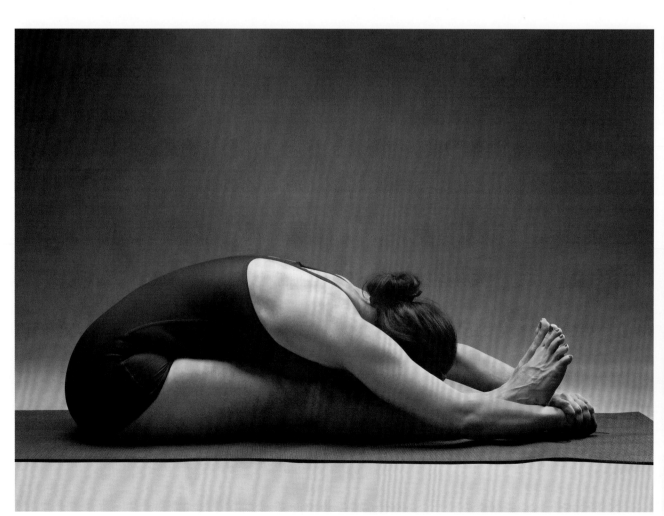

58. 套索扭转式
Pasasana

凝视点——直视

要　领

- 脚掌务必稳着于地面。
- 绷紧小腿，以保持身体平衡。
- 身体前倾，以便扭转自如。
- 收腹、挺胸、锁骨放松，为扭转身体做好准备。

功　效

- 该体式令双足平稳有力。
- 使踝部富于灵活性。
- 双肩自如伸展，而胸部充分扩张，有利于强健心脏。

- 有益于肝、脾和胰。
- 有助于减少腹部堆积的脂肪。
- 按摩胃部周围器官，有助于消化。

注　意

- 若双膝无力，切勿修习这一体式。
- 若双脚没落在地上，须在两脚脚跟处放上支柱，以免拉伤膝部。
- 背部挺直，不要向前倾斜。

能量流

- 修习体式时，身体扭转会减弱能量流；一旦修习结束，强劲的能量流就会激荡各轮。

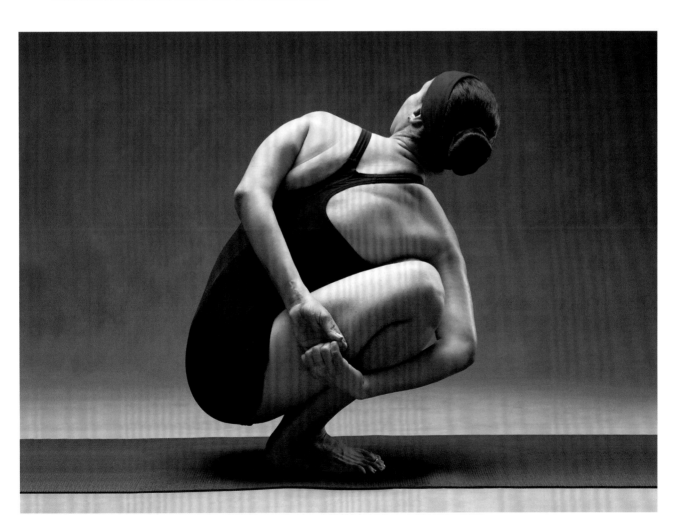

59. 孔雀起舞式
Pincha Mayurasana

凝视点——鼻尖

要 领

· 第一次尝试这一体式时，面向墙，将手掌置于距墙一足远的地面，以便将腿扬起后抵住墙，而墙会减弱举腿产生的冲劲。

· 一旦以上述方式建立起了平衡，就可以在没有墙体的支撑下练习这一体式。

功 效

· 增进肩背力量并兼具倒立体式的所有功效。
· 全身伸展还以可强健腹部。
· 增强专注力。

注 意

· 对背部而言，这是一个堪称极致的体式，因此，务必保持体式的稳定。

· 修习这一体式时要靠近墙体直到其稳定为止。

能量流

· 所有各轮都将从这一体式中获益。

提 示

这一难度颇高的体式功效良多，在修习前需做好适当的准备。在充分修习各种基本体式后，身体会强壮起来，并为修习这种难度高的特别体式做好准备。在修习这一体式前，须精通下列先行体式及后续体式。

先行体式

拜日式、舞王式、车轮式、下山式、孔雀起舞式。

后续体式

单腿头碰膝前曲伸展式、牛面式、巴拉瓦伽式、肩倒立式、犁式、鱼式。

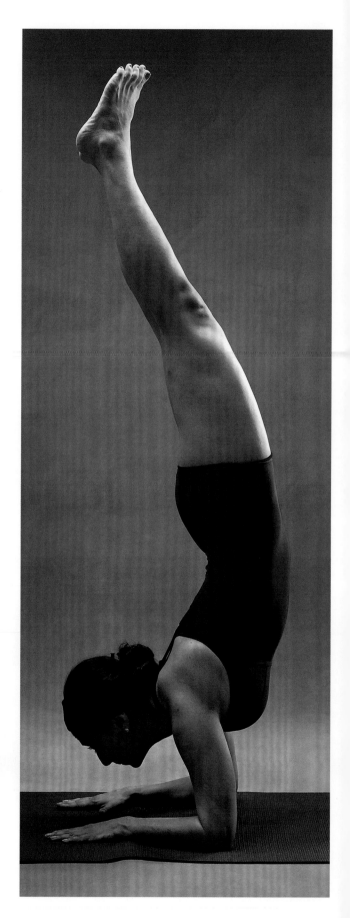

60. 胎儿肩倒立式
Pindasana in Sarvangasana

凝视点——鼻尖

要 领

• 以膝碰耳犁式开始这一姿势。放松膝部，渐入莲花式。将两手环抱住交叉的双腿。

• 以会阴收束法达至身体平衡，随之收缩小腹。

• 令上身、双腿和胸部紧贴在一起，宛如胎儿一般。

• 保持这一体势 10 ~ 20 秒钟。

功 效

• 与犁式功效相同。

• 脊柱因双膝弯曲而更加舒展，从而促进了脊柱周围的血液循环。

• 骶骨打开，从而放松骶骨及其周围肌肉。

• 对腹内器官颇为有益。

注 意

• 在这一难度颇大的体式里，可能会感到呼吸困难，如出现此状况时，应立即停止。然而，在修习时，专注体式非常重要。

• 在达至平衡前，不要以手抱腿，否则，颈部可能受伤。

能量流

• 与膝碰耳犁式功效相同。

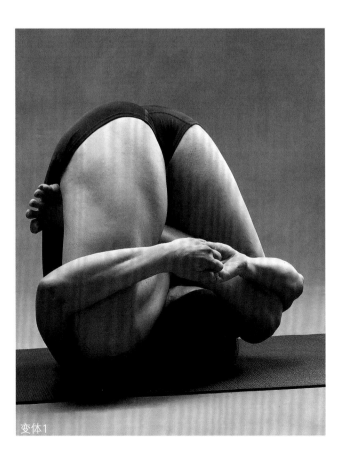
变体1

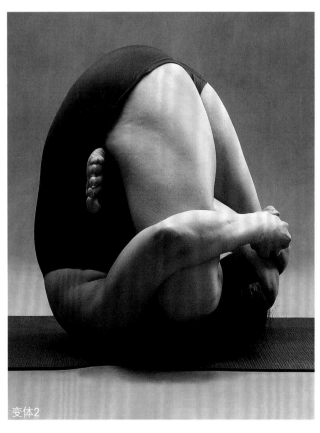
变体2

61. 双角式
Prasarita Padottanasana

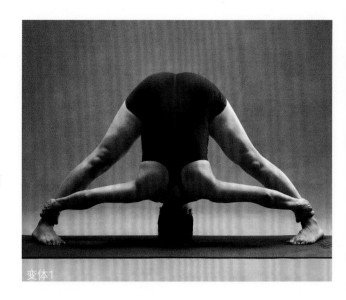

变体1

凝视点——鼻尖

要 领

· 双膝微曲，以便进入这一伸展体式，并可减轻腰背的拉伤、疼痛与压力。

· 髋部尽量翘起，双膝渐渐挺直。

· 缓慢呼气，双腿蜷入臀骨臼。

· 放松颈部肌肉，头垂向地面。

· 背脊挺直，双肩后展、下沉。

· 拉伸脊柱，专注于张开胸部，身体向上伸展。

功 效

· 促进消化和体内净化。

· 促进腘绳肌腱和展肌的发展。

· 像头倒立式一样，有助于血液流向头部。

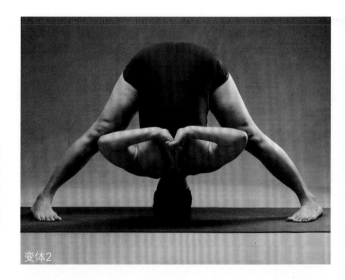

变体2

注 意

· 血压不正常时，切勿修习这一体式。

· 胃部不适或刚患过痢疾，不要修习这一体式。

能量流

· 从自觉轮到纯真轮。所有各轮都获益于这一体式。

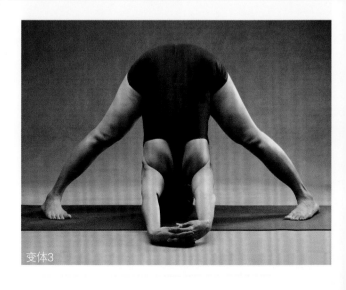

变体3

62. 后仰支架式
Purvottanasana

凝视点——直视

要　领

• 双手相隔一肩宽，手指张开以便抓地支撑。伸展两肘和双膝，以保持体式稳定。

• 若举臀有困难，可先屈膝，将脚掌置于地面，然后再行举臀。

• 收腹，绷紧臀部肌肉，得以舒展体式。

• 胸部完全扩张开时，再用力挺胸，并将颈部舒适地后仰。

• 体式修习当中，呼吸要深、静而稳。

功　效

• 对绝大多数前曲体式而言，这是一个反向体式。

• 可强壮手臂和腕部。

• 充分伸展腿与脊柱。

• 拉伸与舒展身体前部，由此将心脏位置举至脊柱以上，以改善心脏周围的循环功能。

• 强壮胸部、肩部、背部肌肉。

• 强健腹腔器官。

注　意

• 心脏病、便秘、胃肠炎患者切勿修习这一体式。

• 在孕期后阶段，切勿尝试这一体式。

能量流

• 在这一体式中，所有各轮都会极为活跃。

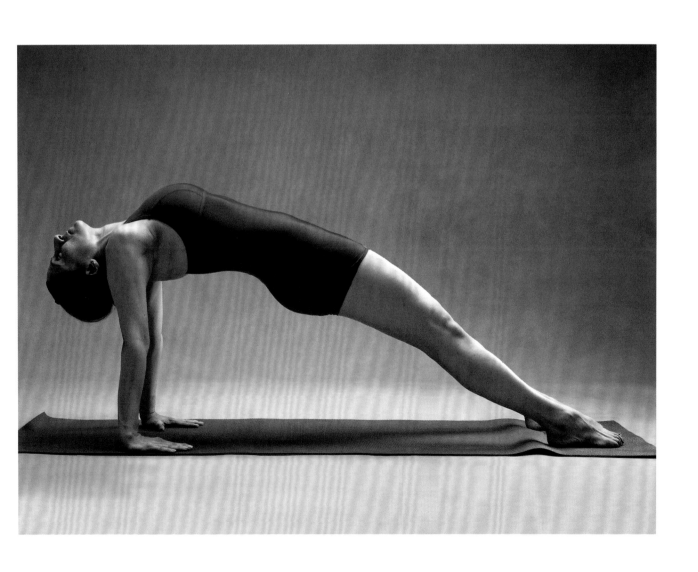

63. 祈祷式 (日礼 – 拜日式)

Samasthiti (Surya Namaskara–Sun Salutation)

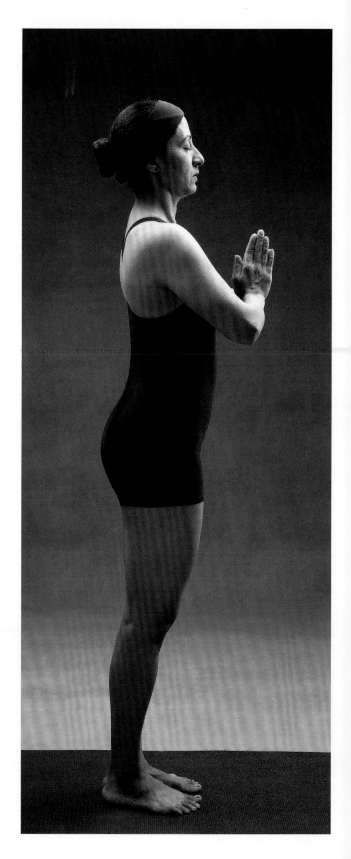

凝视点——直视

要领

- 直立,双手交叉。
- 面容宁静,闭目。
- 足跟中心与脚趾趾肚形成弓形,身体重量均匀地分布于其四周。
- 踝、膝、髋与锁骨形成一条直线。
- 同时,凝神于小腹,向内、向上牵引骨盆。
- 体式一经摆定,即减缓周身张力,呼吸应深而自如。

功效

- 标志着各个体式的起点。
- 凝神专注,全心准备。
- 身体稳立于地面。
- 致力于拉伸身体的每一部位,强健身体肌肉。
- 这一体式舒缓的准备过程可帮助修习者牢记身体正确的位置安排。

注意

- 身体一经平衡即闭目,站稳双足。
- 若平衡方面有问题,则可近墙而立来修习这一体式。

能量流

- 布置安排所有各轮。

64. 单腿平衡式
Santulanasana

凝视点——手掌

要　领

- 脚掌张开，双足平行。
- "静定"意为平静、镇定。
- 右腿向后蜷起、引向髋部，膝部指向地面。
- 轻柔地向上舒展手臂和手掌，眼睛凝视指尖。

功　效

- 有助于培养专注力。
- 脚趾着地有助于平静和镇定。

注　意

- 头痛和偏头痛患者切勿修习这一体式。
- 臀位须成直线。

能量流

- 在举手、凝视指尖之际，该体式将活跃大同轮。
- 各种平衡体式可协调身体，所有各轮也会因之协调自身，以建立身心的凝定感。

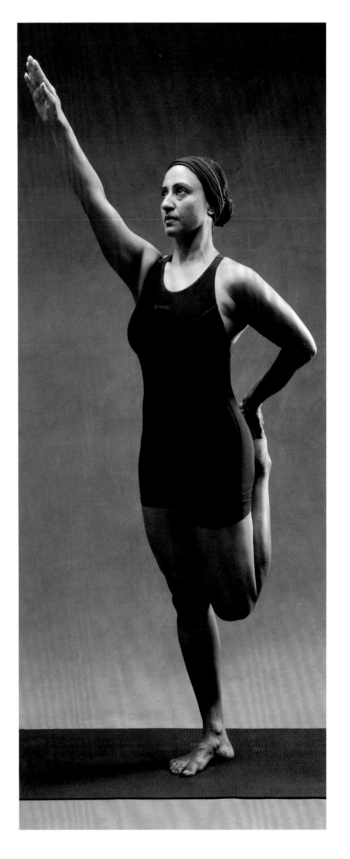

65. 肩倒立式
Sarvangasana

凝视点——鼻尖

要 领

- 双膝、双足并拢。
- 髋部绷紧有助于稳定臀位。
- 若呼吸出现困难，则可能因为躯干与胸部及颈部未在一条直线上。若是这样，则上提腰、臀和大腿；随之，调整肩部、胸部，切勿让髋部下垂。
- 将双肘位于体侧以便更好地支撑胸部。
- 若躯干尚能更为舒展，则可将手掌压牢背部。
- 感觉身体由颈后上升。

功 效

- 身体倒立可促进循环和呼吸系统。
- 有滋养身体细胞和神经系统的作用。
- 有助于缓解失眠和平复紧张情绪。
- 可改善甲状腺及甲状旁腺功能。
- 可缓解气喘和咽喉的不适。
- 有助于治疗伤风、鼻炎等过敏病症。
- 促进排便。
- 缓解尿路不适。
- 有助于治疗子宫疾病和减少子宫肌瘤发生的概率。
- 可消除卵巢阻塞和不适，且有助于预防卵巢囊肿的发生。
- 可减少经期痉挛，有助于调节月经流。

注 意

- 若保持这一体式超过 1 分钟，则务必在肩部下面添加毯子。
- 只有背部、肩部与颈后部可与毯子接触。
- 该体式有助于缓解便秘，故在胃部不适或腹泻时切勿修习。
- 高血压患者切勿修习这一体式。

能量流

- 源自纯真轮的能量流流经其他所有各轮抵达大同轮。

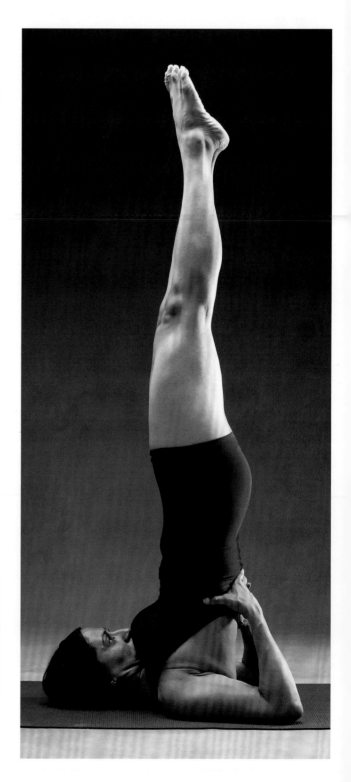

66. 桥式
Sethu Bandhasana

凝视点——鼻尖

要 领

• 通过向颈部伸展脊柱及将脚跟稳着地面，可减轻身体施加在肘部和腕部的重量。

• 下颏内收，缩向胸部。

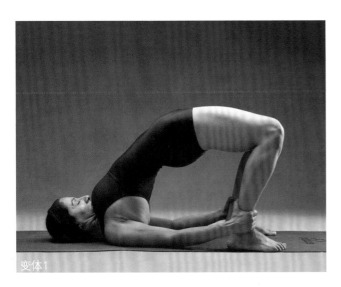

变体1

• 抬升胸骨。向上、向内牵引脊柱。

功 效

• 强化伸展脊柱可锻炼背部，为修习弓式做好准备。

• 强健颈、背、腰、骶、股等部位的肌肉。

• 扩展胸、肋可舒张心脏，从而促进血液循环、增加肺容量。

• 促进周身血液循环，有益健康。

• 强健脊柱。

• 强健腹腔和骨盆内器官。

• 刺激垂体、松果体、甲状腺等腺体。

• 经期前有规律地修习有助于防止月经量过大，并可纾解经期痉挛。

• 防止子宫脱垂。

注 意

• 颈部受伤者不要修习这一体式。

能量流

• 该体式有益于纯真轮，真知轮、正道轮、仁爱轮、大同轮及宽恕轮。源自纯真轮的能量向下运行有益于周身各个腺体。

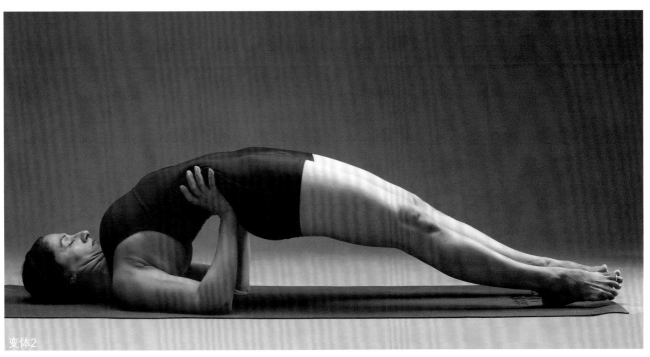

变体2

67. 蝗虫式
Shalabhasana

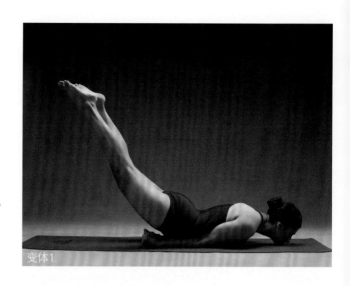

变体1

凝视点——鼻尖

要 领

• 俯卧，上腹部紧贴地板。手臂向后伸展。

• 呼气，头部和双腿同时尽量抬高，略微内收臀肌更便于双腿举起。

• 让臀肌用力，向上伸展双腿以保持这一姿势。

• 双腿微曲时，可轻松完成这一体式。

• 下颌抵住地板以达至平衡。然后，扩展胸部。凭借充分呼气及将脐部压入两肋之间来加强腹肌。

• 双手位于两股之下，成拳形或掌形，尽力向后伸展，支撑并保持这一体式。

功 效

• 加强腹肌，有助于消化。

• 缓解胃肠道疾病与肠胃胀气。

• 有益于膀胱和前列腺。

• 脊柱向后伸展，加强背部肌肉，增强脊柱张力。可缓解背部疼痛，促进血液循环，有益于椎间盘错位的患者。

• 培养耐力。

注 意

• 不要勉力举腿，因为那样会影响呼吸。随着练习次数增多，会愈加容易完成该体式。

• 怀孕期间不得修习这一体式。

能量流

• 纯真轮、真知轮、正道轮、仁爱轮都获益于这一体式。

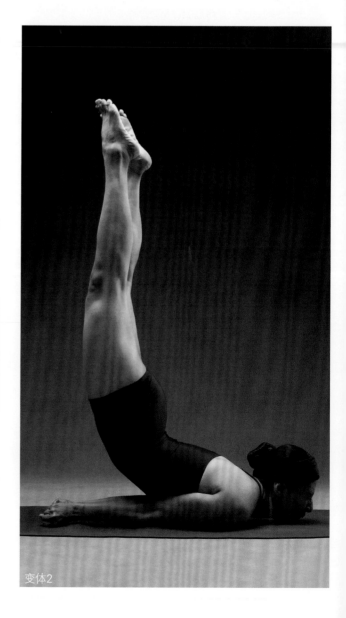

变体2

68. 王公式
Shayanasana

凝视点——直视

要　领

• 仰卧在地板上，舒展身体，呼气，随之往右侧身。保持身体侧卧姿势。

• 弯曲右手，肘部支撑头部。令肘部、髋部、髋骨呈一条直线。左手轻柔地放在大腿上，呈休闲状态。

• 双膝并拢，双腿伸直至完全展开。

• 挺胸收腹，保持身体平衡，保持体式，自然呼吸。

• 通过收缩骨盆与脐部来稳定髋部。

功　效

• 骨盆区的舒展令这一部位的肌肉得以松弛。

• 该部位周围器官可得到充足的血液供给，因此，这一体式有利于生殖器官与消化器官。

• 可缓解经期痉挛及腿部痉挛。

注　意

• 坐骨务必与双肩在同一直线上，不得前后倾侧。

• 令腹部肌肉绷紧以使髋部坚实。

能量流

• 纯真轮将能量自如输送到其他各轮，尤其是真知轮。

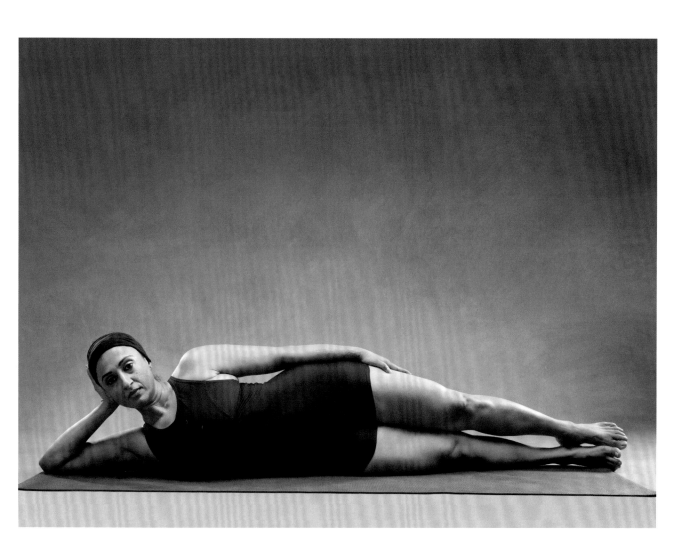

69. 头倒立式
Shirsasana

凝视点——直视

要 领

- 两肘分开一肩宽，使整个前臂稳稳地压在地板上。
- 沉肩，将起自顶部的身体重量自然地过渡到前臂。
- 双膝弯曲，两腿自地面扬起；双足同时离地。
- 整个身体与地面成直角，
- 在墙体支撑下修习这一体式时，切勿远离墙体。可先在墙与头之间留出 5 ~ 8 厘米的空隙。若大于这一距离，将导致脊柱弯曲和腹部凸起。
- 头倒立一经形成要保持体式。在落地时，腿部最好不要弯曲。这有助于测量肛锁的力量。不要害怕跌倒，它并不像想象中那么糟。

功 效

- 令健康、纯净的血流流经大脑。
- 确保大脑中垂体与松果体的正常供血量。
- 可增加血液中的血红蛋白。
- 令失眠、失忆等病症得以改善。
- 使肺部获得抵抗天气变化的力量。
- 可缓解伤风、咳嗽、扁桃体炎和心悸。
- 可促进消化，通便利尿。

注 意

- 头部不应感觉昏沉。若出现这一症状，面部会变得潮红，双眼也会充血。只有在头顶心位置不正确而令身体重量较多地移至头前部或头后部时，才会发生这种情况。
- 初学这一体式的修习者每周只可修习一次。而一经达至平衡，即可渐次过渡到常规修习。
- 错误的体式可能导致头、颈、肩、背各部位的疼痛。
- 无论血压高或低的修习者，都不应修习这一体式。
- 若患有长期头痛、偏头痛、肩痛及颈椎炎的修习者，切勿修习这一体式。
- 若有心脏疾患，切勿修习这一体式。

警 示

若头倒立基本式的修习尚未稳固且正头痛时，切勿修习这一体式的其他变体。而头部也不应有全身重量荟萃于己之感。身体重量应分布到前臂、上臂肱三头肌、肩部与颈部。尝试其他变体前，应练习头倒立基本体式至少 5 个月。

一次只能修习一个变体且至少要将该体式保持 1 分钟。

能量流

- 自觉轮获益于这一体式。

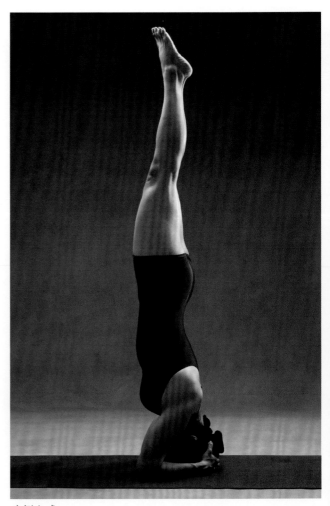

头倒立式
Shirsasana

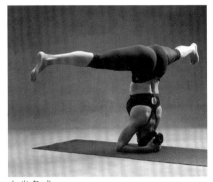

上坐角式
Urdhva Upvishtakonasana

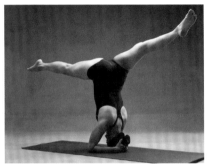

头倒立式中的神猴哈努曼式
Hanumanasana in Shirsasana

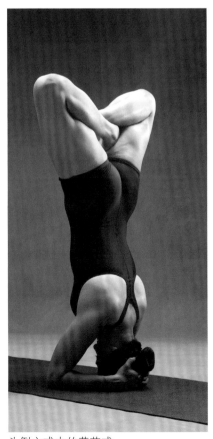

头倒立式中的莲花式
Padmasana in Shirsasana

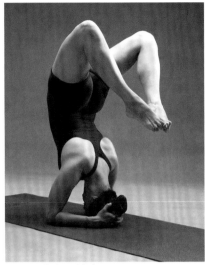

头倒立式中的树式
Vrichikasana in Shirsasana

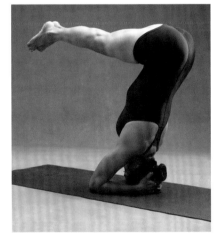

头倒立式中的轮式
Urdhva Dandasana

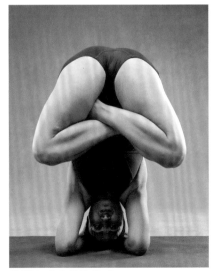

头倒立式中的胎儿式
Pindasana in Shirsasana

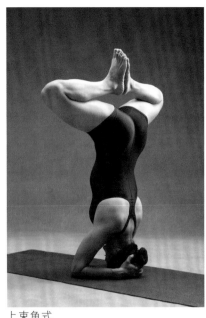

上束角式
Urdhva Baddha Konasana

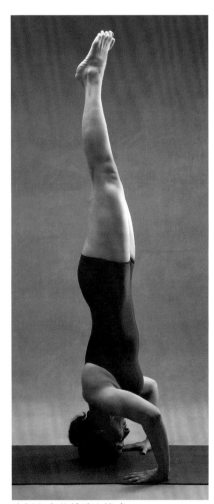

头倒立中的前臂支撑式
Salamba Shirsasana

70. 狮子式

Simhasana

凝视点——直视

要 领

- 呈莲花式，抬臀，身体前滑。
- 坐骨与地面须保持平行。
- 挺胸，双手握拳支撑地面。
- 以胜利呼吸法，按深呼吸方式，依相等比率 5：5 吸气、呼气。

功 效

- 从口中呼气，发出咆哮声，纾解身体压力。
- 扩展胸部深呼吸。伸展坐骨，惠及腹腔和肠道。
- 可改善肝功能，因为本体式可提升上腹部，从而纾解肝部周围的压力。

注 意

- 若修习莲花式感觉不适时，切勿修习这一体式。

能量流

- 这一体式可活跃所有各轮。令身体舒展、能量畅流。

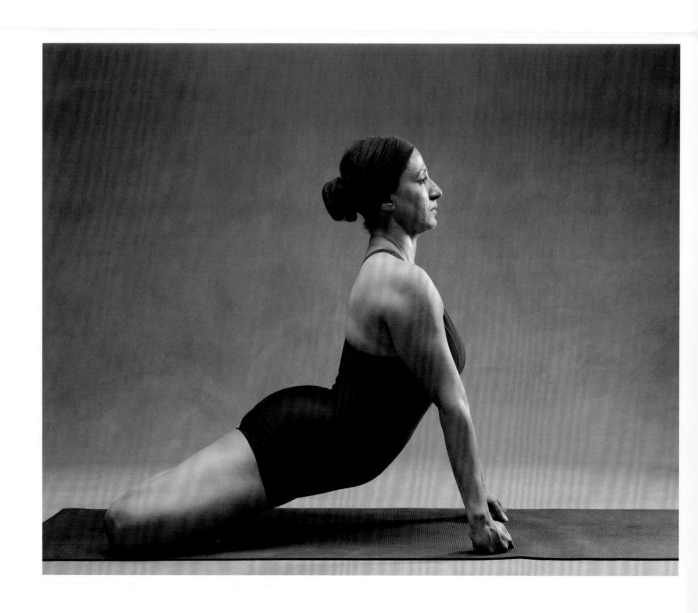

71. 卧手抓脚趾腿伸展式
Supta Padangusthasana

凝视点——脚趾尖

要　领

• 双肩贴紧地面，扩展胸部，后脑舒适地枕在地板上。

• 随着修习者在这一伸展式中的进步，可一面将下颏靠近胫部，一面以平展腹壁来修习收腹收束法。

• 如同在所有体式中一样，身体两侧必须施加相同的力量和灵活性。

• 在修习过程中，让所有收束法各得其所，这有利于稳定这一体式。

功　效

• 双腿的极力伸展可加强大腿部的血液循环。腿部的提举、旋转等动作可增强平衡性、灵活性和力量。

• 这一伸展式因其专注力颇强，有助于澄心静虑。

• 有助于开掘性能量。

• 对坐骨神经痛及腿部疾患者有所助益。

• 髋部和背部神经获得充足的血液供给，从而变得柔韧有力。

能量流

• 所有各轮都会在这一体式中获得放松。

注　意

• 为使腿部肌肉得到充分活动，须以诸多先行体式来为这一体式做好准备。

• 若背部曾受伤，这一体式就会稍有难度，因为必须确定背部伤痛已经痊愈才可修习这一体式。先可尝试屈膝至胸，这样反复几次，直到确信腹容量及髋部复位已无问题为止。

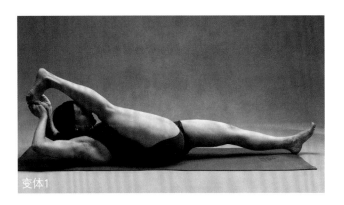

变体1

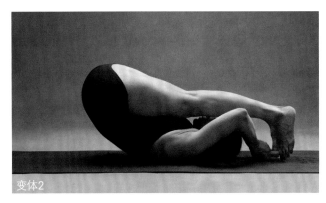

变体2

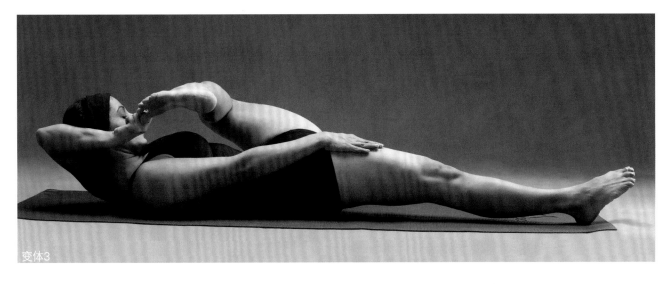

变体3

72. 卧毗湿奴式
Supta Trivikramasana

凝视点——直视

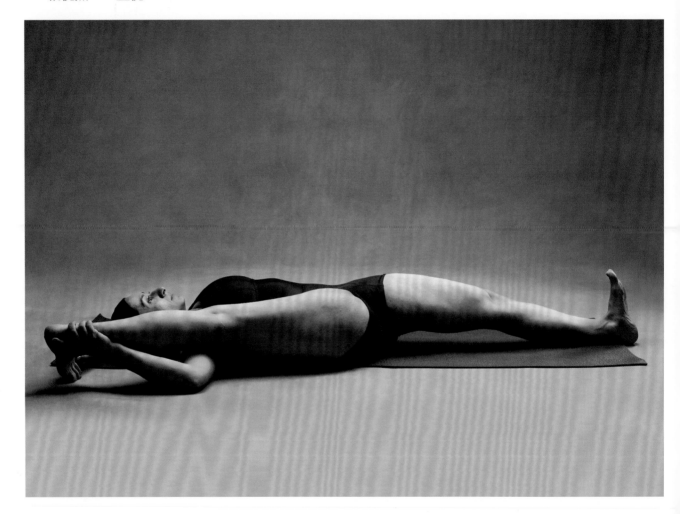

要 领

- 被举起的腿应尽量贴近右耳。
- 缓慢自如地进入伸展式。
- 在伸展中保持呼吸自如。

功 效

- 双腿充分伸展。
- 可防止疝气与坐骨神经痛。
- 提高髋部的灵活性与力量，并保持其健康。
- 修习者若在准备冥想，该体式可降低性欲望。

注 意

- 修习该体式前，务必充分做好热身准备。

能量流

- 该体式为纯真轮和真知轮注入最充沛的活力，同时其他各轮也都受惠于该体式。

73. 卧英雄式
Supta Virasana

凝视点——直视

要 领

• 从英雄式开始。然后，肘部撑地，身体后仰，肩部着地。放松肩部、腿部及股部肌肉。

• 若腰背部有弯曲，臀可向股部移动。

功 效

• 放松并强健紧绷的肌肉。

• 伸展坐骨，有益于消化系统和生殖器官。

• 放松臀肌。

注 意

如果有以下疾患，切勿修习本体式：

• 腰背拉伤。

• 膝部有伤痛。

能量流

• 该体式对所有各轮都大有裨益。因其不仅能放松各轮还可更新它们，给它们以最大的活力。

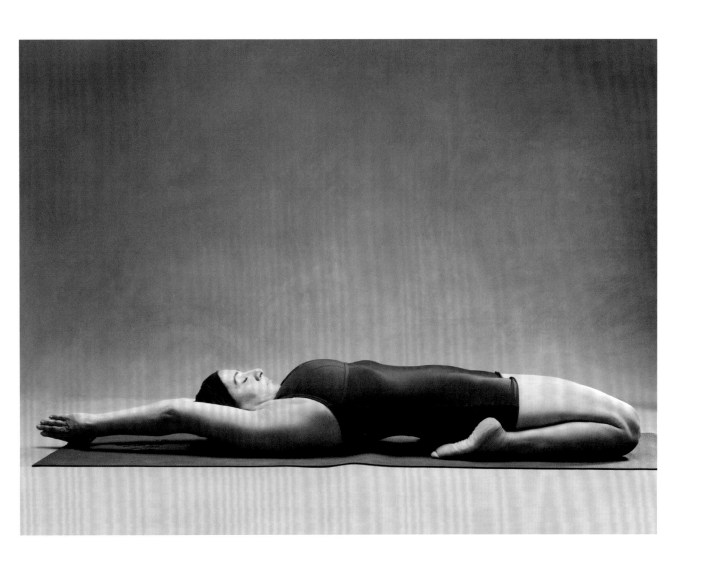

74. 山式
Tadasana

凝视点——直视

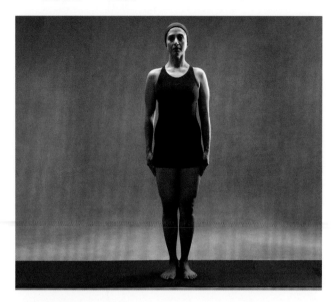

要 领

- 将全身重量置于足弓。
- 注意踝、膝、坐骨、锁骨四者呈一条直线。
- 凝神小腹，将其向内向上牵引。

功 效

- 身体稳着于地面，感知重力的存在。
- 拉伸上下各部位，强健周身肌肉。
- 这一体式舒缓的准备过程可帮助修习者记住身体正确的位置安排。

注 意

- 若身体尚未达至平衡或双足感觉不稳，切勿闭目合眼。若平衡方面尚有问题，可选择近墙而立来修习这一体式。

能量流

- 这一体式可最大限度地活跃纯真轮和真知轮，而其他各轮也都受惠于本体式。

75. 坦达罗式
Tandavasana

凝视点——直视

要 领

- 可在修习双角式后尝试这一体式。
- 双足外展一字分开，转动股部肌肉，缓慢下臀，直至臀部与膝部平直成线。
- 收进骶骨。然后，尝试尽力伸展脊柱。
- 保持股部和小腿力道，勿连同躯干一道起身。

功 效

- 强健腹股沟、腿部和腰背力量。
- 腿和脚掌因要承担全身重量，故其肌肉要经受一定考验，这有益于强健腿部肌肉、生殖器官和消化器官。

注 意

- 不要从山式开始尝试这一体式，以免拉伤双膝。随着腹股沟的完全展开，保持纯真轮向内牵引。所以，着地部位的肌肉在强化这一体式过程中发挥着重要的作用。
- 在怀孕初期不要尝试这一体式。

能量流

- 在这一体式中，纯真轮释放的能量贯通脊柱，由此惠及各轮。

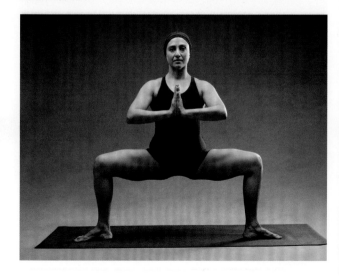

76. 双臂反抱腿式 / 流萤式
Tittibhasana

凝视点——直视

要　领

·下蹲。弯曲双膝，放低上身，骨盆前移，举腿离地，上与肩平。在尝试这一体式时，臀部不要抬得太高。

·让手臂尽量远地放在大腿内侧的后下方，指尖向前。双手掌稳稳地支撑于地面。

·缓慢将重心后移，重心落在支撑地面的双手上。收紧腹部肌肉并保持前身挺直。

功　效

·可强健脊柱和腹部肌肉，使两臂和双腕更为有力。

·尤其有益于肠道，令其功能更佳。

·可增加腿部灵活性，增强平衡。

注　意

·若手臂和腕部不够有力，不要尝试这一体式。

·不要垂头和后坐，那会令修习者于向上举体时容易跌倒。为免于跌倒，须自始至终全神贯注。

能量流

·从源头纯真轮起，能量流经各轮，而那些轮都极大地受益于该体式。

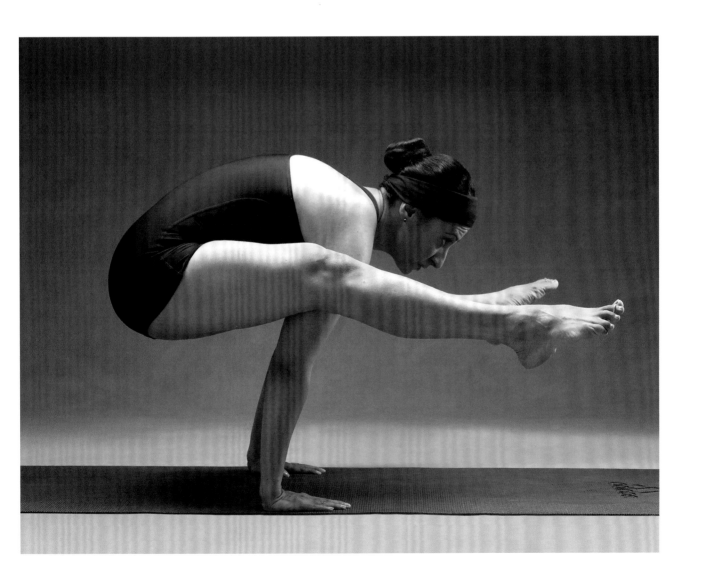

77. 莲花支撑式 / 上提式
Tolasana / Uth Pluthi

凝视点——鼻尖

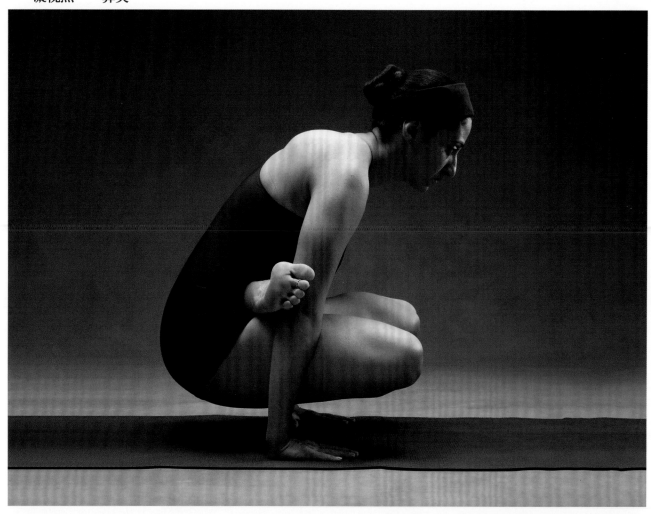

要 领

• 在本伸展式中，举起的点至关重要。而在抬臀离地前，要保持收腹收束法。

• 随着力量与能量流的增加，继续依照胜利呼吸法进行深呼吸，以帮助髋部移动（恰是这种移动形成了莲花支撑式 / 上提式）。

功 效

• 增加双臂、手腕和双手的力量。

• 培养腹壁力量，从而增加核心力量。

注 意

• 在修习莲花支撑式前，莲花坐姿要有舒适的感觉。

• 尝试这一体式前，须先增加手臂和腕部力量。

• 精通船式用以培养推动这一体式的核心力量。

能量流

• 能量蕴于体内，有助于获得托举和摆动力量。而本体式一经完成，能量就会奔流到身体各个部位，使周身上下盈满平和宁谧。纯真轮和真知轮都受益于这一体式。

78. 半英雄前曲伸展坐式
Triang Mukhaikapada Paschimottanasana

凝视点——地面

要　领

• 向前探出躯干，努力将上半身覆住整条腿。

• 切勿将双肘置于地板上。

• 髋部牢牢地坐在地板上。若身体自然倾侧，试以躯干有力地控制住歪斜之势。最终，随着身体越来越敏捷，髋部将足够稳定，以致不再倾斜。

功　效

• 有助于矫正背部弯曲。

• 可缓解腿部、膝部和骨盆紧张，令上述部位柔韧敏捷。

• 可平衡和强健肝、脾和肾。

• 有益于前列腺增生者。

• 有益于发烧且不退者。

注　意

• 膝部的刺痛表明，你还不胜任这一水准的深度伸展。若出现上述情形，可坐在瑜伽垫上尝试这一伸展式，直至膝部适应。若难以完成这一体式，可用带子缚住肩背以防其变胖，而这也有助于保持脊柱挺直。

• 不要让膝部歪斜，而应令其向两侧均衡展开，以免伤及腘绳肌腱。

能量流

• 所有各轮都受益于这一伸展式。

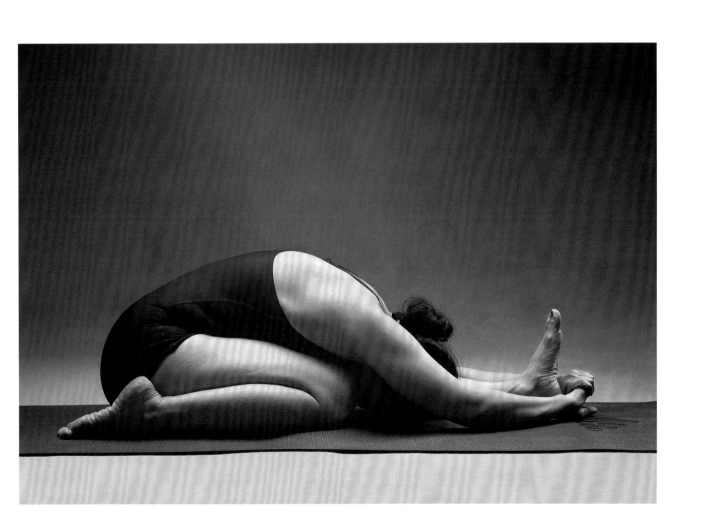

79. 手抓脚腕轮式
Tirieng Mukhottanasana

凝视点——向上

要领

- 从容而立，两脚相距两足远。
- 在脊柱后仰收缩过程中眼睛保持直视。
- 以扩展髋部、向后倾斜开始。
- 随之，以尽力向下伸展双手支撑腿肚或大腿后面来扩张胸部。
- 在胸部充分挺起后，向上看，同时向后伸展颈部。

功效

- 为脊柱后仰做好准备。

- 为修习高阶曲背体式做好准备。
- 可使胸部得以充分扩展。

注意

- 重要的是，这一体式完成后，要紧接一个前曲体式（双角式）。
- 这一体式并不需要身体强度弯曲，故而不必为增加背部的弯度而使膝部弯曲。相较于灵活性，该体式更致力于力度。
- 在整个修习过程中，务必使呼吸舒适。

能量流

- 正道轮开启、对仁爱轮大有裨益。
- 该体式结束后，纯真轮会有被充分开掘之感。
- 深呼吸可以为大同轮注入活力。

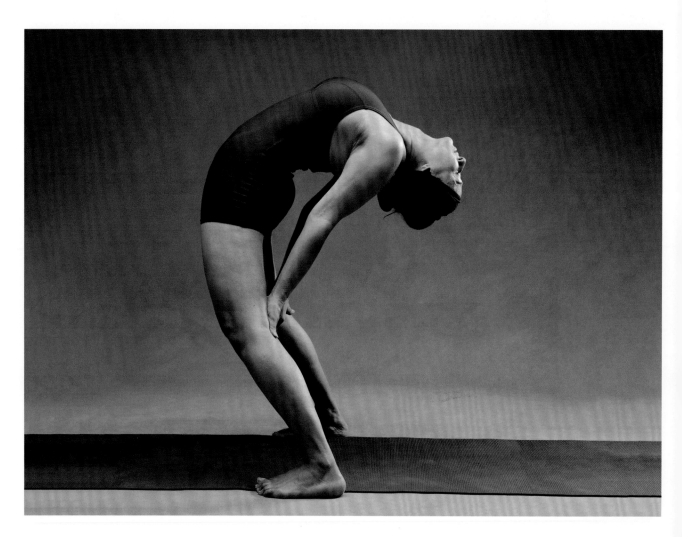

80. 三角式
Trikonasana

凝视点——手掌

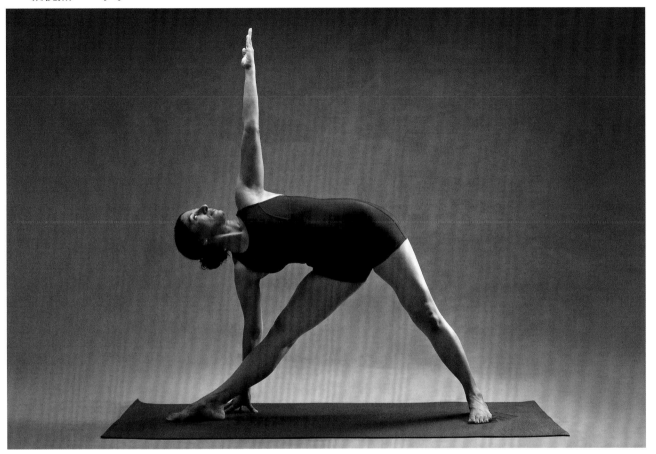

要 领

- 扩展胸部，不要前后倾斜。
- 手臂笔直地指向天空。
- 收缩骶骨，髋部后转。
- 不要将身体重量置于支撑在地板的手臂上。

功 效

- 体式侧向的伸展提高了髋部、躯干与脊柱的灵活性。
- 伸展、协调双肩，可缓解颈部紧张。
- 可强健腿部肌肉，去除腿部僵直，矫正腿部的轻微畸形。
- 缓解肠胃胀气。减轻经期痉挛。

注 意

- 若因血液侧向流速加快而感觉头晕时，切勿抬头向上看。
- 若感觉眩晕或血压增高时，请立即终止修习。
- 这一体式切勿延续时间太久。

能量流

- 感觉腿稳立与地面。能量由地面朝向伸展躯干，之后进入双臂。该体式创造出活力充沛的广阔空间供各轮旋转，且能强身健体，为修习那些颇具难度的体式做好准备。

81. 毗湿奴式
Trivikramasana

凝视点——直视

要 领

· 为便于抬起站立的那条腿，膝部应微弯，动作一经完成，该腿立即恢复伸展。

· 因腘绳肌腱在修习过程中会大力伸展，故进入该体式时应循序渐进。

· 双腿和躯干要用力均衡。

· 举起之腿应伸展得长而有力。

功 效

· 充分伸展上举的腿，促进髋部和躯干的灵活性。

· 可预防疝气。

· 有助于专注镇定、清心寡欲、澄思静虑。

注 意

· 在尝试这一体式前，需精通一些腿部伸展体式，如：侧角伸展式、双角式、单腿站立伸展式，等等。

· 尝试同样的卧姿体式（如卧毗湿奴式）或有助于放松腿部肌肉。

· 髋部和躯干应在一条直线上且应均衡用力——不要过度伸展或向某一侧倾斜，那会降低另一侧的主动性。

提 示

这一颇具难度的体式有许多益处，但在修习前也需要做适当的准备。在充分练习所有基本体式之后，身体方可为这些高难度体式做好准备。在修习这一体式前，务必精通下列先行体式和后续体式：

先行体式

武士式（系列）、半月式、手抓脚腕轮式、双角式、单腿站立伸展式（系列）。

后续体式

半捆绑手抓脚趾单腿站立伸展式、幻椅式。

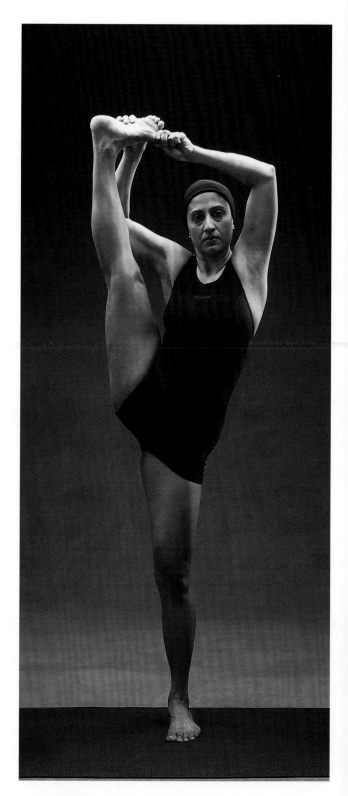

能量流

· 本体式可校正、活跃所有各轮。自觉轮以降各轮的下行能量，皆对心理健康大有裨益。

· 深呼吸可为大同轮注入活力。

82. 直立手抓脚伸展式

Ubhaya Padangusthasana

凝视点——脚趾尖

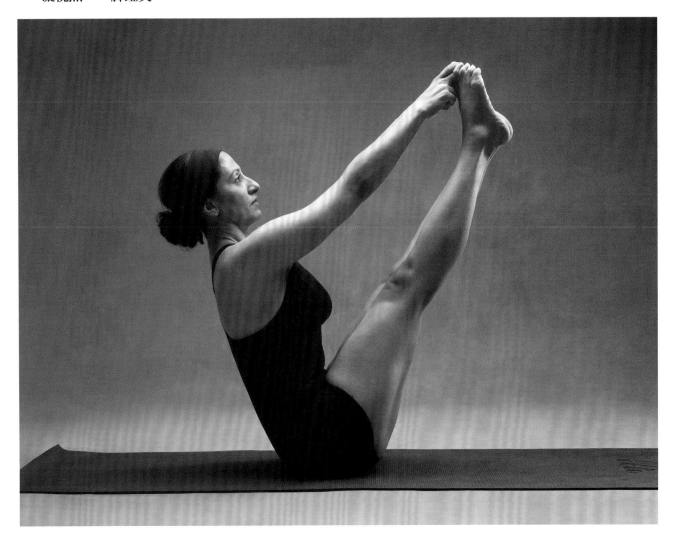

要 领

· 起初,在坐骨未建立平衡前,这一体式会略有些难。

· 平衡一经建立,即先凝神于背,再凝神于腿。

· 若在修习过程中背部因疲惫倒下,不要立即结束这一体式。相反,应微曲双膝后,再重新挺直双膝。

功 效

· 增进腿部灵活性。

· 可强健腹肌和腹腔器官。

· 舒展肩臂,消除肩背压力。

· 增加髋部供血量,有益该部位。

注 意

· 本体式需要极强的平衡感。故而在伸展中,要细心尽力把握身体的平衡,避免弓背。

能量流

· 本体式有益于纯真轮。

83. 双腿背部前曲伸展坐式
Ubhaya Paschimottanasana

凝视点——直视

要 领

- 从船式开始尝试本体式
- 保持直视有助于平衡。
- 双腿充分伸展举起后,进行会阴收束法。
- 以扩张胸部来保持平衡。

功 效

- 对增强腹部力量极为有益。
- 丰沛的血液供给有益于肠道。

- 增加腿部和背部肌肉的灵活性与力度。
- 有助于培养专注、沉着和平衡。
- 缓解背部剧痛。
- 促进卵巢、子宫及整个生殖系统的功能。

注 意

- 若胃部不适或消化功能不良,切勿修习这一体式。
- 若觉胃内气胀或有积水,则应避免修习这一体式,因为那会引发背部及腿部痉挛。
- 在胸部俯向大腿时,务必让胸部两侧均衡舒展。
- 保持警醒、全神贯注于平衡点。

能量流

- 本体式可增进纯真轮的活力,改善纯真轮和真知轮相关部位的功能。

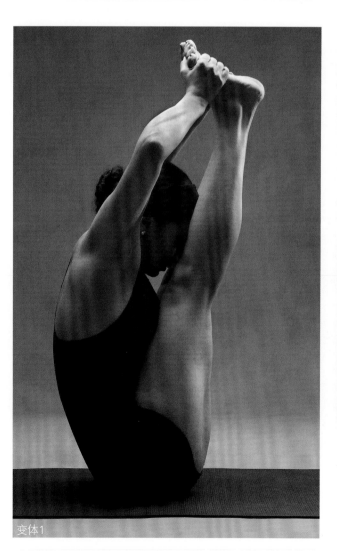

变体1

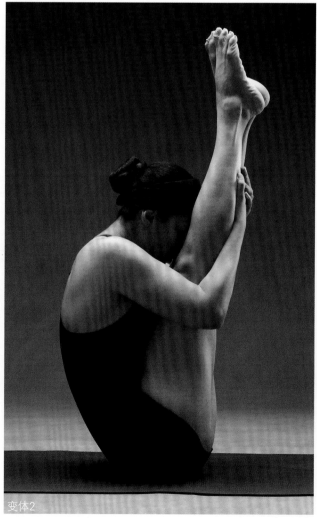

变体2

84. 双坐角式
Ubhaya Upavishtakonasana

凝视点——直视 / 向上

要　领

- 与坐角式相似。
- 从坐角式开始，双腿挺直，从地面抬起。
- 收缩下腹，调整骨盆，以完成平衡。
- 胸部抬起，直视前方或仰视。
- 在这一体式中，尝试会阴收束法和收腹收束法。

功　效

- 与坐角式相似，可提升身心平衡感。

- 为脊柱、腰背及腰部提供丰沛的血量，从而有益于腹腔器官。

注　意

- 为自如进入该体式，可修习双角式。
- 在该体式中，坐骨神经得以极度伸展。若坐骨神经有状况，请勿修习这一体式。
- 在常规修习双角式后，可尝试这一体式，若有不适，应即行停止。

能量流

- 纯真轮和真知轮获益于这一体式。

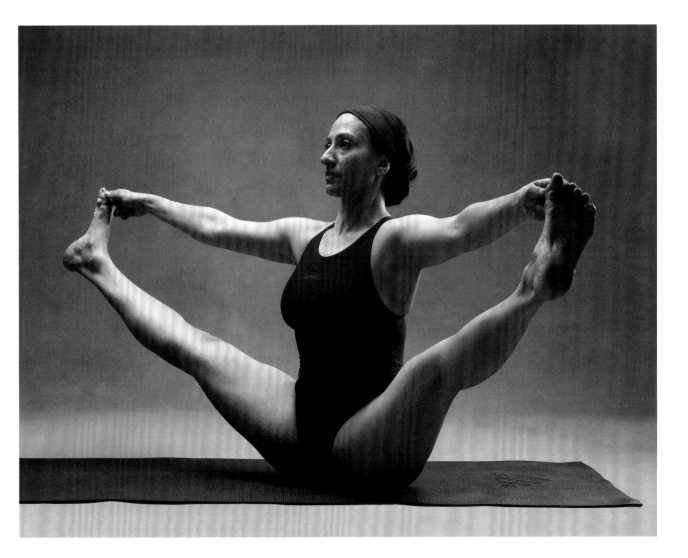

85. 收腹收束法
Uddiyana Bandha

凝视点——鼻尖

要 领

· 想象、感觉——整个胃仿佛消失了，而只在两肋底部余下一个巨大的洞穴。

功 效

· 通过锻炼来增强肺叶。有益于胸腹内各个器官。增进横膈膜的灵活性。增加腹腔各器官供血量，促进消化系统功能，并以此将腹部引至两肋，焕发生机。

· 有助于调节神经系统。

注 意

· 为使这一收束法行之有效，至少练习前5小时内不能进餐。修习时胃与结肠必须全空。务必将体内空气呼出殆尽。将胃内气体轻柔地完全呼出后，再行吸气。

· 因身体突然转动引发的呼吸不畅会损伤肺部。

能量流

· 本体式可活跃纯真轮、仁爱轮，而纯真轮为收颌收束法的能量之源。

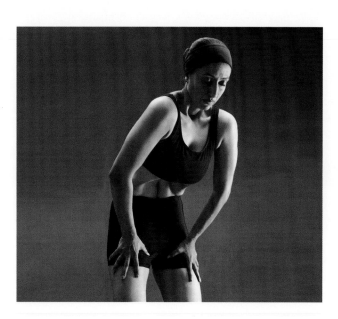

86. 单腿下犬式
Eka Pada Adho Mukha Svanasana

凝视点——脐心

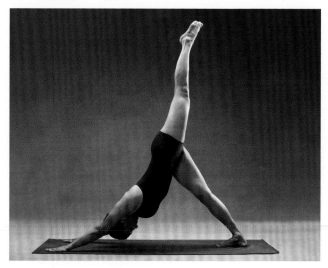

要 领

· 髋部和躯干保持平衡，身体某一侧不要过度伸展。当向上展腿时，应踮起脚尖。髋部不得太过歪斜。

· 当向下伸展双臂时，本伸展式应自腋窝起始，同时感知肋部一并伸展。

· 将着地那只脚趾张开以便支撑得更稳、抓地更牢；而在举起另一只脚时，应感觉着地脚趾自足弓向外伸展。

功 效

· 身心疲惫时，可修习这一体式。

· 可强健腹腔器官，增加消化液，活跃肝脾。有益于胃病和腹胀患者。消除经期胃、背疼痛与腹部痉挛。

注 意

· 做这一伸展式时，不要勉力而为。若椎间盘不适时，不要修习这一体式。修习过程中，脊柱应呈凹形。

· 须待腘绳肌腱和脊柱的灵活度足以应对这一挑战时，再行修习。且应持之以恒。

能量流

· 下行的能量流自纯真轮到达自觉轮。这可活跃神经系统。而有规律的修习则会令整个人生气勃勃。

87. 坐角式
Upavishtakonasana

凝视点——鼻尖

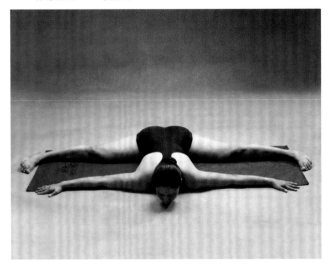

要 领

· 应轻柔地消除阻力点，循序渐进地屈体形成本伸展式。

· 将下颏伸向地板。实行收腹收束法。抬起尾骨，令本伸展式更为舒适。修习中，应始终保持挺胸。

· 实行会阴收束法有助于在舒展躯干的同时扩展臀部、股部的肌腱。

功 效

· 伸展腘绳肌腱，为其提供充足的血量。

· 保持骨盆区的健康。

· 防止疝气，还可疗愈轻度坐骨神经痛。

· 调节月经流量，促进卵巢功能。

注 意

· 这是一个非常安全的体式，几乎毫无禁忌。应持之以恒修习直到完全掌握为止。

能量流

· 类似束角式。在本体式中，能量流从纯真轮一直伸展到两腿。

88. 仰面背部伸展式
Urdhva Mukha Paschimottanasana

凝视点——鼻尖

要 领

· 整个背部务必贴于地板之上。

· 双腿举至肩倒立式的位置。随之，骨盆下沉，双腿沿腹部伸展。务求双腿后扬，远过头部。

功 效

· 具有背部前曲伸展坐式的所有功效。此外，伸展可强健腹壁，为腹部提供充足的血量。平复肾上腺。

· 有助于缓解背部剧痛。

· 双腿得以充分伸展，连同腿肚一起变得有力。

· 活跃卵巢、子宫及整个生殖系统。

注 意

· 不要将上体靠向膝部，相反，应将骨盆沉向腹部。

· 悠缓地修习这一体式，渐次达至深度会阴收束法，从而尽得本体式之精华。

能量流

· 来自纯真轮的能量可为所有各轮注入活力。本体式促进能量下行沿脊柱进入各轮的根部。

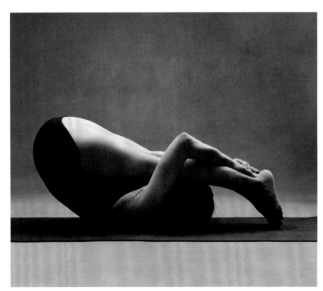

89. 上山式
Urdhva Tadasana

凝视点——直视

要 领

- 务必将身体重量置于跖骨（脚掌前部的突起）。
- 踝、膝、坐骨与锁骨务必在一条直线上。
- 凝神小腹，向内向上拉升骨盆。
- 感觉身体挺拔、直抵苍穹。

功 效

- 与山式相同。
- 尤其强健腿肚、踝部及足弓。

注 意

- 结束这一体式时，应将踮起的双脚轻轻落下。
- 确定五块跖骨均衡地位于地板之上。
- 结束体式时，你若失去平衡，可先软化双膝，随之两脚脚跟再平稳地落向地面。

能量流

- 本体式有助于协调各轮。

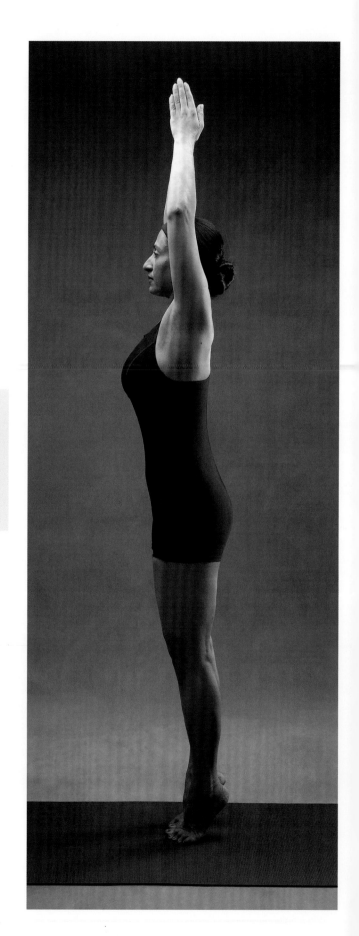

90. 轮 式
Urdhva Dhanurasana

凝视点——后视

要 领

· 修习本体式可始自桥式。在形成弧形的过程中，确保身体的重量移向股部与双足。为确保正常呼吸，在整个弧形中，可稍稍缩减胸与头之间的曲度。

· 抬臀、扩胸、舒展胯部，形成一个完美的弧。弧形一经形成，务必将身体重量均衡地分布于手掌与双足之间。双足须保持平行，令双足内缘紧压地面。

功 效

· 强健脊柱，增加脊柱灵活性。

· 充分扩展胸部从而有益于心脏。可改善周身血液循环。促进甲状腺功能。

· 使腹腔和盆腔器官更有力。保持子宫健康，防止子宫脱垂。

注 意

如果有以下情况，请不要修习这一体式：

· 疲惫不堪或压力重重。

· 高血压或低血压，头痛或偏头痛。

· 胃部不适、便秘、腹泻。

· 背部僵直，肩伤或背痛刚愈。

能量流

· 能量由纯真轮贯通全身。

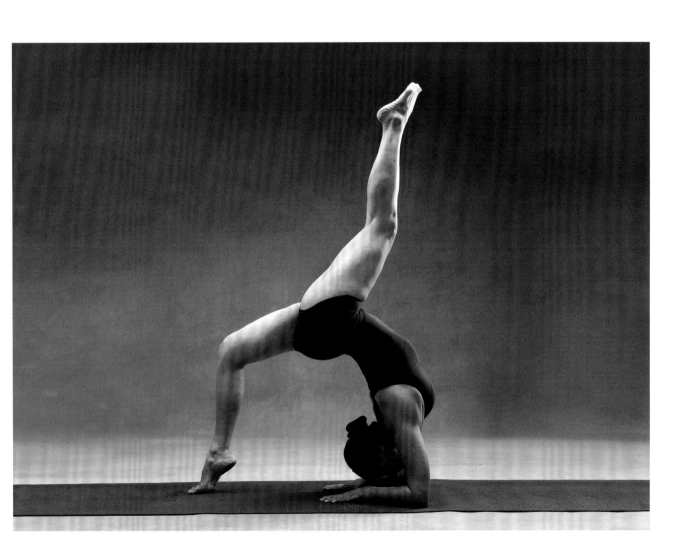

91. 上犬式

Urdhva Mukha Svanasana

凝视点——向上

要 领

- 总是由俯卧撑式向前流为上犬式。
- 伸直双臂支撑于地板，挺胸同时双肩后展、下沉。
- 将下颏尽力向上抬起，伸展颈部，确保呼吸舒适。过度伸展颈部会令呼吸不适。
- 伸展双腿，缩紧腹部，坚实臀肌，以此支撑腰椎。

功 效

- 强健背部肌肉。缓解背部拉伤和僵直。
- 考验臀部、股部力量，从而令其更为强壮。
- 充分扩展肺部，以提升其容量与弹性。

注 意

- 切勿挤压颈椎。运用胸部而非肩部肌肉。
- 重点在于呼吸，而不是过度伸展以致呼吸不顺畅。

能量流

- 能量流贯通脊柱。各轮均得以自然放松并以此促进循环运动。

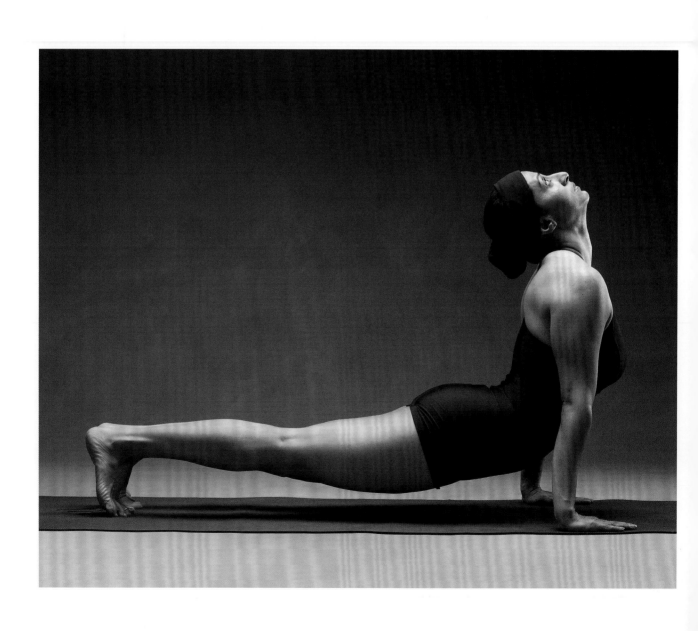

92. 上犬山式
Urdhva Mukha Tadasana

凝视点——向上

要 领

- 直立，双手从旁侧伸展，合十于头上方。
- 面容平静，双眼凝视拇指。
- 将身体重量分布于足弓和整个脚掌。
- 踝、膝、坐骨务必与锁骨在一条直线上。
- 凝神小腹，将其向内、向上牵引。
- 注意膝盖上提，收缩臀部，伸展整个躯干。
- 体式一经完成，即放松整个身体，呼吸务求深沉自如。

功 效

- 这一体式标志着任一体式的起点。
- 凝神专注，全心准备。
- 身体稳着于地面，感知重力的存在。
- 拉伸上下各部位，强健周身肌肉。
- 这一体式舒缓的准备过程可帮助人们记住身体正确的位置安排。

注 意

- 身体一经平衡即闭目凝神，站稳双足。
- 切勿令腰背成弧形，这一姿态通常在过于伸展双手时出现。为避免这样的失误，修习本体式应注意整个躯干的挺直和平衡。
- 若平衡方面有问题，则可近墙而立来修习这一体式。

能量流

- 布置安排所有各轮。

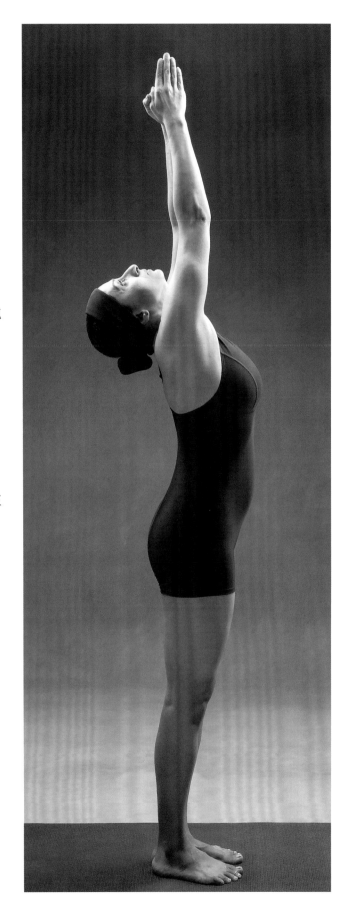

93. 仰面坐角式
Urdhva Mukha Upvishtakonasana

凝视点——直视

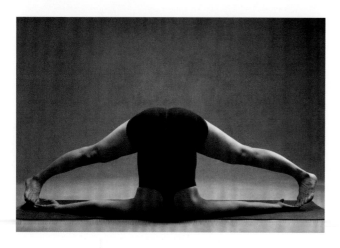

要 领

• 从束角式开始尝试本体式。

• 将腿举起，形成向上伸展式的同时，伸展腹股沟。保持直视以建立良好的平衡。

功 效

• 有助于增进双腿的灵活性与伸展度。

• 强健腹部肌肉及腹腔器官。

• 伸展肩、臂，消除肩背紧张。

• 增加髋部供血量，并有益于该部位。

注 意

• 本体式需要极强的平衡感。故而，在伸展中，要细心地把握身体两侧平衡，避免弓背。

能量流

• 本体式有益于纯真轮并进而对其他各轮都大有裨益，令其获致强大能量。

94. 骆驼式
Ustrasana

凝视点——后视

要 领

• 向坐骨拉伸股部肌肉并伸展脊柱。扩展锁骨以放松颈部。控制髋部的同时，脊柱后仰，从而令胸部伸展达到极致。姿势一旦变得舒适，腰背即向内推，从而放松脊柱，使背部自如地与地面平行。

• 当体式结束时，股部和胸部会涌起向上的冲力。

功 效

• 缓解肩部、背部及踝部的僵直，有益于矫正肩部下垂。强健背部和脊柱力量，以增加整个脊柱的供血量。

• 增大肺容量。为身体各器官供氧。

• 可消除腹部痉挛，调节月经流量。

注 意

• 切勿过度伸展背部。

• 偏头痛、高血压、心脏病患者切勿修习该体式。

• 严重便秘时，切勿修习该体式。

能量流

• 至关重要的能量由仁爱轮流向自觉轮并同时流向纯真轮。

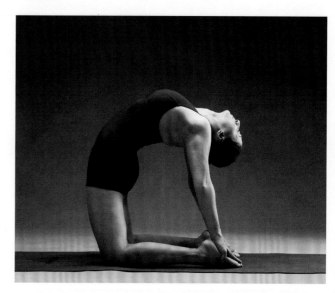

95. 单腿站立伸展式
Utthita Hasta Padangustasana

凝视点——左脚拇指指尖

要 领

• 稳立地面，腿部肌肉用力上拉。不必因为抬起的腿不直而担心，因为经过锻炼，腿终究会直的。

• 不要过于关注抬腿的高度，相反，要注意挺直背部。

• 通过修习该体式来保护背部。

功 效

• 强健脊柱下部区域及与双腿相连的神经。

• 令膝部更加有力。

注 意

• 修习这一体式感觉困难和疲惫的修习者可先尝试卧姿——卧手抓脚趾单腿伸展式。

• 修习三角式和侧角伸展式可令腿部更加有力，从而为修习本体式做好准备。

能量流

• 本体式可活跃纯真轮以平衡及大力伸展腿部，并可令修习更镇定、更专注，进而有益于大同轮。

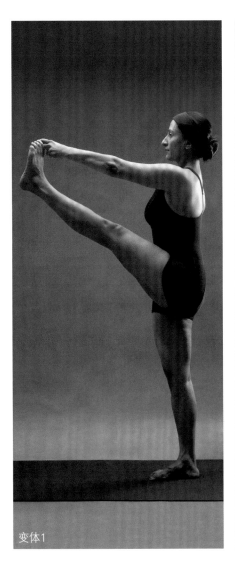

变体1

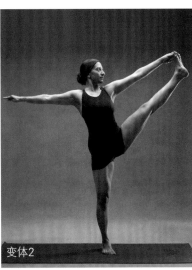

变体2

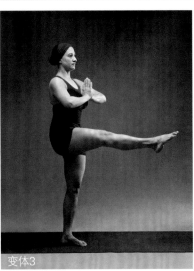

变体3

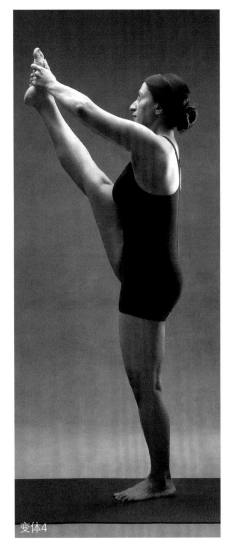

变体4

96. 前跳式，后跳式
Jump Forward，Jump Back

凝视点——地面

要 领

- 前跳式与后跳式最具跃动之势。
- 将身体重量分布到双臂和双腿。身体前倾、呼气。
- 屈膝，以免不必要地拉伸腘绳肌腱。
- 以双手为基点，随着身体重量移至其上，双腿和髋部向空中跃起。
- 当本体式向俯卧撑式演进时，可伸展腿部。

功 效

- 向上推举身体，可令身体灵活柔软，并可将紧张汰除殆尽。
- 减轻腹部紧张和背部僵直。
- 缓解或治愈胃痛，强健肝脾和肾。
- 缓解身心疲惫。
- 令脊柱神经焕发活力。

注 意

如果你有以下不适，不要尝试该体式：

- 背部乏力。
- 椎间盘突出。
- 头脑昏沉，晕眩。
- 胃酸过重。

能量流

- 主要能量由纯真轮流向自觉轮。

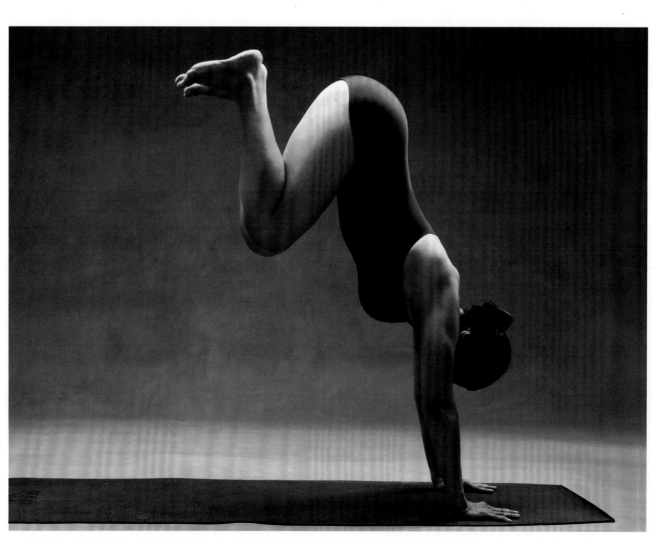

97. 加强脊柱前曲伸展式
Uttanasana

凝视点——地面

要　领

- 保证骨盆倾侧一边，髋部翘起。
- 拉伸、挺直脊柱。
- 为自如进入该体式，可将双膝微曲，随之，向地板方向拉伸脊柱。待脊柱伸展达至极限，再缓缓向上翘起骨盆，同时，双膝再渐渐伸直。

功　效

- 减轻腹部和背部的伤痛。令脊柱神经焕发活力。

- 缓解经期痉挛。
- 治愈胃痛，强健肝脾和肾。清凉眼睛。
- 消除身心疲惫。减缓心跳。有利于活跃脑细胞。

注　意

如果你有以下不适，不要尝试这一体式：

- 背部乏力。
- 椎间盘突出。
- 头脑昏沉，晕眩。
- 胃酸过重。

能量流

- 主要能量由纯真轮流向白觉轮。

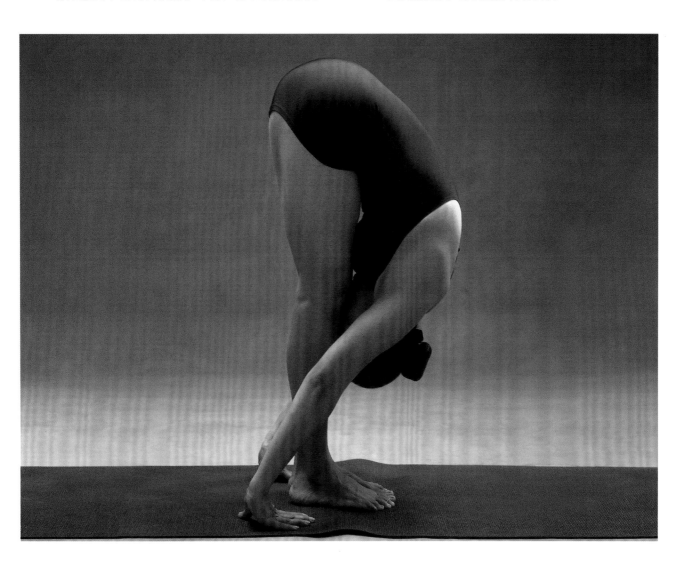

98. 幻椅式

Utkatasana

凝视点——拇指指尖

要　领

· 以山式站立，双臂上举过头，合十顶礼。

· 吸气，下蹲，仿佛坐向一把不高的椅子。要注意的是：髋部下垂，而不是以屈膝的方式来降低臀位。

· 不要向前俯身，相反，要挺起胸膛。这将消除后颈和肩部的压迫感，并有助于在修习过程中更深沉、自如地呼吸。

功　效

· 可消除颈部和肩部僵直。强健腹部和背部。

· 提升横膈膜以扩展腹腔空间。充分扩展胸部，从而有益于心脏。

· 有益于膝关节，消除踝部僵直。

· 均衡地发展腿部肌肉。

注　意

· 如果你有颈椎炎，双掌合十难以放松肩部，则可换作前展手臂和垂肩的方式。

· 如果你膝部疼痛，应避免修习这一体式。或以半蹲而非屈膝来开始这一体式。或以面前的柱子为支撑，握紧，再下蹲，避免膝部承受整个身体的重量。

能量流

· 在伸展式中，强大的能量贯通上下。纯真轮和仁爱轮都从这一体式中获益良多。

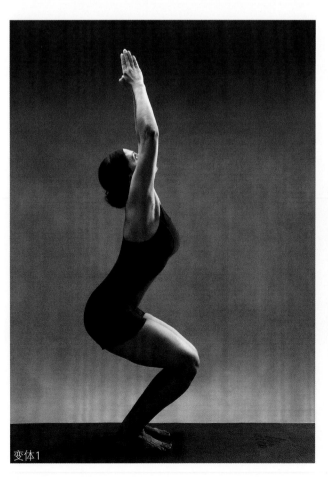

变体1

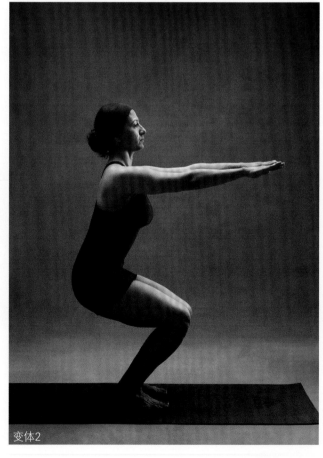

变体2

99. 霹雳坐式
Vajrasana

凝视点——直视

要 领

- 髋部贴近两股且舒适地坐于脚跟之上。
- 减轻腰背的弧度以求有松弛、挺拔之感。
- 缩脐，小腹内凹。放松尾骨。保持这一姿势，深呼吸。

功 效

- 有助于缓解背部拉伤。
- 可促进消化。因此，甚至餐后也可修习。

- 有助于双脚屈伸和放松。
- 放松腿部肌肉，使身体得以平静。

注 意

- 如果膝部因长时间站立或行走而使肌肉拉伤，切勿修习该体式。
- 静脉曲张者应谨慎修习本体式。修习时，应在大腿和小腿腿肚之间放上瑜伽垫或毯子作为支撑，以免劳损或伤及静脉。

能量流

- 本体式可协调、舒缓各轮，因此，对紧绷的神经有镇静效应。

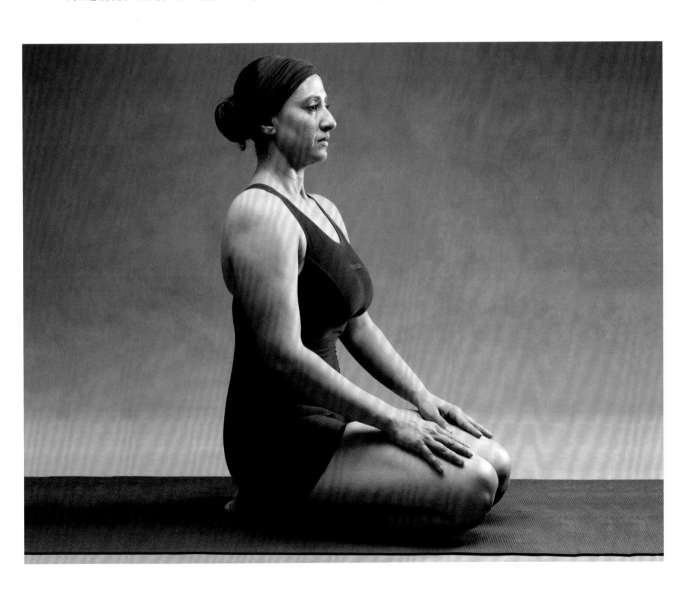

100. 侧板式
Vasisthasana

凝视点——手掌

要 领

· 以山式站立。向前屈体。身体向右倾斜。仅靠右手掌和右脚外侧支撑于地。务必让触及地面的脚外侧稳着于地面。

· 缩紧尾骨，身体保持笔直。

· 在变体时，用食指、中指握紧脚趾。

· 采用与卧手抓脚趾腿伸展式相同的技巧。

· 换以另一侧修习这一体式。

功 效

· 对增强腕力有奇效。

· 有益于锻炼双腿和脊柱。

· 有益于锻炼腹部两侧。

· 可增加腰部力量。

注 意

· 若腕力和腿力不够，切勿修习本体式。

能量流

· 在本体式中，各轮的横向调整涵盖了身体的另一维度，从而促进能量在各个侧面流动。

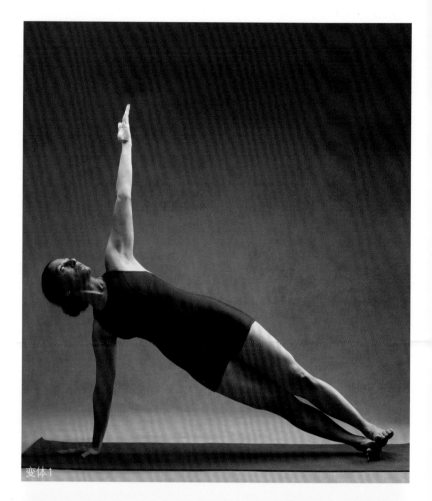

变体1

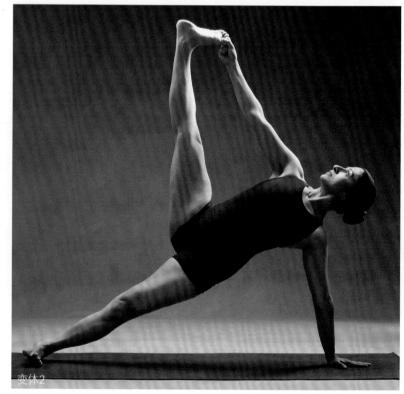

变体2

101. 马面式
Vatayanasana

凝视点——鼻尖

要 领

• 坐在地板上，把左脚放在右大腿的根部，左腿屈膝稳着于地，呈半莲花坐姿。

• 以双手支撑于地面，呈莲花坐姿那条腿的膝部先向后伸展，然后再弯曲，放在另一条腿的膝部旁。

• 抬起手臂，令两臂交缠，双掌相扣。背部挺直，保持身体平衡和体式 20 秒钟，进行正常呼吸。

• 起初，该体式会显得很难平衡，膝部多有不适。如果勤学苦练，会逐渐掌握平衡技巧，疼痛也会逐渐消失。

功 效

• 促进髋关节血液循环，使其灵活而有力。

• 矫正股部和腿部的轻微畸形。

• 通过两臂交缠，消除臂部、前臂和腕部僵直。

• 提升腹股沟的弹性。

注 意

• 如果膝部及髋部有伤或初愈，不要修习这一体式。

• 背部有伤痛者应谨慎修习这一体式，因为若不能保持背部挺直，背部伤痛会加剧。

能量流

• 本体式可活跃纯真轮，而其他各轮会自动得以调整和加强。

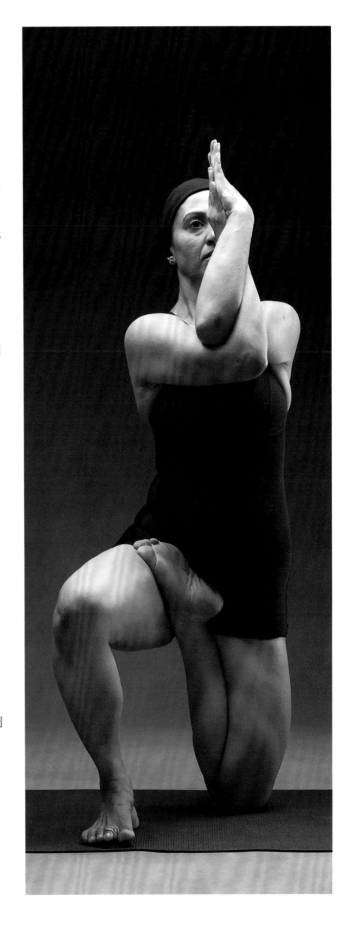

102. 武士式
Veerabhadrasana

凝视点——地面

要　领

· 由山式起势，可双臂上举过头，两掌相合；也可双手平举，往外尽力伸展；或合掌双臂前伸，或手掌于胸前合十。无论哪种变体，都应背脊挺拔，腿部绷直。

· 从预备式起，呈前弓步时，背部挺直，手臂尽力向上伸展；呈侧弓步时，背部挺直，躯干和腿在一条直线上。须将着地的那只脚摆正，以求体式协调、稳定。

· 后腿抬起的伸展体式，背部须与地面保持平行。

功　效

· 培养身体的平衡性，增进耐力和力量。

· 有助于收缩及强健腹部肌肉。

· 扩展髋关节，从而促进该部位的血液循环。

· 令腿部肌肉结实有力。

注　意

· 膝部乏力或疲惫时，切勿修习本体式。

能量流

· 本体式的能量从纯真轮流入身体的两端——头和植根于地面的脚。

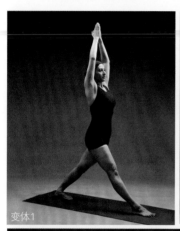
变体1

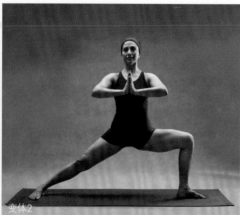
变体2

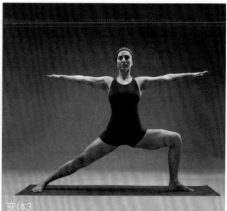
变体3

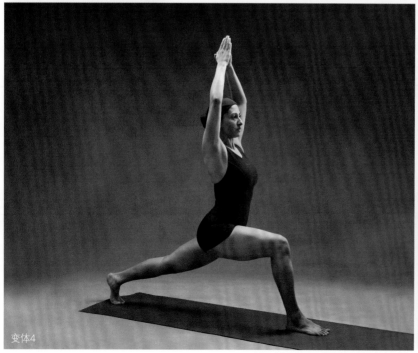
变体4

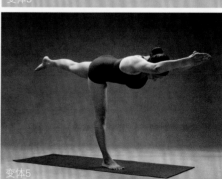
变体5

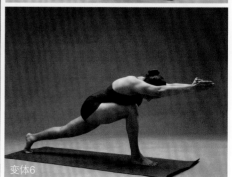
变体6

103. 英雄式
Virasanag

凝视点——直视

要 领

· 调整来自霹雳坐式的髋部位置，使其稳坐于地板上。缓解腰背弧度以求有松弛、挺拔之感。

· 紧缩脐部，令小腹内凹。保持这一姿势，深呼吸。

功 效

· 可放松尾骨。有助于缓解背部拉伤。

· 可促进消化，因此，甚至餐后也可修习该体式。

· 放松腿部肌肉，使身体得以平静。

注 意

· 如果膝部因长时间站立或行走而肌肉拉伤，切勿修习该体式。静脉曲张者可采取谨慎的方式修习本体式。

· 若膝部僵直，可在地面与髋部之间放置瑜伽垫或毯子等支撑物。

能量流

· 本体式可协调舒缓各轮。因此有镇静效应。

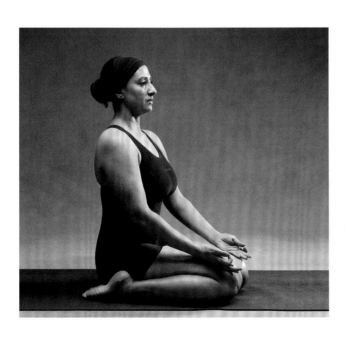

104. 倒手杖式
Viparita Dandasana

凝视点——鼻尖

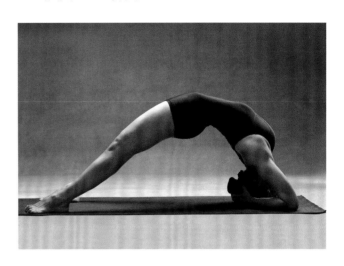

要 领

· 当头部后仰至地面时，横膈膜将收缩，呼吸会变得短促。这时，应呼气并尽可能高的耸肩，与此同时，强化背部弧度。

· 令双足稳立并彼此平行。

功 效

· 本体式可令胸部得以充分扩展，同时，对脊柱保健亦有奇效。脊柱也因之变得强健而灵活。

· 因为胸部得以充分扩展，所以有益于心脏。

· 强化腹腔和盆腔器官。

· 改善周身血液循环。

· 促进甲状腺功能。

· 对大脑有镇静效应。

注 意

· 与车轮式相同，但本体式更考验上体的能力。

能量流

· 所有各轮都在这一体式中获得能量。

105. 侧拉弓支撑式

Vishwamitrasana

凝视点——直视

要 领

· 呈侧角伸展式，随之，将右臂放到右腿的前面。

· 凭借右手掌和左脚在地面上的支撑力及髋部的力量，伸展、举起右腿并保持身体平衡。

· 在右腿充分伸展前，身体不得摇晃。

· 体式修习的整个过程中，胸部都要保持舒展有力。

功 效

· 考验平衡能力。

· 强健腹部肌肉。

· 伸展和强化股部肌肉。

· 可加大髋部力量、促进髋部血液循环。

注 意

· 如果你尚未掌握神猴哈努曼式、坐角式和侧板式，切勿修习本体式。

· 本体式为高阶体式，故而，起初切勿勉力而为。

能量流

· 所有各轮都受益于这一体式。

提 示

这一颇具难度的体式有许多益处，但在修习前也需要适当的准备。在充分练习所有基本体式之后，身体方可为这些高难度体式做好准备。在修习这一体式前，务必精通下列先行体式和后续体式：

先行体式

单腿站立伸展式、半月式、武士式、车轮式、侧板式。

后续体式

霹雳坐式、英雄式、苍鹭式、射手式、牛面式、卧手抓脚趾单腿伸展式、肩倒立式、犁式、鱼式。

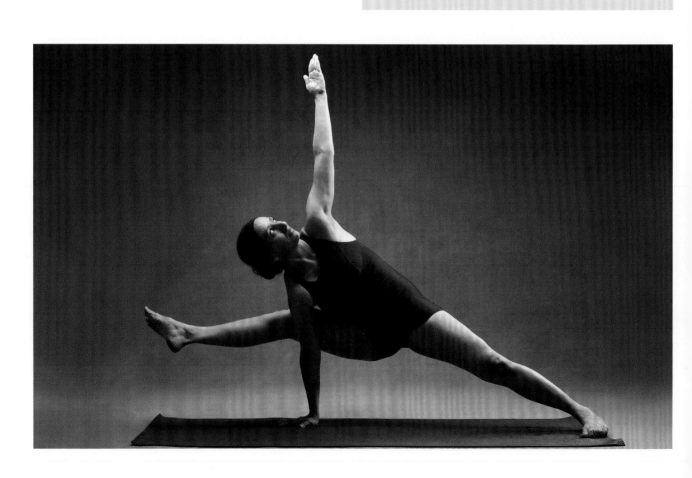

106. 树式

Vrikshasana

凝视点——直视

要 领

· 令髋骨彼此位于一条直线上。这有助于这一体式的平衡。

· 将身体的重量分布于整只脚上且大脚趾紧压地面。

· 凝视某一点，假若失去平衡，也不要慌乱。

· 令那条屈膝腿的膝部指向地面。

功 效

· 协调身体、培养镇定与沉着。

· 有助于协调身体、培养专注力。

· 伸展腿部肌肉并令髋部保持稳定、有力。

注 意

· 若感觉膝部不够有力时，切勿修习这一体式。

能量流

· 本体式可协调和平衡所有各轮。

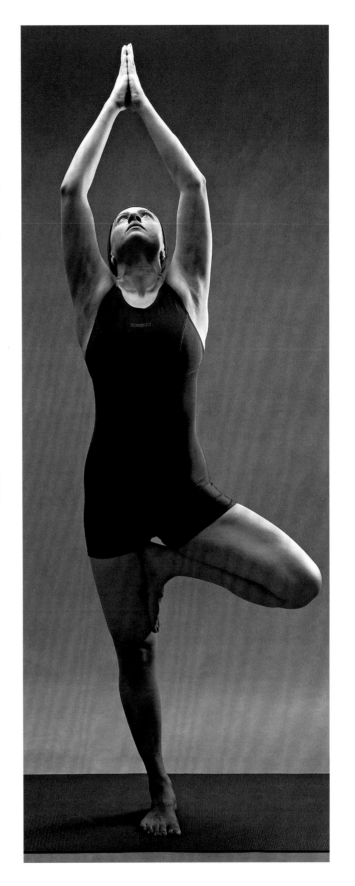

107. 瑜伽身印
Yoga Mudrasana

凝视点——鼻尖

要 领

• 将身体重量让渡到地面从而消除脊柱的张力。

• 吸气展胸，感觉肩胛坠入体内，与此同时，扩张整个锁骨。

• 确保双手分别紧握大脚趾。拉伸脊柱的同时调整髋部位置，令其向股部而非背部紧锁。

功 效

• 扩展胸肺，消除肩部的紧张和僵直。

• 在演练诸多收束法的同时，可为修习者适应莲花式奠定基础。

• 张开髋部和膝部，可增进其灵活性，并在背部挺直时协调脊椎。

• 保持整个腹部和脊柱的强健。

• 消除膝部和踝部的僵直。

• 有益于整个腰部。

• 在修习本体式过程中，可演练各种收束法，以便身体因其收束之力而进一步获益。

注 意

• 不习惯席地而坐的人会觉得本体式对双膝是个考验。最初几次可在枕上修习半莲花式。

• 修习半莲花式时，可先将一只脚——譬如右脚——放在左脚根部，并轻摆轻动以松弛膝部和踝部。然后，左脚再重复同样的动作。这样练习有助于去除膝部紧张，并有助于日后修习本体式。

能量流

• 惠及、活跃周身所有各轮。

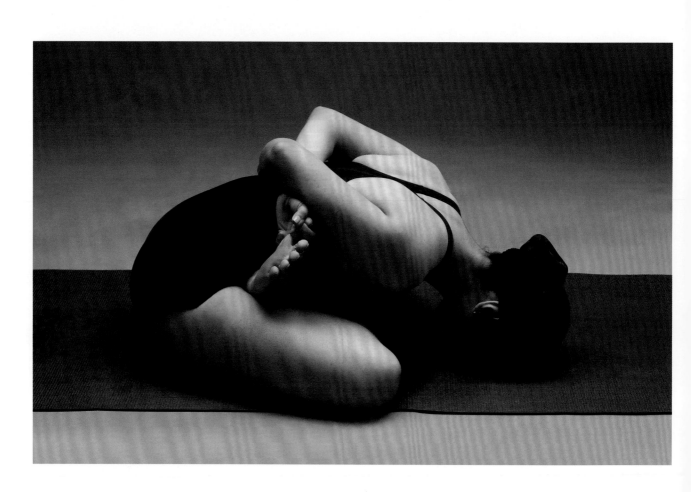

108. 瑜伽睡眠式
Yoga Nidrasana

凝视点——内视

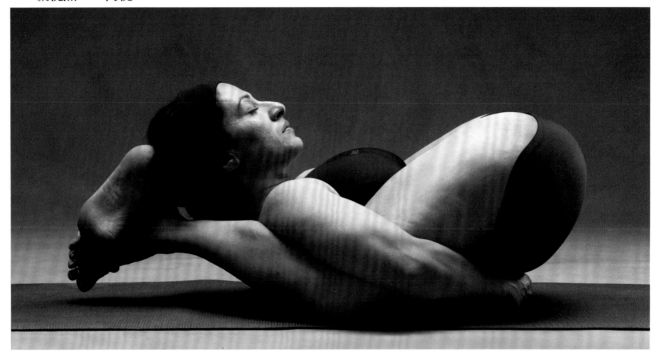

要 领

• 修习本体式的每一步都要吸气深入而呼气净尽。

• 首先，右手握住左脚掌，左手从内往外抱住左腿小腿，两手合力将腿置于脑后；其次，以同样方法将右脚也置于脑后。在完成上述动作后，调整位置，让两脚舒适地交叉枕于颈下（宛若枕头）。

• 在将双腿置于脑后之前，可依次将颈部和背部抬起，以便将置于的双脚调整到两肩舒适的位置。

• 体式一经形成即恢复正常呼吸。

功 效

• 充分伸展脊柱。彻底收缩肺部和腹部，从而强健肾、肺、肝、脾、肠道、胆囊。持之以恒修习本体式可使这些器官免受疾病侵扰。

能量流

• 本体式可放松所有各轮。

注 意

• 谨慎修习这一高强度体式，务必循序渐进。

• 修习本体式前，腹股沟和腘绳肌腱必须具有足够的灵活性。

• 修习本体式前，须掌握束角式、卧手抓脚趾单腿伸展式、单腿绕头式及卡比里亚式。

提 示

这一颇具难度的体式有许多益处，但在修习前也需要适当的准备。在充分练习所有基本体式之后，身体方可为这些高难度体式做好准备。在修习这一体式前，务必精通下列先行体式和后续体式：

先行体式

束角式、坐角式、苍鹭式、射手式、卧手抓脚趾单腿伸展式、卡比里亚式。

后续体式

肩倒立式、犁式、膝碰耳犁式、车轮式。

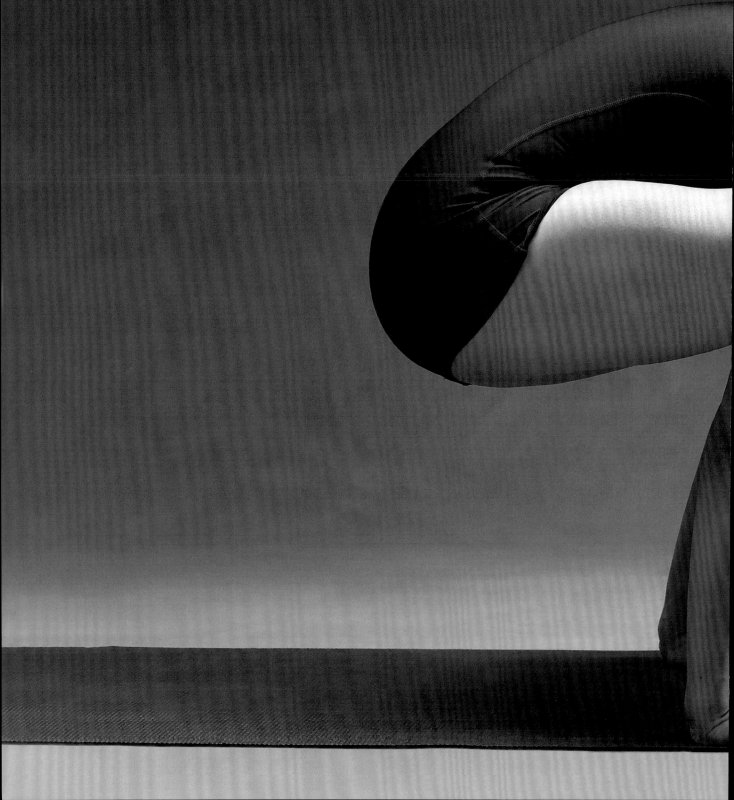

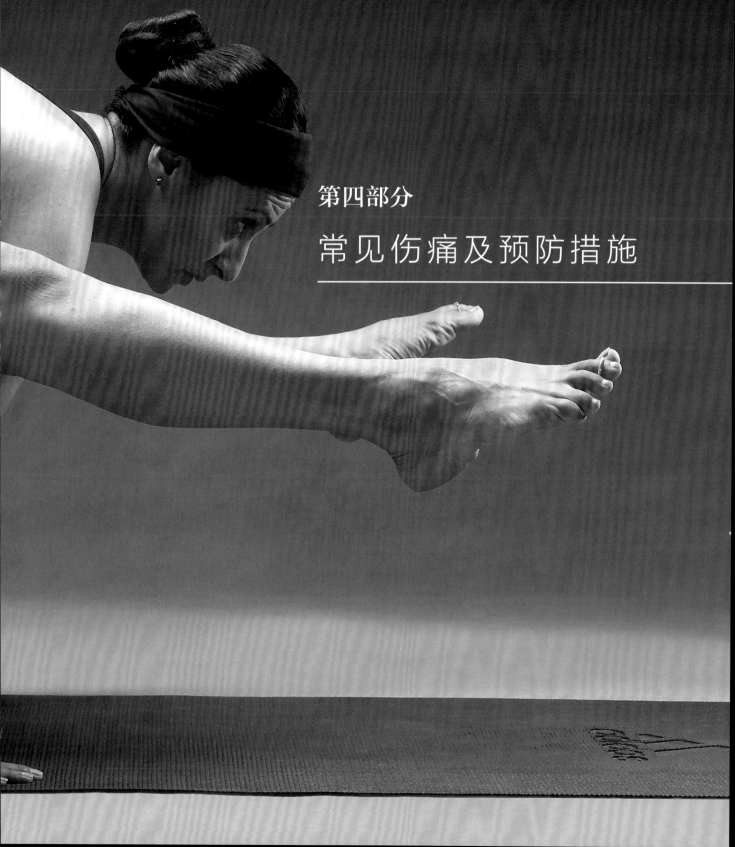

第四部分

常见伤痛及预防措施

第十一章
常见伤痛原因及适宜体式

无论对哪种伤病，身体的反应都是疼痛。疼痛是人对身体所受损伤引起的难受感觉和心理反应。疼痛的耐受程度取决于个人的身心关系——即控制身体所承受的压力与调动身体精神抖擞抗击疼痛的心力。心力强大可以在很大程度上减轻疼痛。

确定因错误修习所导致的伤痛部位主要有足部（足弓）、膝部、腘绳肌腱、髋部、骶骨、臀肌、腰背、肩部、肩背、胸部和颈部。下面就其产生的原因、注意事项加以解说，并列出有益于强健上述部位的各种体式。

足部（足弓）

原因

乏力的足弓是导致腿肚和脚掌长期疼痛的主因，可进一步造成膝部和髋部拉伤。最终，还会对腰背、颈部和肩部产生不良影响。足弓拉伤的主因在于足部韧带不够强健或支撑肌软弱无力。

注意

· 有意识地避免足部的倒转与旋转。

· 将踵部（脚后跟）中心与脚趾趾腹稳立于地面，以形成一个角度柔和的弓形。

· 踮起脚时，留意脚部肌肉的紧张度。足弓缺陷导致两腿失衡，由此引发的姿势偏颇会产生错位。

· 留意足部固着于地面的即时轻盈感与稳定感。

· 特定的体式修习有助于培养足部的力量与协调性。而在更微妙的层面上，它会改善身体其他机能，如呼吸、血液循环，重要脏器的健康，形成整体的平衡与健康感。

有益于足部的各种体式

站姿体式：

山式

树式

单腿平衡式

手抓脚趾单腿伸展式

半莲花手抓脚趾站立前曲式

马面式

坐姿体式：

霹雳坐式

英雄式

牛面式

花环式

卧姿手抓脚趾单腿伸展式

桥式

注：所建议的这些体式有助于强化足弓，但若该部位已受伤或正处于痊愈过程中，则不应修习这些体式。

膝部

原因

膝部虽然是个结构复杂的关节，但却很脆弱，甚至轻轻一拉都会造成伤痛。膝部伤痛的起因或为韧带撕裂、软骨损伤、膝部增生等。瑜伽修习不可能损伤膝部，因为瑜伽体式不会像运动那样对膝部造成影响。尽管如此，如果膝部已有骨刺、肌腱炎及半月板撕裂等宿疾，修习瑜伽时对膝部的反复弯曲、交缠、伸展、扭转或过度伸展膝腱会刺激膝部神经，进而引发伤痛。

注 意

• 保持某一体式而不顾及协调性会造成某处骨骼或肌肉轻微错位。因重量分布不均而导致的外在压力有时会引起膝盖位置轻微移动，并进而可能损伤膝部。

• 平足或足弓下陷是导致膝部伤病的另一原因。

• 在形成某一体式时，如果股部肌肉未能正常转动，就可能导致膝部受伤（很多瑜伽修习者对此都熟视无睹，在此提醒，应引起高度重视）。修习者应注意纵贯股部的髂胫束。通常，附着于髂胫束上的髋部肌肉会紧绷（该情形常见于赛跑和举重运动员），在髂胫束周围形成张力。髂胫束也许会丧失在股部肌肉下的收放能力，随之阻碍膝部运动。在这种情形下，某些体式会导致膝部组织的粗大、粘连并牵引膝部，引发伤病。

有益于膝部的各种体式

下列体式有益于强健膝部。这些体式基本是用于强健附着于髂胫束之上的髋部和股部肌肉的，它们还可以促进周围组织的灵活性以便减少摩擦，有预防膝部伤痛的作用。如果膝部已有伤病或正处于痊愈过程中，则不应修习这些体式。

站姿体式：

山式

单腿平衡式

加强前曲伸展式（可柔软双膝）

双角式（修习时，双膝微曲）

坐姿体式：

蝗虫式

背部前曲伸展坐式

桥式

牛面式

射手式

卧手抓脚趾单腿伸展式

犁式

仰面背部伸展式

腘绳肌腱

原 因

腘绳肌腱是为使我们直立而不停工作的肌肉。它帮助我们行走，推动我们奔跑。腘绳肌腱劳作繁重，也因此变得很坚实。而腘绳肌腱紧张主要出于下列原因：

A.髋部前凸（挺肚）会过度拉伸膝部。并且这类体式（体态）还会令肩背壮硕，使身体的重量落于髋部以下而拉伤腘绳肌腱。

B.身体太过前曲加之每每过度拉伸后背，这不仅会导致腘绳肌腱紧张，还会因背部紧张造成臀肌的深度慢性伤痛。

C.当跑跳等运动过于频繁时，双足和两膝会变得软弱乏力。脚部拉伤后，突然运动或前伸也会造成严重拉伤甚或撕裂，且会延缓伤痛的恢复。

注 意

• 身体前曲时须循序渐进，切勿勉强。可用充裕的时间以稳健的伸展式来消除腘绳肌腱的紧张。

• 在尝试前曲体式时，开始应双膝微曲，脊柱挺直。伸展身体时，弯曲的双膝可给予一种惬意的阻力。

有益于腘绳肌腱的各种体式

下列体式有助于强健腘绳肌腱。但如果腘绳肌腱已有伤病或正处于痊愈的过程中时，则不应修习这些体式。

站姿体式：

上山式

单腿平衡式

侧角伸展式

加强前曲伸展式

幻椅式

马面式

坐姿体式：

半莲花加强背部前曲伸展坐式

霹雳坐式

卧霹雳坐式

束角式

苍鹭式

射手式

卧手抓脚趾单腿伸展式

要领：为了稳健地进入某一直伸腿的前伸体式，首先应将脚跟压紧地面且向坐骨处牵引股部肌肉（尤其是股部正面的方肌），这样就不会使背部变胖，也不会将其拉伤，且有助于保持其挺直、舒适。

髋 部

原 因

通常，髋部肌肉易于紧张。为理解这一点，学习髋部结构显得尤为重要。髋部由两大重要的肌肉群控制——其一是股部内侧及腹股沟肌肉，其功能是将腿部引至身体中央线（外展肌处）；其二则是髋部外侧的肌肉，其功能是将股部移离身体中央线。这两组肌肉群的任务都很繁重，也因此很容易被拉伤。再有，腹股沟处的肌肉绷得尤其紧，因为它要负责将股骨头引至一处，令其集聚于臀骨臼内。股骨还将由与腹股沟肌肉相对的外展肌进一步加固。走路、慢跑、攀爬等简单动作都会引发髋部肌肉的紧张。事实上，如果修习者在修习瑜伽之前没有充分热身，也会造成髋部肌肉紧张进而引发伤痛。

注 意

• 腹股沟肌肉是两组延展于耻骨周边的肌肉，深入至股部的内侧。

• 腹股沟肌肉很容易受到损伤，因为围绕这一部位的肌肉常会因为久坐、开车或姿势不当而导致紧张。

• 任何突然猛力地伸展都会撕裂这一部位的肌肉和肌腱，造成紧张和伤痛。

• 另一部分是臀部肌肉，其主要任务是稳定股骨，保障其与髋关节安全连接。当该部位肌肉绷紧时，疼痛感就会从髋部蔓延到腰背。

有助于放松髋部的体式

下列体式有助于放松髋部。但如果髋部已有伤痛或正处于痊愈过程中时，则不应修习这些体式。

站姿体式：

树式

下犬式

扭转三角式

半月式（带支撑）

扭转半月式（带支撑）

手抓脚腕轮式

双角式

马面式

坐姿体式及镇静体式：

弓式

休闲王公式

仰卧休闲王公式

霹雳坐式

英雄式

巴拉瓦伽式

束角式

巨蛙式

蛙式

卧手抓脚趾单腿伸展式

肩倒立式

摊尸式

骶 骨

原 因

骶骨和髋部是由脊柱底部五块连接在一起的椎骨组成的，由此构成了身体下部的中心。骶骨和髋骨的功能、结构和形状令它们非常容易错位。骶骨呈三角形，为身体的承重中心。身体的扭动、旋转乃至保持一动不动的

姿势时都需要其参与。

注 意

· 错误的姿势会导致髋部关节劳损、造成肌肉紧张。

· 重要的是，找出骶骨及髋部周围拉伤的原因。

· 通常，在修习扭转三角式等含有转体和曲体动作的体式时，以及久坐或长时间行走后，修习者会马上感觉到腰背有刺痛感。

· 随着时间的推移，瑜伽修习者会渐渐发现：规避某些前曲体式可防止伤势加剧。

有助于加强和调整骶骨的体式

下列体式有助于加强骶骨功能。但如果骶骨已有伤病或正处于痊愈过程中时，则不应修习这些体式。

站姿体式：

树式

下犬式

扭转三角式

半月式（带支撑）

扭转半月式（带支撑）

手抓脚腕轮式

双角式

马面式

坐姿体式及镇静体式：

弓式

休闲王公式

仰卧休闲王公式

霹雳坐式

英雄式

巴拉瓦伽式

束角式

巨蛙式

蛙式

卧手抓脚趾单腿伸展式

肩倒立式

摊尸式

臀 肌

原 因

具有强健有力的臀肌是形成良好体态的关键，而良好的体态可以防止关节伤病和肌肉疼痛。臀部前倾这一常见的习惯则会不期然地导致肩背变胖。这类体态会阻碍臀肌发展而产生诸多问题。

A. 臀肌的主要任务是前后移动股部（如：行走）。

B. 当身体重量从一条腿移到另一条腿时（譬如在树式中），臀肌有助于将股骨稳定在臀骨臼中。

注 意

· 当你发现鞋跟边缘出现磨损，就是到了以此为戒调整姿势的时候了。

· 留意协调足部位置。以脚跟的中央处稳立地面。

· 调整躯干，使之与髋、肩形成一条直线。收缩小腹有助于协调上述部位。以上调整可及时消除膝部、踝部的紧张，也预示着臀肌恢复到正常位置。

有益于强健臀肌的各种体式

下列体式有助于强健臀肌。但如果该部位已有伤病或正处于痊愈过程中时，则不应修习这些体式。

站姿体式：

山式

上山式

树式

拜日式二式

半月式

武士式

单腿站立伸展式

幻椅式

马面式

坐姿体式：

蝗虫式

休闲王公式

仰卧休闲王公式

骆驼式

束角式

巨蛙式

射手式

肩倒立式

轮式

单腿轮式

摊尸式

腰　背

原　因

腰背劳损是在提示我们该体检了。重要的是，要弄懂腰背伤痛的起因。若要理疗之前，须咨询医生。

部分病理原因可能是：

A. 椎间盘突出或退化。

B. 脊柱侧凸。

C. 骨盆倾斜。

D. 尿路感染。

E. 积食。

注　意

修习体式时：

· 不要前曲，保持膝部挺直。若体式需要前曲，则在前曲时应伴以膝部弯曲。

· 致力于加强腿部和肩部的肌肉力量，在处理腰背问题前，先要建立起身体的协调性。

· 修习坐姿体式时，须拉长腹部，以此确保脊柱挺直。

· 若背部拉伤后，切勿快走，而应代之以悠缓、稳健的步伐摆臂而行。

有益于强健腰背的体式

下列体式有助于强健腰背，但如果该部位已有伤病或正处于痊愈过程中时，则不应修习这些体式。

站姿体式：

山式

三角式

双角式

马面式

坐姿体式及镇静体式：

眼镜蛇式

蝗虫式

弓式

休闲王公式

英雄式

骆驼式

牛面式

巴拉瓦伽式

肩倒立式

摊尸式

肩　部

原　因

肩部很纤弱，其独特结构极易受伤。肩部问题主要源于不良的身姿习惯以及过度使用肩部支撑手臂而造成的肩肌劳损。临近颈部和肩胛一侧的肌肉首当其冲。如果总是垂肩，会令肩部肌肉紧张；而耸肩，则会令背部变胖、双肩隆起，进而造成肩周及颈部肌肉长期紧张。

注　意

· 最常见的肩部损伤容易发生在肩部最外侧，三角肌（用于举臂的大块肌肉）下面。为避免肩部受伤，修习时应注意以下：

· 肩胛向背部收缩，同时挺胸，拉伸躯干。

· 留意颈部摆正位置以免肩部受伤。

· 确定下颏自始至终指向胸部。

有益于肩部的各种体式

很多种体式都有助于恢复肩部的平衡与力量，并使肩胛更为灵活。以下这些体式有助于加强腰背力量。但如果该部位已有伤病或正处于痊愈过程中时，则不应修习这些体式。

站姿体式：

拜日式

三角式

侧角伸展式

侧板式

幻椅式

马面式

坐姿体式及镇静体式：

眼镜蛇式

弓式

骆驼式

巴拉瓦伽式

肩倒立式

犁式

桥式

轮式

肩背和胸

原 因

导致肩背紧张最常见的原因是习惯性垂肩。它使肩胛下垂，移离脊柱，指向外侧，从而拉伤肩背肌肉；垂肩还会弱化身体前部，尤其是胸部。在这两种情形下（胸部和背部），肩部向前向下缩成了一团，令周围的肌肉不再支持肩部运转。肩部是很多瑜伽体式的根基。故而，调理肩背紧张颇为重要，否则，它会让体式修习难以为继。

为避免不适或损伤，修正姿势缺陷至为重要。应有意识地加以纠正并留意一些特殊部位。如果不调整身姿而强行修习体式，久而久之，就会产生伤病。

注 意

• 肩部位置保持正常，以便胸部充分扩展。

• 后背内的肩骨保持稳定、舒适。

• 颈部可自如活动。

• 两臂上举而没有疼痛或不适感。

有助于肩、肩背及胸部的各种体式

修习扩展胸部的体式应审慎并循序渐。以下这些体式有助于加强上述部位。如果这些部位已有伤病或正处于痊愈过程中时，则不应修习这些体式。

站姿体式：

拜日式

三角式

侧角伸展式

侧板式

幻椅式

马面式

坐姿体式及镇静体式：

眼镜蛇式

弓式

骆驼式

巴拉瓦伽式

肩倒立式

犁式

桥式

轮式

颈 部

原 因

颈部有大块肌肉连接其后部，并附着于颅骨底部。这些肌肉包括脊柱两侧及颈部与颅骨底部相连处。颈部紧张的原因通常为：

A. 向前探头的习惯。

B. 因张力导致的肩部紧绷。

B. 椎间盘突出。

D. 腰背部问题。

当务之急是弄清楚颈部紧张的起因。如果是因为身姿的不良习惯，那么在理疗前，应先矫正身姿。而令颈部错位的可能原因很多。

注 意

· 如发现颈部有错位，首先应收紧下颌，将颅骨底部后仰。注意放松颈部和锁骨。

· 肩胛骨垂向体内的同时，应向上提升胸骨。

放松和调整颈部的各种体式

以下这些体式有助于强健颈部。但如果该部位已有伤病或正处于痊愈过程中时，则不应修习这些体式。

站姿体式：

三角式

扭转三角式

侧角伸展式

扭转侧角伸展式

半月式

马面式

坐姿体式及镇静体式：

眼镜蛇式

休闲王公式

仰卧休闲王公式

骆驼式

榻式

巴拉瓦伽式

八字扭转鸽王式

牛面式

圣哲玛里琪式 1 ~ 4 式

卧手抓脚趾单腿站立式

脊柱扭转式

肩倒立式

摊尸式

恢复性瑜伽体式

· 设计规划一组瑜伽体式来疗愈身体特定部位的伤痛至关重要。这些体式被称为"恢复性瑜伽体式"，如摊尸式。它们是用以消除因伤痛产生的身体紧张与压力的体式。修习这些舒缓的体式时，应全神贯注、呼吸专注，同时应保持静定状态 30 秒钟。在此期间，将全副心神贯注于伤痛处。修习时，深呼吸有助于疗愈伤痛。因此，要选择自己感觉舒适的体式。如果需要的话，可用椅子、枕头、长枕、毯子等作为支撑。

· 恢复性瑜伽体式没有什么难度，是用来放松身体、凝注精神的。轻松的呼吸有助于专注地体验与超越伤痛。

修习恢复性瑜伽体式的建议

· 摒除压力——压力会造成身心各层次失衡。任何不起眼的压力都会影响身体、呼吸和心灵，最终导致错误的修习，即没有重点的修习。

· 专注于自己的思绪，这将有助于减轻身心压力。全神贯注地观察内心的思绪及对思绪的反应。这有助于调节自己对思绪的反应强度，并有利于分析产生压力的根源，从而使身心能更好地应对压力。

《瑜伽经》对修习（成就法）的诠释

第二章 成就法

II.1

修习瑜伽旨在摒除身心的污垢。它有助于培养自省力，并让我们懂得：归根结底，我们并不能主宰我们所做的一切。

II.2

秉持着这一认识……那么，修习瑜伽就必定会排除通往彻悟途中的重重险阻………

附 录

术 语 表
（梵文、英文、中文对照）

梵文	英文	中文
Ahamkara	ego	自我
Ahimsa	non-violence	非暴力
Ajna	brow	额头
Akasha	sky; ether; space	太空
Anahata	heart	心
Ananda	bliss	极乐
Anandamaya	of pure joy	妙喜
Angushtagrai	tip of the thumb	拇指指尖
Annamaya	physical	身体
Antara kumbhkak	breath held after inhalation	内屏息
Anuloma	with the natural order	顺应遵循自然律令
Aparigraha	non-covetousness	不诳语
Ardha Chandra	half-moon	半月
Asana	posture	体式
Ashtanga	eight-limbed	八支分
Ashteya	honesty	正直
Ashwini	horse	马
Asmita	pride	骄傲
Avidya	ignorance	无明
Ayurveda	ancient indian medicinal science	古印度草医学
Bandha	bond	束缚
Bhakti	devotion to god	祭拜
Bhastrika	bellows	风箱
Bandha Kumbhaka	breath held after exhalation	外屏息
Bhrumadhya	centre of the brows	眉心
Bhujangini	cobra	眼镜蛇
Bija	seed	种子，比伽
Brahmacharya	knowledge of everything; later to mean celibacy	禁欲
Brahmari	bee	蜜蜂
Buddhi	intellect	智慧
Chakra	energy centre	轮，能量中心
Chandra	moon	月
Chitta	mind	心灵
Dharana	focus; concentration	执持
Dharma	righteousness	义
Dhyana	meditation	禅定；静虑；冥想
Dosha	characteristic; psychobiological functioning	朵萨；特质；心理-生理机能
Drishti	gaze; point of focus	凝视点
Ekagra	deep concentration; single-point focus	专注
Gunas	human tendencies	三德
Guru	revered teacher	古鲁；大师；导师
Hastagrai	hand; palm	手，手掌
Hatha Yoga	balancing the lunar and solar energy channels of the body with physical postures	以体式平衡太阳和月亮的能量贯通周身的哈他瑜伽
Hrdaya	region of the heart along with the rib-cage	胸部
Ida	energy channel of the moon (lunar)	作为月亮能量通道的左脉
Ishvara	god; supreme being	湿婆
Jalandhara	chin	颌
Jnana	knowledge	知识
Kaivalya	freedom from bondages to achieve total bliss	解脱
Kaki	crow	乌鸦
Kanda	junction where the sushumna nadi is connected to the muladhara chakra	中脉与纯真轮的汇合处
Kapala	head	头
Kapha	phlegm	黏液
Karma	action; law of actions	业
Kechari	tongue-swallowing	卷舌，舌抵后腭
Klesha	suffering	苦痛
Kosha	layer of energy	俱舍，能量层次
Kriya	technique or practice within a yoga discipline, meant to achieve a specific result	修持法门
Kshipta	distressed	散乱
Kumbhaka	holding; retention	屏息
Kundalini	coiled	昆达利尼蜷伏
Maha Vedha	great-variation lock	巨变之锁

Mandala	geometric drawing of the cosmos	曼荼罗
Manduka	frog	蛙
Manipura	solar plexus	腹部神经丛
Manomaya	of thought energy	思维的能量
Mantra	holy sound or chant	颂
Matangi	tantric name of saraswati (goddess of knowledge)	妙音天女、智慧女神 萨拉斯瓦蒂
Maya	worldly desires	俗欲
Mudra	seal	契合法，手印
Mugdha	confused; perplexed	困惑
Mula	root	根
Muladhara	base or root chakra	纯真轮
Nabho	turning the underside of the tongue up	卷舌
Nabi	navel	肚脐
Nadi	energy channel	经脉
Nasagrai	tip of the nose	鼻尖
Nirudha	balanced state of mind	止寂
Niyama	rules / principles	戒律
Pada	step	脚步
Padayoragrai	tip of the toes	脚趾尖
Parivrtta	twists	反转
Parsva	side (left or right); lateral	侧向（左或右）
Paschimottana	forward	向前
Pingala	energy channel governed by the sun (solar)	右脉：由太阳控制的能量通道
Pitta	bile	火(pitta) 风(vata) 土(kapha)
Prajna	complete knowledge	彻悟
Prana	inner breath of life	内呼吸
Pranamaya	of life energy	呼吸层次
Pranayama	breathing exercise	调息法
Pratyahara	self-assessment; gaining mastery over sensory stimuli	制感
Purvattana	backward	后曲式，向后伸展式
Rajasic	dynamic of character	变
Rishi	sage	圣哲
Sadhak /Sadhaki	practitioner	修习者
Sadhana	constant practice	修行
Sahasrara	crown	自觉轮 / 顶轮

Salamba	head-supported	支着头
Sama	straight	直视
Samadhi	peace; absorption; freedom from ailments	三摩地
Santosha	content	知足
Sattvic	peaceful; wise; knowledgeable	悦
Satya	truthful	不诳语
Shakti Chalana	circulation of energy	灵性觉醒契合法
Shanmukhi	six-mouthed	关闭气门契合法
Shavasana	complete-rest pose	摊尸式
Shuddhi	cleansing	净化
Smriti	memory	记忆
Soucha	clean	洁净
Surya Namaskara	sun salutation	日礼，拜日式
Sushumna	central energy channel	中脉
Svadhisthana	sacral or navel chakra	真知轮 / 脐轮
Svadhyaya	self study	自省
Tadaka	bottom; bed of a pond; pond; lake	底部，潭底，潭，湖
Tamasic	lethargic; fatigued; dull	惰
Tapas	austerity	苦修
Uddiyana	upward-moving energy locks	收腹
Ujjayee	victorious	胜利调息法；胜利
Urdhva	upward	向上
Vajroli：Vajrasana	thunderbolt	霹雳：霹雳坐式
Vata	air / wind	风
Vayu	air current	气流
Vibhuti	accomplishments as a result of a practice	神通
Vidya	proper knowledge	正识
Vijnanamaya	comprising intellect, the power of judgement	智慧
Vikshipta	distracted	浮躁
Viloma	against the natural order	逆 / 违背自然律令
Vinyasa	flow of breath along with flow of asanas	流瑜伽
Viparita	inverted	倒立
Viparita Karani	half-shoulder	半肩
Vishesha	extreme	极端
Vishuddha	throat	大同轮 / 喉轮
Vrtta	fluctuations of the mind	忐忑
Yama	moral restraints	禁制

108个性化体式名称对照表
108 UNIQUE YOGA ASANAS LIST
（梵文、英文、中文对照）

A

Adho Mukha Svanasana	downward-facing dog pose	下犬式
Adho Mukha Shavasana	downward-facing rest pose	俯卧摊尸式
Adho Mukha Tadasana	downward-facing tree pose	手倒立式
Akarna Dhanurasana	archer's pose	射手式
Ananta Shayanasana	relaxing Lord pose	休闲王公式
Ardha Baddha Padmottanasana	half-lotus hand-to-toe pose	半莲花加强前曲伸展式
Ardha Padma Paschimottanasana	half-lotus forward-bend pose	半莲花背部前曲伸展坐式
Ardha Chandra Natarajasana	half-moon Dancing Lord pose	半月舞王式
Ardha Chandrasana	half-moon pose	半月式

B

Baddha Padmasana	bounded-lotus pose	锁莲式
Baddha Konasana	bounded-angle pose	束角式
Bakasana	crane pose	鹤式
Bhekasana	frog pose	蛙式
Bharadwajasana	pose named after Sage Bharadwaj	巴拉瓦伽式
Bhujangasana	snake pose	眼镜蛇式

C

Chaduranga Dandasana	four-limbed staff pose	俯卧撑式
Chakorasana	wing pose	翼式
Chakrasana	wheel pose	车轮式

D

| Dhanursana | bow pose | 弓式 |
| Dwi Pada Koundinyasana | pose named after Sage Koundinya | 八字扭转式 |

E

Eka Pada Bakasana	one-legged crane pose	单腿鹤式
Eka Pada Kapotasana	one-legged pigeon pose	单腿鸽式
Eka Pada Shirsasana	one leg-on-head pose	单腿绕头式
Eka Pada Uttanasana	one-legged intense-lifted pose	单腿加强脊柱前曲伸展式
Eka Pada Urdhva Dhanurasana	one-leg lifted-bow pose	单腿轮式
Eka Pada Adho Mukha Svanasana	One-Legged lower dog pose	单腿下犬式

G

| Garbha Pindasana | embryo pose | 胎儿式 |
| Gomukhasana | cow-face pose | 牛面式 |

H

| Halasana | plough pose | 犁式 |
| Hanumanasana | pose named after Lord Hanuman | 神猴哈努曼式 |

J

| Janu Shirsasana | head-on-knee pose | 单腿头碰膝前曲伸展式 |
| Jump Forward / Jump Back | jump forward / backward | 前跳式 / 后跳式 |

K

Kala Bhairavasana	pose named after Sage Kalabhairava	卡拉巴哈拉瓦式
Kapilasana	pose named after Sage Kapila	卡比里亚式
Kapotasana	pigeon pose	鸽子式
Karnapidasana	knee-to-ear pose	膝碰耳犁式
Krounchasana	heron pose	苍鹭式
Kurmasana	tortoise pose	龟式

M

Malasana	garland pose	花环式
Mandukasana	big-frog pose	巨蛙式
Marichyasana	named after Sage Marichyasana	圣哲玛里琪式
Matsyasana	fish pose	鱼式
Matsyendrasana	named after Sage Matsyendra (half spinal-twist)	半脊柱扭转式

N

| Natarajasana | Dancing Lord pose | 舞王式 |
| Navasana | boat pose | 船式 |

P

Padangusthasana / Padahastasana	hand-to-feet forward-bend pose	手抓脚趾站立前曲式 / 手碰脚前曲伸展式
Padmasana	lotus pose	莲花式
Parivrtta Ardha Chandrasana	twisted half-moon pose	扭转半月式
Parivrtta Hanumanasana	twisted Monkey Lord pose	扭转神猴哈努曼式
Parivrtta Janu Sirsasana	twisted head-to-knee pose	头碰膝扭转前曲伸展坐式

Parivrtta Parsvakonasana	twisted side-angle pose	三角扭转侧伸展式
Parivrtta Prasarita Padottanasana	twisted wide-legged pose	扭转双角式
Parivrtta Trikonasana	twisted triangle pose	扭转三角式
Parivrtta Utkatasana	twisted chair pose	扭转幻椅式
Parsvakonasana	stretched side-angle pose	侧角伸展式
Parsvottanasana	intense forward-stretch pose	加强侧伸展式
Paryankasana	couch pose	榻式
Paschimottanasana	seated forward-bend pose	背部前曲伸展坐式
Pasasana	noose pose	套索扭转式
Pincha Mayurasana	peacock pose	孔雀起舞式
Pindasana in Sarvangasana	Embryo in Shoulderstand	胎儿肩倒立式
Prasarita Padottanasana	wide-legged pyramid pose	双角式
Purvottanasana	lifted-upward plank pose	后仰支架式

S

Samasthiti（Surya Namaskara，Sun Salutation)	relaxed-and-steady pose	祈祷式（日礼，拜日式）
Santulanasana	balance pose	单腿平衡式
Sarvangasana	complete-body pose	肩倒立式
Setu Bandhasana	bridge pose	桥式
Shalabhasana	locust pose	蝗虫式
Shayanasana	pose named after Lord Vishnu-s pose	王公式
Shirsasana	headstand pose	头倒立式
Simhasana	lion pose	狮子式
Supta Padangusthasana	supine hand-to-feet pose	卧手抓脚趾腿伸展式
Supta Trivikramasana	supine leg-lift named after Sage Trivikrama	卧毗湿奴式
Supta Virasana	supine diamond pose	卧英雄式

T

Tadasana	steady pose	山式
Tandavasana	Lord-of-Dance pose	坦达罗式
Tittibhasana	firefly pose	双臂反抱腿式
Tolasana / Uth Pluthi	balance-scale pose	莲花支撑式 / 上提式
Triang Mukhaikapada Paschimottanasana	three-limbed forward-bend pose	半英雄前曲伸展坐式
Trianga Mukhottanasana	backward-facing pose	手抓脚腕轮式
Trikonasana	triangle pose	三角式
Trivikramasana	pose named after Sage Trivikrama	毗湿奴式

U

Ubhaya Padangusthasana	lifted hand-to-feet pose	直立手抓脚伸展式
Ubhaya Pashchimottanasana	both-legs-lifted upward-stretch pose	双腿背部前曲伸展坐式
Ubhaya Upavistakonasana	both-legs-lifted seated-angle pose	双坐角式
Uddiyana Bandha	upward abdominal-lock pose	收腹收束法
Upavishtakonasana	seated stretched-angle pose	坐角式
Urdhva Dhanurasana	lifted-bow pose	轮式
Urdhva Shalabhasana	lifted-locust pose	半蝗虫式
Urdhva Tadasana	ifted-stand pose	上山式
Urdhva Mukha Paschimottanasana	upward-facing forward-stretch pose	仰面背部伸展式
Urdhva Mukha Svanasna	upward-facing dog pose	上犬式
Urdhva Mukha Tadasana	upward-facing steady pose	上犬山式
Urdhva Mukha Upavishtakonasana	upward-facing stretched-angle pose	仰面坐角式
Ustrasana	camel pose	骆驼式
Utthita Hasta Padangustasana	elevated / standing hand-to-feet pose	单腿站立伸展式
Uttanasana	forward-bend pose	加强脊柱前曲伸展式
Utkatasana	chair / fierce / awkward pose	幻椅式

V

Vajrasana	adamantine pose	霹雳坐式
Vasisthasana	pose named after Sage Vashishta	侧板式
Vatayanasana	pose named after Sage Vatayana	马面式
Veerabhadrasana	warrior pose	武士式
Virasana	hero pose	英雄式
Viparita Dandasana	intense-curve pose	倒手杖式
Vishwamitrasana	pose named after Sage Vishwamitra	侧拉弓支撑式
Vrikshasana	tree pose	树式

Y

Yoga Mudrasana	bounded pose	瑜伽身印
Yoga Nidrasana	yogic-sleeping pose	瑜伽睡眠式